Kishori Aird

Die Quantenvision der 13. Helix

Kishori Aird

DIE QUANTENVISION DER 13. HELIX

Weiterführende Erkenntnisse zur DNA-Umprogrammierung

Aus dem Französischen von Klara Deichsel

SILBERSCHNUR

Die Inhalte dieses Buches können und sollen keinen Arztbesuch ersetzen und stellen keine Anleitung zur Selbstdiagnose dar. Empfehlungen hinsichtlich Diagnoseverfahren, Therapieformen oder Ähnlichem werden nicht gegeben. Autorin und Verlag übernehmen keine Haftung. Bei Beschwerden ist in jedem Fall ein Arzt aufzusuchen.

FSC
www.fsc.org
MIX
Aus verantwortungsvollen Quellen
FSC® C014138

Originaltitel: "L'ADN ET LE CHOIX QUANTIQUE Tome II – Guide pratique de reprogrammation des treize hélices au point zéro"

ISBN: 978-3-89845-328-8

1. Auflage 2011

Aus dem Französischen von Klara Deichsel
Redaktion: Bernd Maeder / Peter Schmidt
Gestaltung & Satz: XPresentation, Güllesheim
Druck: Finidr, s.r.o. Cesky Tesin

Verlag »Die Silberschnur« GmbH
Steinstraße 1 · D-56593 Güllesheim
www.silberschnur.de · E-Mail: info@silberschnur.de

Inhalt

Dank der Autorin

Ich möchte all denen danken, die mich bei dieser immensen Arbeit unterstützt haben und bereit waren, etwas über die quantische Wirklichkeit zu erfahren, darüber zu diskutieren und sich darüber auszutauschen. Danke für den MUT ZUR ENTSCHEIDUNG!

Natürlich möchte ich meinem Mann Bruno, der immer an mich geglaubt hat, meinen tief empfundenen Dank aussprechen. Ich danke meinen Kindern Devin, Shawn und Marie-France für ihr Interesse und ihre Neugier und Merlin, der auf seine Weise sehr geduldig war. Sie alle sind meine besten Freunde, mein Halt und meine Inspiration.

Zuletzt danke ich noch meinem Vater, der von uns gegangen ist, als ich an den Protokollen für das vorliegende Buch gearbeitet habe, und jetzt in einem anderen, parallelen Universum weilt. Ihm verdanke ich das Talent zur Projektplanung und die Gewissheit, dass das Absolute existiert.

Vorwort

Liebe Leserinnen, liebe Leser,

nachdem ich im ersten Buch, *Die 13. Helix*, mit viel Staunen und Freude gelesen hatte und dann im Kurs mit der kanadischen Autorin auch selbst erfahren konnte, dass die aktuelle Schwingungsfrequenz unseres Planeten diejenige ist, die die Liebe der Dualität installiert und nicht die, die die Liebe der Dualität verneint, nachdem ich vom Nullpunkt, an dem alles, was die Dualität ausmacht, annehmbar ist, gelesen hatte, nachdem ich, mit noch größerem Staunen, festgestellt hatte, dass jeder von uns sogar durch die Anerkennung der Dualität das Positive durch das Negative anziehen kann, war ich doch sehr gespannt auf dieses zweite Buch, *Die Quantenvision der 13. Helix*, wollte ich doch wissen, wohin die Reise durch die Erkenntnisse der Quantenphysik und der Reprogrammierung des genetischen Codes führen würde.

Wie gewohnt begleitet uns Kishori Aird mit Liebe und Mitgefühl bei der praktischen Umsetzung der Erkenntnisse der Quantenphysik auf die DNA-Reprogrammierung: der Zugang zu den verschiedensten Möglichkeiten des Mikro- und Makrokosmos, zu denen, die aufgrund von emotionalen und mentalen Verletzungen oder fremden Verhaltensmustern nicht wahrgenommen werden können. Damit wird es möglich, einen großen Hauch an Freiheit einzuatmen, der Hauch der Entscheidungsfreiheit: Freiheit zum tieferen Wesen meines Selbst zu finden und dessen Schwingung vollends in die Leere meines Körpers zu bringen, um so den Körper von innen zu regenerieren, auch wenn ich bis dahin die Bedürfnisse meiner Essenz vielleicht nicht genau kannte. Und dies, ohne die Erfahrungen, die ich aus alten Entscheidungen gemacht habe, zu verwerfen, dank des Nullpunkts. Eine Freiheit, um neue Entscheidungen auf allen Gebieten des Lebens zu treffen, an diesem Nullpunkt, also ohne die alten loswerden oder regeln zu müssen. Die Freiheit, Informationen aus anderen Leben, Welten oder Dimensionen aufzunehmen, die auf der Frequenz meiner eigenen Essenz schwingen, auch wenn sich am Anfang ein gewisses Unbehagen einstellte, das aber dank des Nullpunkts akzeptabel war.

Welch eine Erleichterung, diese neue Entscheidungsfreiheit: sich nicht verbessern zu müssen, um perfekt zu werden; sich selbst zu akzeptieren, wie man ist, authentisch und wahrhaftig; Mitgefühl für sich selbst zu haben ... und damit auch für die anderen, ohne Frust. So wie die Sonne, deren Essenz es ist, auf alle zu scheinen, auch wenn sie nicht immer sichtbar ist, und die sich nicht lange die Frage stellt, ob sie nur für die Guten scheinen soll ...

Dieses Buch wird Ihnen erneut eine Gelegenheit bieten, Ihren Weg, egal, welcher dies auch sein mag, zu beschreiten mit alldem, was Sie sind, in der Konvergenz am Nullpunkt ... und der Präsenz des Herzens.

Wie sagte schon Goethe sinngemäß: "Drücke beherzt die Pforte ein, vor der sich alle davonschleichen."

Ich wünsche Ihnen viel Glück dabei.

Bernard Maeder
Heilpraktiker, Konvergenzcoach des Kishori-Instituts
Weil am Rhein im Oktober 2010

Einführung

Die Quantenvision der 13. Helix ist die Fortsetzung von *Die 13. Helix*. Da die Protokolle aufeinander aufbauen und fortlaufend nummeriert sind, beginnt das vorliegende Buch mit Protokoll Nr. 18. Ich empfehle, zunächst die Neuprogrammierung gemäß den im ersten Band erläuterten Protokollen vorzunehmen. Zwar kann *Die Quantenvision der 13. Helix* unabhängig von *Die 13. Helix* gelesen werden, doch es ist nicht unproblematisch, mit den Protokollen in Band 2 zu beginnen.

In *Die 13. Helix* habe ich ein Denkmodell dargelegt, das uns zu verstehen erlaubt, wie wir unsere DNA-Doppelschrauben dank bewusster, am **Nullpunkt** abgegebener Absichten neu programmieren können. Zu diesem Zweck habe ich zunächst erklärt, was die Macht der Absicht, die beide Pole unseres Denkens umspannt, bedeutet. Indem wir nämlich eine Absicht mit einem positiven und einem negativen Pol formulieren, kommen wir zu einer ausgewogenen Macht, die unseren Bestellungen eine höhere Magnetkraft verleiht. Dieser Ansatz außerhalb der Dualität, der negative wie positive Emotionen einschließt, garantiert die Wirksamkeit unserer Absichten. Dadurch, dass wir die dunkle Seite in uns genauso akzeptieren wie die strahlende, gelangen wir an den Nullpunkt und können die Struktur unserer DNA dank der Fähigkeit zur bewussten Willensentscheidung an eben diesem Nullpunkt verändern.

Der Nullpunkt ist ein Raum jenseits der positiven und der negativen Polarität. Dort existieren nebeneinander Gut und Böse, Licht und Schatten, Positives und Negatives wie auch alle sonstigen Manifestationen von Dualität - in einem ausgeglichenen Verhältnis. Der Nullpunkt ist weder ein neutraler noch ein statischer Zustand. Er ist multidimensional und stets in Bewegung; er ist der zentrale Punkt eines ständig sich wandelnden Raums. Diese ständige Bewegung erwächst aus der positiven

Kraft des Lichts und der negativen Kraft des Schattens, die dort trotz ihrer konträren Polarität nebeneinander bestehen, ohne sich gegenseitig aufzuheben.

Für mein Empfinden stellt man sich unter dem Nullpunkt am besten einen mit Wasser gefüllten Ball vor, der mitten im Ozean treibt, hin und her geworfen von Wind, Wellen und Regen. Der Nullpunkt liegt in der Mitte des Balls: trotz aller äußeren Turbulenzen befindet er sich stets im Gleichgewicht.

Man kann sich den Nullpunkt auch als fiktiven Punkt auf einer geraden Linie denken, die zwischen einer negativen und einer positiven Polarität verläuft, wobei mir das Bild von der Kugel sehr viel besser gefällt. Am Nullpunkt ist am meisten positive Kraft vorhanden, weil deren Potenzial durch das Vorhandensein der entsprechenden negativen Kraft stimuliert wird, so dass beide Kräfte genau im richtigen Verhältnis zueinander stehen. Vergleichbar den zwei Polen eines Magneten, können wir uns also zwei entgegengesetzte Kräfte vorstellen, die an einem Ort nebeneinander bestehen, ohne sich vereinen zu müssen.

Die Vorstellung vom Nullpunkt und insbesondere die Integration der magnetischen Negativladung in die DNA haben die Basis für einen Paradigmenwechsel gelegt. Dabei ist die Integration der magnetischen Negativladung ein Prozess, der es in sich hat. Man stelle sich nur vor, wie intensiv die Ladung von jahrelang angestauter Wut aufgrund eines gewalttätigen Elternteils sein kann. Könnte man die energetische Stärke dieser Wut messen, erhielte man als Ergebnis eine beachtliche Magnetkraft. Ist diese Ladung in die DNA integriert, entwickelt sie sich zu einem starken Negativpol, den wir mit einem entsprechenden Positivpol kombinieren können, ohne noch Wut empfinden zu müssen. Es sind Kombinationen dieser Art, die künftig unsere Fähigkeit zur Manifestation ausmachen werden.

Wenn aus der Magnetkraft einer ehemals verstörenden und lähmenden Emotion eine kreative Kraft erwachsen kann, die es uns ermöglicht, unsere Absichten am Nullpunkt zu konkretisieren, werden wir diese Emotion nicht länger als etwas betrachten, das es zu unterdrücken gilt. Daher formulieren wir unsere Absichten in Zukunft nach folgendem Modell: "*Ich beschließe/wähle ..., auch wenn ...*". In dem Beispiel: "*Ich wähle den Überfluss, auch wenn ich der Ansicht bin, dass ich ihn nicht verdiene*", benutze ich das Gefühl des Nichtverdienens, um einen Negativpol herzustellen und die Magnetkraft meiner Bestellung so zu verstärken. Wenn wir unsere Absichten auf diese Weise formulieren, zirkuliert eine neue Energie in uns und lässt uns buchstäblich schwingen. Sie verleiht uns gewissermaßen ein Gefühl der Macht und erlaubt es uns, Konflikte sehr rasch beizulegen.

Durch die Umsetzung der Vorstellung vom Nullpunkt nutzen wir die magnetische Ladung einer negativen Empfindung wie den Pol eines Magneten. Sein Zusammenwirken mit einer positiven Ladung erzeugt ein Magnetfeld. Und um unsere Wünsche auf Erden zum Ausdruck zu bringen, müssen wir unsere Befehle an ein Magnetfeld knüpfen. Wenn wir beispielsweise befürchten, auf einer Reise Opfer eines Terroranschlags zu werden, können wir bestimmen, dass unsere Reise sicher und in ruhigen Bahnen verlaufen möge; wird nämlich ein positiver Befehl durch eine Negativladung ausgeglichen, entfaltet er größere Wirkung.

In Fortführung der Theorie des Nullpunkts widmen wir uns im vorliegenden zweiten Band der Theorie der Koexistenz vielfältiger Realitäten. Zu diesem Zweck müssen wir zunächst das binäre Denken auf der Grundlage zweier DNA-Doppelschrauben hinter uns lassen und zum zirkulären Denken am Nullpunkt auf der Grundlage von dreizehn Helices übergehen. Wir sind jetzt bereit, in ein - auch zeitlich - multidimensionales quantisches Universum einzutreten, in dem Transmutation möglich wird.

Laut Quantenmechanik agiert Materie abhängig von der beobachtenden Person. Betrachten wir beispielsweise die Quarks, so stehen wir vor mehreren, teils widersprüchlichen Möglichkeiten, die so lange nebeneinander bestehen, bis eine dieser Möglichkeiten sich dank der Entscheidungskraft des Beobachters konkretisiert. Diese vielfältigen Möglichkeiten sind der Stoff des Universums. Vor dem Hintergrund dieses

Modells können wir unseren Gen-Code neu programmieren, indem wir die Information erfassen, die all unseren Lebenserfahrungen zugrunde liegt.

Seit dem Erscheinen der Originalausgabe von *Die 13. Helix* im März 2002 habe ich weitere Protokolle zur genetischen Neuprogrammierung entwickelt. Dabei wollte ich zunächst den Ansatz einiger meiner Schüler unterstützen, die Energie so umwandeln wollten, dass sie sich nur noch vom Prana der Luft ernähren. Ich habe also ein Protokoll ausgearbeitet, mit dessen Hilfe man das Mitochondrium neu codieren kann. Dann habe ich ein Protokoll entwickelt, anhand dessen die latent in unserem Gehirn vorhandenen Codes für die maximale Intelligenz in der DNA neu programmiert werden. Bei meinen Überlegungen zum zweiten Teil der Protokolle für *Die Quantenvision der 13. Helix* bin ich zu dem Schluss gekommen, dass wirksame Bestellungen das A und O sind. Dementsprechend habe ich ein Programm entworfen, mit dessen Hilfe wir unsere ursprüngliche Bestellmacht wiedererlangen.

Im Anschluss an eine Konferenz über Quantenphysik und Heilung habe ich zwei weitere Programme entwickelt: Eines ermöglicht den Zugang zu den diversen Wahlmöglichkeiten, die im Krankheitsfall laut quantischer Realität nebeneinander bestehen, das andere den Zugang zu unserem Alltag. Durch die Quantenphysik bin ich im Zusammenhang mit der zwischenräumlichen Leere und der Superstringtheorie auch auf die Multidimensionalität gestoßen und habe mich damit befasst, wie die leeren Zwischenräume auf die Frequenz unseres tieferen Wesens oder unserer Individualität abgestimmt werden können.

Die Protokolle für die zentrale Seele und die Multidimensionalität basieren auf der Vorstellung von der Koexistenz vielfältiger Realitäten innerhalb des quantischen Universums. Ausgehend von den Modellen zur Quantenmechanik habe ich entsprechende Schlussfolgerungen gezogen und Protokolle entwickelt, die auf ähnlichen Bildern beruhen.

Um sich überhaupt vorstellen zu können, dass es auf Erden einigermaßen friedlich zugeht, brauchen wir eine quantische Entwicklung, damit wir unser freies Urteilsvermögen nutzen und die Art unseres Denkens verändern können. Die soziopolitischen und planetarischen Ereignisse haben mich in meiner Überzeugung bestärkt, dass in unserer genetischen Programmierung ein Paradigmenwechsel dringend notwendig ist.

Ich lade Sie also ein, in die Welt des unendlich Kleinen einzutauchen und sich deren Modelle wieder anzueignen, um Ihren Gen-Code weiterzuentwickeln und eine Denkart anzunehmen, die die Koexistenz vielfältiger Möglichkeiten mit einbezieht.

Ich lade Sie ein, in die quantische Welt einzutreten, in der Sie selbstbewusst Willensentscheidungen am Nullpunkt treffen können, ohne über Ihre Ängste hinwegzugehen.

Ich lade Sie ein, für Ihre Bestellungen auf das quantische Modell zurückzugreifen, für mehr Entscheidungsmöglichkeiten, einen erweiterten Horizont, neue Frequenzen, weniger Unstimmigkeiten - und nicht zuletzt: für die Liebe zu sich selbst!

KAPITEL 1

Die Quantenphysik

Eine nichtstatische Welt

In diesem Kapitel habe ich die äußerst komplexen Quantenmodelle allgemein verständlich dargestellt, um den Lesern ein eingängigeres Bild von der Materie zu vermitteln. Die Quantenphysik entwickelt sich immer weiter. Jede Entdeckung gibt Anlass zu neuen Hypothesen und lässt neue Verbindungen erkennen. Ich habe mich um eine Vereinfachung der wichtigsten Prinzipien bemüht, die das neue Modell des Universums steuern. Wenn Ihnen diese Theorien zu kompliziert erscheinen, so behalten Sie von diesem Kapitel lediglich Folgendes im Gedächtnis: **Die Wirklichkeit ist nicht statisch, sie verhält sich je nach Betrachter unterschiedlich, und es gibt Parallelwelten, deren Schwingungsfrequenz sich von der unserer Welt unterscheidet.**

Definition der Quantenphysik

Seit dem 16. Jahrhundert bis zum Entstehen der Quantentheorie in den 1920er Jahren hat sich die klassische Physik dafür interessiert, wie sich das mikro- und makroskopische Universum verhält, das man beobachten und deuten kann, und den Versuch unternommen, es mit materialistischen Prinzipien zu erklären. Sie hat sich mit der Bewegung der irdischen wie der Himmelskörper befasst, mit Atomen, Magnetismus, Schwerkraft und Licht. Durch das Aufkommen der Quantenphysik und die Entdeckung der Relativitätstheorie durch Einstein wurde den Physikern klar, dass die subatomischen und kosmischen Phänomene durch die klassische Physik nicht erklärt werden konnten. Die Prinzipien der modernen Physik haben sich weiterentwickelt, und die Physiker erklären das Universum inzwischen auf sehr viel eingängigere Weise. Wir können die Materie nicht mit letzter Sicherheit definieren; wir können ihr Wesen höchstens als gegeben voraussetzen, so wie auch die Tatsache, dass unsere Beziehungen mit ihr sich auf die Art und Weise verwirklichen, in der wir diese deuten.

Tatsächlich klingen die Gesetze der Quantenphysik ungewohnt für unsere Ohren, und die nicht betrachtete Materie existiert gleichzeitig auch in mehrerlei Gestalt. Moderne Physiker erforschen diese quantischen Gesetze und ihre Anwendung. Sie behaupten, dass wir mithilfe eines Quantencomputers mit nur zwölf Atomen binnen weniger Sekunden mathematische Gleichungen lösen könnten, für deren Berechnung die leistungsstärksten Computer Milliarden Jahre benötigen würden. Die Quantenphänomene ergeben sich aus vielfältigen Möglichkeiten, die abhängig vom Betrachter unterschiedlich wahrgenommen werden können, und jedes Atom hat tausenderlei Möglichkeiten, entsprechend dem experimentellen Kontext.

Die Stringtheorie

Die Quantenphysik widmet sich dem unendlich Kleinen. Das Atom mit seinen Protonen, Neutronen und Elektronen ist nicht länger das Grundelement der Materie. An seine Stelle traten subatomische Teilchen, also Quarks, Leptonen, Muonen usw. Auf den ersten Blick könnte man meinen, das Universum bestünde aus zusammengerollten Energiesträngen, die auf ganz bestimmten Frequenzen schwingen. Heute betrachten Kernphysiker die Materie als einen Komplex aus Schwingungsfrequenzen, die über die Beschaffenheit von Strings und Materie entscheiden.

Die Stringtheorie schafft den Übergang zwischen der von Einstein entwickelten Relativitätstheorie und der Quantenphysik. Diese beiden wissenschaftlichen Linien ergänzen einander und schließen sich doch aus. Einstein hat sich auf die bestehenden Naturgesetze gestützt; seine Relativitätstheorie beschreibt die Struktur von Raum und Zeit abhängig von der unveränderlichen Lichtgeschwindigkeit. Die Relativität erklärt vor allem die Bewegung der Himmelskörper, das heißt das unendlich Große, während die Quantenphysik sich mit dem Verhalten subatomischer Teilchen befasst, also mit dem unendlich Kleinen. Zwischen diesen beiden Deutungen von Wirklichkeit gibt es Divergenzen. Die Quantenmechanik beschreibt, wie wir Materie beobachten und welchen Zwängen die physikalischen Gesetze durch unsere Beobachtung unterworfen sind. Demgegenüber deutet die Relativitätstheorie unser Universum und dessen Unterwerfung unter Zeit und Raum.

Laut Stringtheorie ist alles Schwingungsfrequenz, ob auf subatomischer oder makroskopischer Ebene. Dieser Theorie zufolge werden Konfiguration wie Inhalt des Universums durch Schwingungsfrequenzen definiert. Die Stringtheorie ist das Bindeglied zwischen Quantenmechanik und Relativität und deutet die Teilchen als ineinander verwobene Energiestränge, die in bestimmten Frequenzen schwingen und so die Materie bilden. Jede Frequenz, die eine eigene Masse und eine eigene Energie beinhaltet, verleiht der Materie ihren individuellen Charakter. Die Materie ist also aus dünnen Schnüren geformt, und die Schwingungsfrequenz dieser Schnüre gibt Auskunft über die Beschaffenheit der quantischen Elemente. Jedes Quark hat eine eigene, ganz individuelle Frequenz. Die jeweilige Schwingungsrate und die besondere Frequenz jedes einzelnen Quarktyps entscheiden über die Beschaffenheit der Materie.

Mathematisch plausibel wird die Theorie dadurch, dass die Physiker die Existenz von 26 Dimensionen voraussetzen. Diese Dimensionen sind so verschwindend klein, dass sie sich nur mithilfe hochkomplexer mathematischer Berechnungen beschreiben lassen. Auf der Erde entwickeln wir uns innerhalb der drei Ebenen Höhe, Breite und Tiefe. Um das Modell des Universums als eine Welt auffassen zu können, die auf verschiedenen Frequenzen schwingt – vergleichbar denen von Gitarrensaiten –, musste es vom Ansatz her über Höhe, Breite und Tiefe hinausgehen. Das Universum verhält sich nicht überall gemäß dem uns vertrauten dreidimensionalen Modell.

Halten wir fest, dass die kleinsten Elemente des Universums weder die subatomischen Teilchen (Protonen, Neutronen, Elektronen) noch die mysteriösen Nuklearteilchen (Quarks, Leptonen, Muonen, Neutrinos) sind. Laut Stringtheorie handelt es sich bei den entscheidenden Teilchen des Universums gar nicht um Teilchen. Sie ähneln vielmehr Strängen, die auf bestimmten Frequenzen schwingen – wie Gitarrensaiten. Diese Schwingungsfrequenzen sollen die Beschaffenheit des Strings und folglich auch die Art der quantischen Teilchen bestimmen, aus denen sie zusammengesetzt ist. Im Grunde ist die Schwingungsfrequenz ausschlaggebend für alles. Gemäß der Superstringtheorie werden Form und Inhalt des ganzen Universums durch die Schwingungsfrequenzen jedes einzelnen seiner Atome bestimmt. Diese Grundidee untermauert die Vorstellung, dass es letztlich keinerlei Unterschied gibt zwischen Materie und Energie. Jede Frequenz beinhaltet eine eigene Masse und Energie. Die Frequenz gibt der Materie ihre Individualität. Zusammenfassend sei daran erinnert, dass die Materie auf Ebene der Quanten aus kleinen Schnüren besteht, deren unterschiedliche Frequenzen Auskunft über ihre Beschaffenheit geben. Entscheidend ist nicht die chemische Beschaffenheit eines Elements, sondern die Schwingungsfrequenz seiner Schnüre.

Die Dimensionen

Was genau verstehen wir unter "Dimension"? Im mathematischen Sinn ist die Dimension durch Ebenen definiert: Länge, Tiefe und Höhe. Im Quantenmodell muss man, um die Beschaffenheit der ineinander verwobenen Energiestränge als Schwingungsfrequenzen der Materie zu erklären, präzisere Berechnungen anstellen und spezifischere Ebenen einbringen als nur die der dritten Dimension. Bislang gehen die Wissenschaftler von der Existenz von 26 Dimensionen aus, die nichts mit Tiefe, Breite oder Höhe zu tun haben. Solcherlei mathematische Konstrukte sind für unseren Verstand nur schwer zu begreifen.

Wenn wir einen Baum anhand einer anderen Dimension beobachten könnten, die die nichtlineare Zeit miteinschlösse, würden wir ihn nicht nur in seiner aktuellen Gestalt, sondern auch so sehen, wie er als kleiner Baum einmal aussah. In diesem Zusammenhang erlauben es die Dimensionen, die Wirklichkeit unter verschiedenen Blickwinkeln zu betrachten.

Auf spiritueller Ebene entsprechen die Ebenen Bewusstseinszuständen. Die vierte Dimension beschreibt beispielsweise den Christus-Zustand. Die spirituellen Dimensionen haben nichts mit den mathematischen Dimensionen zu tun. Sie definieren eher Wirklichkeiten, die auf verschiedenen Frequenzen schwingen können.

Schrödingers Katze und die multiplen Welten

Wir wissen jetzt, dass Materie gemäß der Quantentheorie durch Schwingungsfrequenzen bestimmt wird. In der Folge werden wir darlegen, wie sie gleichzeitig an mehreren Orten vorhanden ist.

Die Theorie der multiplen Universen legt eine Sicht der Wirklichkeit zugrunde, in der Gleichzeitigkeit und wechselwirkende Resonanzen eine Rolle spielen. Um das Nebeneinander mehrerer Möglichkeiten zu veranschaulichen, ziehen Populärwissenschaftler oft das Beispiel von Schrödingers Katze heran (so benannt nach ihrem Erfinder). Stellen wir uns eine Katze in einem geschlossenen Raum vor. Dieser Raum enthält neben der Katze einen zerfallenden Atomkern. Die zunehmend starke Strahlung löst einen Mechanismus aus, durch den die Katze getötet wird. Solange der Raum geschlossen bleibt, basiert jede Hypothese bezüglich des Zerfalls des Atomkerns auf Vorhersagen, die ihrerseits auf früheren Annahmen beruhen. Es ist aber unmöglich zu wissen, wann genau der Atomkern ausreichend Strahlung freisetzt, um die Katze zu töten. Das Atom ist also zerfallen und gleichzeitig vollständig. Und weil das Leben der Katze vom Zustand des Atomkerns abhängt, ist die Katze entsprechend tot und lebendig. Beide Möglichkeiten bestehen gleichzeitig nebeneinander.

Erst wenn wir den Raum öffnen, sehen wir, ob die Katze tot oder lebendig ist. Solange er geschlossen ist, koexistieren beide Zustände. Der äußere Beobachter (wir) konkretisiert die Wirklichkeit der Katze, indem er den Raum öffnet.

Wodurch wird diese Realität vorgegeben? Manche Theoretiker beschreiben die Existenz multipler Welten, um das gleichzeitige Nebeneinander (= Koexistenz) vielfältiger Möglichkeiten zu beschreiben. Zurück zum Beispiel mit der Katze. Sobald der Raum geöffnet wird, existieren zwei Universen nebeneinander: eines, in dem wir feststellen, dass die Katze tot ist, und eines, in dem wir feststellen, dass sie lebt. Bei jeder quantischen Möglichkeit, die sich konkretisieren kann, kommt es zu einer Aufspaltung des Universums.

Nehmen wir jetzt einmal an, dass wir in einem Haus, in dem völlige Dunkelheit herrscht, ein Elektron suchen. Eine der folgenden drei Möglichkeiten kommt infrage: Das Elektron befindet sich entweder in der Küche, im Bad oder im Wohnzimmer. Solange wir das Licht nicht einschalten, existiert das Elektron in allen drei Räumen. Sobald das Licht eingeschaltet ist, konkretisieren wir seine Lage. In dem Moment entstehen drei sich überlagernde Universen, und in jedem dieser Universen befindet sich das Elektron an einem anderen Ort - Küche, Bad oder Wohnzimmer. Auch wir existieren gleichzeitig in jedem dieser Universen. Auf jede Inkarnation trifft zu, dass sie sich der Existenz anderer Universen nicht bewusst ist. Man muss sich vorstellen, dass das "Selbst", welches das Elektron im Bad betrachtet, kein Bewusstsein hat für dasjenige, das dasselbe Elektron mit einem gänzlich anderen Verhalten im Wohnzimmer betrachtet!

Die logische Schlussfolgerung all dessen ist, dass sämtliche Möglichkeiten sich unabhängig voneinander in parallelen Universen konkretisieren und koexistieren. Wir können uns also vorstellen, dass der Ort, an dem wir uns in diesem Moment befinden, gleichzeitig in einer unbegrenzten Anzahl von Universen existiert und sich dort unterschiedliche Realitäten manifestieren. Alle Möglichkeiten sind nicht nur plausibel, sondern, je nachdem, wofür der Beobachter sich entschieden hat, auch verfügbar. Das legt die Vermutung nahe, dass wir mit ihnen interagieren können, indem wir neue Entscheidungen treffen.

Jede dieser Welten würde demnach in einer anderen Frequenz schwingen und entspräche einer präzisen Realität; diese Realität würde zeitgleich mit der Realität der dritten Dimension in einer anderen Dimension existieren. Stellen wir uns ein kosmisches Raster vor, in dem jeder Punkt für einen Zeitpunkt und einen Raum in einem gegebenen Universum stünde und in einer ihm eigenen Frequenz schwingen würde. Stellen wir uns weiter vor, dass wir uns auf einem Punkt einer Linie in der dritten Dimension befinden. Um auf einen Punkt eines anderen Universums in einer anderen Dimension zu gelangen, müssten wir lediglich unsere Schwingungsfrequenz verändern. Die Welten sind nicht linear hintereinander aufgereiht. Sie koexistieren in verschiedenen, gleichzeitig bestehenden Räumen und unterscheiden sich nur aufgrund ihrer Schwingungsfrequenz. Es gibt eine unbegrenzte Anzahl von Universen, die alle durch die Stränge miteinander verbunden sind.

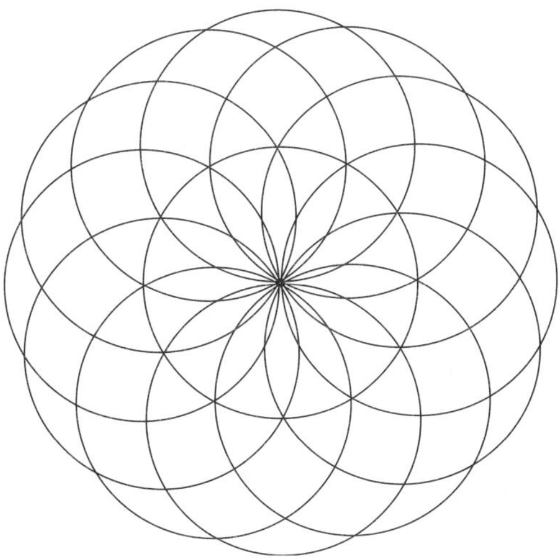

Schema des Rasters

Was multiple Welten und Dimensionen voneinander unterscheidet

Der Unterschied zwischen multiplen Welten und Dimensionen ist der folgende: Die multiplen Welten bergen gleichzeitig bestehende Wirklichkeiten mit unterschiedlicher Schwingungsfrequenz, wohingegen wir mittels der Dimensionen die Wirklichkeit unter einem breiteren Blickwinkel betrachten oder erkennen können. Leider werden beide von manchen Autoren verwechselt. Das ist nur allzu verständlich, weil die Materie sich uns nur in vier Dimensionen zeigt (Höhe, Breite, Tiefe und Zeit), auch wenn es daneben noch weitere gibt. Nehmen wir das Beispiel eines Stifts, der ein Blatt Papier durchbohrt. Gäbe es auf der Blattoberfläche ein Lebewesen, das nur zwei Dimensionen erkennen könnte (Breite und Tiefe), so würde es in dem Stift einen Kreis erkennen. Es würde nicht den Stift sehen, der über das Blatt hinaussteht. Die Höhe gäbe es nicht. Das Lebewesen würde nur eigenartige Phänomene erkennen, die auf die Existenz einer anderen Dimension hindeuten würden. Genauso verhält es sich auch mit Menschen, die die Welt in vier Dimensionen erleben. Phänomene, die höheren Dimensionen zuzuordnen sind, scheinen uns unerklärlich zu sein. Es gibt diese Dimensionen aber, auch wenn wir sie nicht erkennen, was Verwirrung stiftet: Auch die parallelen Universen existieren außerhalb unserer Wahrnehmung. Während sich die Vorstellung von den Dimensionen auf das Wesen der Materie bezieht, fördert die Vorstellung von den parallelen Universen zutage, dass eben diese Materie multidimensional ist und in mehreren Universen gleichzeitig existiert.

Die Zeit

Die moderne Physik hat das Wesen der Zeit durch und durch verändert. Tatsächlich behaupten die Physiker, dass Zeit veränderlich und das Vergehen der Zeit der Perspektive des Beobachters unterworfen ist. Wenn die Zeit in unserem Lebensalltag auch linear zu vergehen scheint, so sieht die Wirklichkeit doch ganz anders aus.

Folgt man der Relativitätstheorie, so verlangsamt sich die Zeit in dem Maße, in dem man beschleunigt, und vergeht schneller, je langsamer man sich bewegt. Könnte ein Astronaut also mit Lichtgeschwindigkeit reisen, würde ihm eine hundert Jahre dauernde Reise wie gerade mal ein paar Stunden vorkommen. Auch Interaktionen von Lichtteilchen (Photonen) finden außerhalb der Zeit statt. Auf der Ebene des unendlich Kleinen verändert sich die Raum-Zeit-Kausalität, also das Verhältnis von Ursache und Wirkung. So haben Physiker der Universität Genf nachgewiesen, dass sich Vergangenheit, Gegenwart und Zukunft bei manchen Sofortinteraktionen von Photonen ganz einfach koexistieren. Demnach erfolgen die Interaktionen zweier Photonen nicht nur augenblicklich, sondern auch unabhängig von der Entfernung, die zwischen ihnen liegt.

"[...] *unsere Erfahrung zeigt dagegen die Nichtzeitlichkeit dieses Phänomens. Die Ereignisse hängen miteinander zusammen, aber dieser Zusammenhang entspricht keiner zeitlichen Ordnung. Die quantische Welt lässt sich nicht mehr mit 'vorher' und 'nachher' definieren. Es geschehen Dinge, aber es vergeht keine Zeit.*"

("Le Temps n'existe pas" ["Zeit gibt es nicht"], *Science et Vie*, Januar 2003, S. 34)

Der Tunneleffekt

Atomare Teilchen besitzen eine zweifache Natur; sie sind Teilchen und Wellen zugleich. Ein Elektron beispielsweise verhält sich wie ein Teilchen (die Entsprechung zu einer Billardkugel in Miniatur), aber auch wie eine Welle (eine Ozeanwelle etwa). Denken wir uns ein Teilchen in einer geschlossenen Schachtel. Es kann nicht aus der Schachtel entweichen, weil es sich wie eine Miniatur-Billardkugel verhält und an die Schachtelwände stößt. Das Teilchen verhält sich aber auch wie eine wahrscheinliche Welle, das heißt wie eine Existenzmöglichkeit, die sich bewegt wie eine Welle auf dem Meer. Diese wahrscheinliche Welle existiert außerhalb der Schachtel, auch wenn das Teilchen in ihrem Innern eingeschlossen ist. Es besteht also eine verschwindend geringe Wahrscheinlichkeit, dass das Teilchen aus der Schachtel entweicht und außerhalb der Schachtel existiert, *ohne die Wände zu durchdringen*. In einem Moment ist es in der Schachtel, im nächsten jedoch nicht mehr. Das ist es, was die Physiker als Tunneleffekt bezeichnen.

Physiker nutzen diese verschwindend geringe Möglichkeit, dass das Teilchen aus der Schachtel entweicht, auf mehrere Arten. Sie benötigen keine hohe Wahrscheinlichkeit, um sich ihrer entsprechend der rationalen Theorie zu bedienen. Sie wenden diese etwa für die leistungsstarken Raster-Tunnelmikroskope an.

Die Quanteninformation

Quantenphysiker wissen noch immer nicht, wie sie das Wesen der Phänomene definieren sollen, die sie seit 1920 beobachten. Sind diese Phänomene virtuell oder greifbar?

Einige Forscher wie der Wiener Anton Zeilinger, dem es gelungen ist, ein Photon zu teleportieren, behaupten, dass die Quanteninformation sämtliche Auslegungen der Quantenmechanik umfasst. Ihnen zufolge muss man die von der Quantentheorie beschriebenen Phänomene ausgehend von der Information deuten, will man sie begreifen. Das Beamen von Teilchen wäre demnach nur eine Informationsübertragung ähnlich der der Faxübertragung. Man muss das System bis in seinen Quantenzustand hinein genau unter die Lupe nehmen und dann die Information übertragen, um ein neues Teilchen zu erzeugen.

"[...] *bei der Teleportation* ***wird die Information automatisch übertragen, ohne dass die Teilchen selbst übertragen würden.*** *Diese Art von Information bewegt sich schneller als mit Lichtgeschwindigkeit ... Im Quantensystem können sich - sehr kleine und sehr leichte - Gegenstände tatsächlich in mehreren Zuständen zugleich befinden, im Gegensatz zu dem, was in unserer makroskopischen Welt geschieht, in der man nicht gleichzeitig in einem Raum und in einem anderen* *sein kann ... Österreichische Wissenschaftler hatten [im Februar 1998] verkündet, es sei ihnen gelungen, eine physikalische Eigenschaft von einem Lichtteilchen auf ein anderes zu beamen, ohne dass zwischen ihnen eine physische Verbindung bestand.*" ("Des chercheurs realisent une téléportation quantique" ["Wissenschaftlern gelingt eine Quantenteleportation"], *La Presse*, Montréal, 25. Oktober 1998)

Auf diese Auslegung der Quantenmechanik habe ich mich gestützt, um die Möglichkeit der Überlagerung mehrerer Wirklichkeiten zu verstehen. Statt mir die Frage zu stellen, ob das real oder virtuell ist - so wie wir uns mitunter fragen, ob Intuition wahr ist oder ein homöopathisches Schwingungsmittel wirklich existiert -, wurde mir vielmehr klar, dass wir Zugang zu der Information haben, die zu dieser Wirklichkeit gehört. Ich habe diese Vorstellung also in einige Protokolle eingearbeitet, wie beispielsweise in das zu den multiplen Welten, in dem ich darum bitte, zu

ÜBERPRÜFEN, ob es möglich ist, ein Programm einzurichten, damit die Person die Frequenz der Information aus den multiplen Welten syntonisieren kann, die auch auf der Frequenz ihres tieferen Wesens schwingt.

Die quantische Sicht, die Stringtheorie, die Theorie der multiplen Welten, der Tunneleffekt und die nichtlineare Zeit vermitteln eine Vorstellung davon, dass der Mikrokosmos genauso instabil ist wie der Makrokosmos. Schließlich könnte es gut sein, dass die spirituellen Dimensionen und die irdischen Szenarien genauso beeinflussbar sind wie die Quarks. Vielleicht gibt es andere Wirklichkeiten, die lediglich in einer anderen Frequenz schwingen. Und was unseren Gen-Code angeht, werden wir unendliche Möglichkeiten erkunden und neu programmieren.

PROTOKOLL NR. 18

Die quantische Entscheidung

Als ich mich vor einigen Jahren mit Spiritualität befasste, tauchte in fast jedem Zusammenhang das Verb *sich unterwerfen* auf. Man hatte sich der göttlichen Gnade zu unterwerfen, dem Karma, dem Schicksal. Das riesige Universum wurde vom Allmächtigen gelenkt, der vom Himmel aus oder aus der Tiefe des Kosmos über unser Leben bestimmte. In diesem Zustand der Unterwerfung war unsere Entscheidungsfreiheit zunichtegemacht. Inzwischen ist mir klar, dass diese unterwürfige Haltung dem Quantenmodell zuwiderläuft, weil sie die Vorstellung von der Koexistenz verleugnet. Das Universum verlangt nicht, dass wir uns unterwerfen, sondern dass wir uns entscheiden! Durch unsere bedingungslose Unterwerfung haben wir uns zum Opfer der Entscheidungen gemacht, die ein Gott irgendwo im Universum getroffen hat. Jetzt wissen wir, dass wir dank der Macht unseres freien Willens selbst entscheiden und für unsere Entscheidungen verantwortlich sind, denn die Materie ist verfügbar und vorurteilsfrei.

Die Quantenphysik zeigt, dass die Natur mehrere Möglichkeiten in sich birgt und dass das, wofür sich der Beobachter letztlich entscheidet, auf die Wirklichkeit zurückwirkt. Auf der quantischen Ebene hat die Materie keine genaue oder gänzlich vorhersehbare Richtung außer derjenigen, die ihr durch die freie Willensentscheidung des Beobachters vorgegeben wird. In der Physik wiederholt sich das Standardmodell nicht systematisch bei allen quantischen Experimenten, und genauso verhält es sich auch mit Schicksal und Unterwerfung. Geht man nach dem quantischen Schema, so war jedes beobachtete Ereignis zunächst eine Möglichkeit unter vielen. Macht man sich die quantische Denkweise zu eigen, versteht man, dass kein Aspekt und keine Möglichkeit außerhalb des großen Ganzen existiert. Alles ist gleichzeitig, Gut und Böse, Licht und Schatten, Unterwerfung und Entschlossenheit, Ja und Nein.

Manchmal kommt es vor, dass wir unbewusst Möglichkeiten in Kauf nehmen oder auswählen, die nicht oder nicht mehr passend für uns sind. Ein Beispiel: Eine Bekannte von mir, nennen wir sie Evelyn M., war ihren Schwestern so ergeben, dass sie sich in keiner Weise abgrenzen konnte. Kam eine Schwester krank zu Besuch, nahm Evelyn in völliger Überforderung diese Krankheit auf sich, um die Schwester zu retten. Die kehrte praktisch vollkommen genesen nach Hause zurück, während Evelyn vor sich hin litt. Wenn es so weit kam, dass das Leiden der Schwester mit dem eigenen Leiden in Einklang stand, wurde sie regelrecht krank.

Da sie für ihre Schwestern jederzeit verfügbar gewesen war, war Evelyn der festen Überzeugung, dass sie sich nie würde abgrenzen können. Es ist wichtig, dass wir irgendwann im Leben Bilanz ziehen und unsere Entscheidungen auf den Prüfstand stellen. Zusammen haben Evelyn und ich, ausgehend von ihren aktuellen Wünschen und Vorstellungen, neue Willensentscheidungen formuliert, die anders ausfielen als diejenigen, die sie als Kind bevorzugt hatte. Auch wenn wir dazu neigen, die Last der anderen auf unsere Schultern zu laden, können wir uns neu entscheiden, ohne das bislang Gewesene auszuschalten. Es gilt, an den Punkt zurückzukehren, an dem wir uns einst für unsere jetzt überholte Haltung entschieden haben, und uns für eine neue Haltung zu entscheiden, indem wir die Information, die beiden Haltungen, der alten wie der neuen, zugrunde liegt, nebeneinander bestehen lassen. Ich würde sogar so weit gehen, zu behaupten, dass dabei mehr als zwei Aspekte nebeneinander existieren können. Wir könnten uns beispielsweise dafür entscheiden, uns in Bezug auf unsere Geschwister dahingehend festzulegen, dass wir unsere alten Programme, die uns zu übermäßiger Großzügigkeit anhalten, neben unseren Zweifeln und unserem Wunsch nach Freiheit bestehen lassen. Das ist in etwa so, als würde man ein Parfüm mit dem Namen "Essenz des Augenblicks" kreieren. Jedes gute Parfum hat eine Hauptnote, die allerdings durch weniger flüchtige Düfte gestützt werden muss, damit das Parfum nicht zu schnell verfliegt. Um einen komplexen, originellen Duft zu erzielen, können wir uns für eine quantische Wirklichkeit entscheiden, in der mehrere Düfte koexistieren.

Wenn wir eine Absicht formulieren, verkünden wir dem Universum, dass wir auf eine bestimmte Weise leben wollen und uns inmitten einer Vielfalt quantischer Optionen, die sich uns bieten, für diese oder jene Möglichkeit entscheiden. Die Materie ist neutral und empfänglich für unsere Entscheidungen. Beim nächsten Besuch ihrer Schwester stehen Evelyn drei Haltungen zur Wahl. Erstens könnte sie weiterhin so reagieren wie bislang und die Krankheit der Schwester auf sich nehmen, auf die Gefahr hin, in der Folge selbst krank zu werden. Zweitens könnte sie die Intention formulieren, sich auf gesunde Weise abzugrenzen, auch wenn sie sich Sorgen um den Zustand der Schwester macht. Und drittens könnte sie beschließen, ihr Problem klar zu benennen. Solange sie sich nicht entschieden hat, bestehen diese drei Möglichkeiten nebeneinander. Sobald sie sich für eine davon entscheidet, wird die gewählte Option Realität. Alle Ereignisse sind zunächst latent in Gestalt von Möglichkeiten vorhanden; sie konkretisieren sich erst dann, wenn man sich für sie entscheidet. Für den Fall also, dass Evelyn beschließt, sich unmissverständlich mitzuteilen, werden die beiden nicht gewählten Möglichkeiten in parallelen Universen weiterbestehen.

Bei meinen Überlegungen in diesem Zusammenhang habe ich daran gedacht, dass wir (etwa durch Kinesiologie oder ein anderes intuitives Instrument) testen könnten, zu welchem Zeitpunkt unseres Lebens wir eine bestimmte Entscheidung getroffen haben. Nehmen wir den Fall von Fernand B. (Name geändert), der im Jahr 2003 vor dem Bankrott stand. Wir könnten testen, wann Fernand beschlossen hat, 2003 vor dem finanziellen Abgrund zu stehen. Meiner Erfahrung nach ist der Zeitpunkt der ursprünglichen Entscheidung oft ausschlaggebend im Leben der betreffenden Person. Mithilfe der Kinesiologie können wir schmerzliche Momente des Übergangs, sei es der Tod eines Elternteils, der Weggang eines geliebten Menschen, eine Entlassung usw., nachvollziehen. In solchen Momenten des Übergangs stehen wir in der Regel an einer Kreuzung verschiedener Wege. Leider basieren die Entscheidungen, die wir mit der ungeheuren Macht unseres freien Willens treffen, oft auf Kindheitsprägungen, die automatisch aktiv werden, oder auf sonstigen unbewussten Programmierungen. So greift der Mensch über Generationen hinweg immer wieder auf dieselben unproduktiven Entscheidungen zurück.

Zurück zu besagter Kreuzung. Nehmen wir an, Fernand hätte sich im Alter von 25 Jahren - zu dem Zeitpunkt, als sein Vater sich von ihm abwandte - unbewusst für eine finanzielle Pleite entschieden. Sein künftiges Scheitern im Jahr 2003 war eine der Möglichkeiten, die zu dem Zeitpunkt existierten. Als Fernand diese unbewusste Entscheidung fällte, waren latent auch andere Möglichkeiten vorhanden. Es gilt also, in die Vergangenheit zurückzugehen, dabei diese erste Entscheidung (nämlich eine finanzielle Pleite zu erleiden) beizubehalten - und ich betone das ausdrücklich: diese erste Entscheidung beizubehalten - und Fernand heute Zugang zu der Information zu verschaffen, die einer anderen latent vorhandenen Möglichkeit innewohnt. Als sein Vater den Kontakt zu ihm abbrach, hätte Fernand sich beispielsweise auch für anhaltenden Wohlstand entscheiden können. Halten wir fest, dass es bei hoher Stressbelastung schwierig ist, sich für etwas Positives zu entscheiden. Wenn Sie den Wunsch haben, ein bewusstes Leben zu führen und bewusste Entscheidungen zu treffen, lade ich Sie ein, den Eingangstext zu Protokoll Nr. 11 in *Die 13. Helix* zu lesen bzw. erneut zu lesen, um sich klar vor Augen zu führen, was es mit dem Nullpunkt auf sich hat. Der Nullpunkt ist nämlich die Haltung, die es einem ermöglicht, die ursprüngliche, mehr oder weniger negative Entscheidung beizubehalten und sie neben einer neuen, positiveren Entscheidung stehen zu lassen. Mithilfe der quantischen Entscheidung kann man in die Vergangenheit zurückgehen, um Zugang zu der Information einer latent vorhandenen Möglichkeit zu bekommen, die von uns nicht gewählt wurde; der Nullpunkt erlaubt dagegen zusätzlich, zwei unterschiedliche Dinge nebeneinander aufrechtzuerhalten.

Die Essenz

Im Protokoll über die quantische Entscheidung habe ich beschlossen, die Vorstellung von der Essenz in die neue Entscheidung mit einzubeziehen. Im Lexikon findet sich unter dem Begriff folgende Definition für Essenz: "*Was das eigentliche Wesen, die dauerhafte*

Wirklichkeit einer Sache ausmacht; das Wesen eines Menschen, unabhängig von seiner Lebensweise". Nehmen wir das Beispiel von Josiane L. (Name geändert), eine meiner Schülerinnen, die Lehrerin werden wollte. Gemeinsam sind wir zu dem Zeitpunkt zurückgegangen, an dem sie sich für ihre berufliche Laufbahn entschieden hatte, mit 17 oder 18 Jahren. Wer erinnert sich nicht an diesen entscheidenden Moment, in dem man sich einen Beruf für sein künftiges Leben aussucht? Es stehen einem verschiedene Wege offen. Im Grunde ist dies eine der ersten bewussten Entscheidungen im Leben eines Erwachsenen. Josiane hatte berufliche Orientierungstests absolviert, um herauszufinden, welche Optionen sich ihr angesichts ihrer Fähigkeiten boten. Schließlich entschied sie sich für etwas, das eher den Wünschen ihrer Familie als ihrer Persönlichkeit entsprach. Wenn wir einen Fächer von Möglichkeiten für die Zukunft vor uns haben, treffen wir oft unbewusste Entscheidungen, die durch unser Umfeld vorgegeben oder generationenübergreifend geprägt sind. Jetzt, da Josiane älter war, wollte sie in einen Bereich wechseln, der ihr eher entsprach. In einem solchen Moment ist dieses Protokoll hilfreich, weil es die nötige Entschlossenheit und Kraft verleiht, um den neuen Weg einzuschlagen.

Im Protokoll über die quantische Entscheidung können wir in dem Wissen, dass die Zeit nicht linear ist, zum Zeitpunkt der ursprünglichen Entscheidung zurückkehren. Dann installieren wir in unserem Gen-Code ein Programm, das uns Zugang zu der Information verschafft, die in Bezug steht zu den latent vorhandenen, in der gegebenen Situation nicht gewählten Möglichkeiten. Dabei basiert unsere neue Entscheidung nicht auf einem Programm aus der Kindheit, sondern auf **unserem tieferen Wesen**. Wir installieren also einen Code, der uns Zugang zu der Information verschafft, die Bezug hat zu einer neuen getroffenen Entscheidung, die im Einklang steht mit unserem Wesen. Wir gehen zurück in die Vergangenheit und finden die zu einer Möglichkeit gehörende Information wieder, für die wir uns damals nicht entschieden haben. Da es eine Vielzahl an Optionen gibt, stellen wir sicher, dass die gewählte Möglichkeit in Einklang mit unserer wirklichen Identität steht, indem wir unsere Entscheidung auf unser inneres Wesen abstimmen. Dann treffen wir ausgehend von unserem Wesen weitere Entscheidungen. Ich habe dem Protokoll eine Liste von Eigenschaften angefügt, anhand derer wir herausfinden, welche Eigenschaft im Zusammenhang mit unserem Wesen steht und nötig ist, um eine weitere bewusste Entscheidung zu treffen.

Im Fall von Josiane sind wir also zu dem Zeitpunkt zurückgekehrt, als sie ihre ursprüngliche Entscheidung getroffen hat, und haben dann eine der beruflichen Optionen beleuchtet, die eher mit ihrem Wesen in Einklang stehen und in parallelen Universen weiterbestanden. Dann haben wir die Information bezüglich dieser anderen Entscheidung neben die frühere Entscheidung gestellt.

Nachdem ich dieses Protokoll auf ganz bestimmte Situationen angewandt hatte, habe ich bemerkt, dass sich meine Sicht der Wirklichkeit verändert hat. Statt in ausweglosen Situationen zu verharren, bin ich zurück in die Vergangenheit gegangen und habe mir die Information zunutze gemacht, die anderen, harmonischeren Wegen entsprach, die ich hätte gehen sollen, als die Entscheidung anstand. Dadurch habe ich mich vom vorgefertigten, rationalen Denken befreit und für die vielen Möglichkeiten der quantischen Welt geöffnet. Ich muss nicht eigens betonen, dass ich so eine Vielzahl neuer Erfahrungen machen konnte. Dazu ein weiteres Beispiel.

Thomas G. wünscht sich einen anderen beruflichen Werdegang. Wenn er diesen neuen Abschnitt beginnt, ohne sich einzugestehen, dass er seine derzeitige Beschäftigung verabscheut und überzeugt ist, mit seiner Entscheidung für das Lehramt einen Fehler begangen zu haben, verringert er die Aussichten auf eine dynamischere Lebenssituation. Nehmen wir an, dass in seiner DNA die Information bezüglich einer neuen beruflichen Entscheidung gespeichert ist, die eher in Einklang mit seinem Wesen steht, wobei jedoch die frühere Entscheidung bestehen bleibt. Er nimmt seinen neuen beruflichen Werdegang in Angriff und lässt die Freude darüber, einen Beruf auszuüben, der seinem Wesen eher entspricht, neben den Empfindungen bezüglich des Unterrichtens stehen. Auf diese Weise wird er den nächsten Lebensabschnitt ganz anders beginnen, nämlich am Nullpunkt, indem er seine frühere Entscheidung mit der Information, die einer der damals verfügbaren Möglichkeiten innewohnte, gleichzeitig daneben bestehen lässt: So wird er sich seinem Ziel mit jedem Schritt und jeder Bestellung pfeilschnell und präzise nähern. Er wird seine Vorhaben verwirklichen, statt unter der Last alter, sich wiederholender Muster zu leiden.

Ich lade auch Sie ein, zu dem Zeitpunkt in der Vergangenheit zurückzugehen, an dem Sie eine wichtige Entscheidung getroffen haben, die Sie mittlerweile vielleicht bereuen. Kehren Sie an diesen Kreuzpunkt zurück, und erfassen Sie die Information zu einer anderen, latent vorhandenen Möglichkeit, die Ihrem tieferen Wesen eher entspricht. Denken Sie daran, dass sich im quantischen Universum alles überlagert, dass Zeit nicht existiert und wir im Rahmen des quantischen Modells die zu anderen Möglichkeiten gehörende Information in unseren Gen-Code programmieren können, wenn wir uns dafür entscheiden.

PROTOKOLL ZUR NEUPROGRAMMIERUNG NR. 18

Neue quantische Entscheidung

Programm für den Zugang zu einer neuen quantischen Entscheidung

Erster Teil des Protokolls

1. Teil – VORBEREITUNG

Vor Beginn der Abfrage spricht man die Absicht laut aus: ***Ich beschließe, am Nullpunkt zu sein, auch wenn ich nicht weiß, wie.*** Mithilfe der Kinesiologie (oder jeder anderen Testmethode) die Antwort ermitteln. Die so erhaltenen Angaben werden entsprechend der Intention automatisch von der angeborenen Körperintelligenz und dem Bewusstsein des Gen-Codes aufgenommen.

Der erste Teil dient dazu, den Gegenstand des Protokolls und die Angaben zu identifizieren, die in die Neuprogrammierung einzubeziehen sind.

1. Gemeinsam mit der zu behandelnden Person das PROBLEM ERMITTELN sowie die ursprüngliche Entscheidung und die damit verbundenen Folgen für das heutige Leben beleuchten, DENN DIE FOLGEN SIND DIE MANIFESTATION EINER FRÜHEREN ENTSCHEIDUNG.
   Beispiel: Jemand hat ein erfolgreiches Unterrichtsmodell entwickelt und büßt im Alter von 38 Jahren durch Umstrukturierungsmaßnahmen seine Position ein. Verärgert geht derjenige. Zwanzig Jahre später unterrichtet er noch immer, kann sich mit den Schulreformen jedoch nicht anfreunden. Diese mangelnde Flexibilität ist die Folge einer früheren Entscheidung. Wenn wir versuchen, den Zeitpunkt zu ermitteln, an dem sich die betreffende Person möglicherweise dafür entschied, unflexibel zu sein, gehen wir zurück

zu dem Vorfall, der sich ereignete, als sie 38 Jahre alt war.

Oft hat die Person zum fraglichen Zeitpunkt einen Schock erlitten oder eine schwierige Phase durchlebt, möglicherweise sogar während der fetalen Phase.

2. BESTIMMEN, zu welchem Zeitpunkt (Jahr und Monat) die Person zurückgehen muss, um sich neu entscheiden zu können. Die Antwort NICHT DEUTEN. Dieser Zeitpunkt ist möglicherweise nicht identisch mit dem Zeitpunkt der Entscheidung, sondern fällt in die Zeit kurz davor.

Für Hinweise auf das Wesen der Person in der Auflistung auf S. 49 nachlesen. Unter den vielfältigen bestehenden Möglichkeiten soll eine ausgesucht werden, die mit dem tieferen Wesen der Person in Einklang steht.

3. Um der Person dabei zu helfen, sich neu zu entscheiden, gilt es, eine positive Eigenschaft oder **Emotion** zu ERMITTELN, die mit ihrer Essenz zusammenhängt (Definition: Wesen eines Menschen unabhängig von seiner Lebensweise).

Wir heben die frühere Entscheidung nicht auf, sondern lassen sie bewusst am Nullpunkt neben der ***Information*** *stehen, die zu einer anderen, passenderen Entscheidung gehört.*

4. Die neue Entscheidung ERKENNEN, indem man die unter Punkt 3 ermittelte Eigenschaft am Nullpunkt mit einbezieht. Die zur neuen Entscheidung gehörige **Information** besteht neben der ursprünglichen Entscheidung weiter.
   Durch diese neue Entscheidung wird die aktuelle Wirklichkeit der Person durch einen "faktischen" Zustand überlagert, der geeigneter, angenehmer, effizienter usw. ist. AUCH WENN sie sich zuvor dafür entschieden hatte, ... (die unter Punkt 1 aufgeführte Konsequenz).

5. BESTIMMEN, ob ein Programm installiert werden kann, durch das die Person Zugang zu der **Information** bekommt, die zu einer anderen, latent vorhandenen Möglichkeit gehört, die in dieser Situation nicht gewählt wurde, und die Information neben dem neuen Programm bestehen lassen.

6. BESTIMMEN, ob es für die Entwicklung der zu behandelnden Person sinnvoll ist, diese Neuprogrammierung jetzt vorzunehmen.
   Wenn NEIN,
   A. diese Neuprogrammierung nicht vornehmen.
   B. BESTIMMEN, wie viel Zeit (Tage, Wochen, Monate) vergehen soll, bevor man erneut bestimmt, ob diese Neuprogrammierung vorgenommen werden kann.

Es gibt viele Gründe, warum man hier als Antwort ein NEIN erhält. Man muss nicht nach Erklärungen suchen, sondern nur die Tatsache als solche akzeptieren.

   Wenn JA, BESTIMMEN, ob das Programm an einer bestimmten Stelle festgeschrieben werden muss.
   Wenn JA,
   A. BESTIMMEN, in welchem Chromosom (1 bis 46 ...) und welchem Gen (1 bis 5000+) das neue Programm installiert werden soll und
   B. BESTIMMEN, wie viele Tripletts (1 bis 30000+) dieses Programm umfasst.
   Wenn NEIN, WEITER zum nächsten Punkt.

Möglicherweise ist das Programm in der uncodierten DNA installiert und an keiner bestimmten Stelle festgeschrieben.

7. BESTIMMEN, ob dieses Programm bereits im ursprünglichen DNA-Plan enthalten war.
   Wenn JA,
   A. BESTIMMEN, ob es sich hier reproduzieren lässt.
   B. BESTIMMEN, ob man eine Brücke installieren soll.

Der ursprüngliche DNA-Plan ist das Schema, das jeder genetischen Mutation vorausging. Wenn diese Information dort unterschwellig immer noch vorhanden ist, wird sie automatisch in die Neuprogrammierung eingeschlossen.

Es geht um ein Thema oder ein anderes Programm, das jenes, das wir installieren wollen, neutralisieren könnte.

8. BESTIMMEN, ob es ein schädliches Programm und/oderThema gibt, das in Resonanz (Echo) oder Dualität (Polarität) steht und mit dem neuen Programm interferieren könnte.
   Jedes Wort des letzten Satzes TESTEN.

Die Speicher der alten Programme könnten mit dem neuen Programm interferieren.

9. BESTIMMEN, ob an eines oder mehrere alte Programme gespeicherte Erinnerungen angeschlossen sind, die die Integration dieses neuen Programms in die DNA verhindern könnten. Wenn JA, wie viele solcher Speicher gibt es?

Diese Information wird automatisch in die Neuprogrammierung eingeschlossen.

10. BESTIMMEN, ob die Person Zugang zu der **Information** der vielfältigen, latent vorhandenen Möglichkeiten hat, die zum Zeitpunkt der ursprünglichen Entscheidung nicht gewählt wurden.

Testen, wie hoch der prozentuale Anteil ist.

11. BESTIMMEN, ob das Nebeneinander beider Entscheidungen am Nullpunkt durch einen Widerstand gegen die neue Entscheidung beeinträchtigt werden könnte.

Wenn Sie den Grund ermitteln sollen, ziehen Sie Anhang III zurate.

12. BESTIMMEN, ob die Person weiß, dass die Wirklichkeit eine Reihe möglicher Entscheidungen ist.
    Wenn NEIN, gibt es für sie einen Grund, sich nicht neu zu entscheiden? Soll dieser Grund ermittelt werden?

Da die Seele multidimensional und multitemporal ist, kann sie sich an diese Wirklichkeit anpassen.

13. BESTIMMEN, ob sich die Seele an die quantische Wirklichkeit anpassen und in die Vergangenheit zurückgehen kann, um die zu einer anderen Entscheidung gehörige **Information** zu empfangen.

Zur Definition der nichtlinearen Zeit s. Kapitel I.

14. BESTIMMEN, ob die Person weiß, dass die Zeit nicht linear ist.

Zur Definition der Miasmen s. Anhang I.

15. BESTIMMEN, ob die neue Entscheidung durch Miasmen, Implantate, karmische Wirklichkeiten oder generationenübergreifende Einflüsse blockiert wird.

Diese Interferenzen können väterlicher- oder mütterlicherseits bestehen.

16. BESTIMMEN, ob generationenübergreifende Interferenzen diese neue Entscheidung beeinträchtigen.

    Wenn JA, BESTIMMEN, bis zu welcher Generation diese Interferenzen zurückreichen und ob sie väterlicher- oder mütterlicherseits bestehen.

17. BESTIMMEN, ob ein Antigen die neue Entscheidung blockiert.

Diese Information wird automatisch in die Neuprogrammierung eingeschlossen.

18. BESTIMMEN, ob die neue Entscheidung am Nullpunkt erfolgt und ob sie und die magnetische Ladung der ursprünglichen Entscheidung koexistieren können.

19. BESTIMMEN, ob die magnetische Ladung der ursprünglichen Entscheidung in den Gen-Code einzubeziehen ist.
    Wenn JA, den ersten Teil von Protokoll Nr. 11 installieren.

Diese Information wird automatisch in die Neuprogrammierung eingeschlossen.

20. BESTIMMEN, ob die Person die neue Entscheidung bejahen kann.

21. BESTIMMEN, ob die Sehnsucht nach einem verlorenen Paradies, in dem man nicht eigenverantwortlich Entscheidungen treffen musste, auf den Nullpunkt gesetzt werden muss.

22. BESTIMMEN, ob die energetischen Körper (emotional und/oder mental und/oder spirituell und/oder sonstige), das Denken, die Empfangsstellen der Zellen und die quantischen Elemente, die Systeme oder Sonstiges den von der ursprünglichen Entscheidung ausgelösten Stress ausschalten können.

Diese Information wird automatisch in die Neuprogrammierung eingeschlossen.

23. BESTIMMEN, ob die Person bejahen kann, dass es normal ist, sich hinsichtlich eines "Sachverhalts", der durch eine frühere Entscheidung gesteuert wird, neu zu entscheiden.

Da wir Zugang zu einer anderen Wirklichkeit bekommen, wird auch unser Zellspeicher erneuert.

24. BESTIMMEN, ob die RNA die Energie aus den zwei nebeneinander bestehenden Entscheidungen an die Zellen weitergeben kann, um einen neues Zellgedächtnis zu schaffen.

Die Liste der Systeme steht in Anhang VII.

25. BESTIMMEN, ob alle Systeme diese neue Energie nutzen können.

26. BESTIMMEN, ob sich alle Systeme dank des neuen, von der RNA übermittelten Zellgedächtnisses regenerieren können.

27. BESTIMMEN, ob alle Systeme die Rückstände der Frequenz der früheren Entscheidung beseitigen können.

28. BESTIMMEN, ob das neue Programm gut im physischen und in den energetischen (dem emotionalen, mentalen, spirituellen oder sonstigen) Körpern verankert ist.

Die Liste der mentalen Muster steht in Anhang V.

29. BESTIMMEN, ob die Person bezüglich der neuen quantischen Entscheidung einem Muster folgt, wonach sie der Überzeugung ist, dass man sich unter vielen Möglichkeiten lediglich für eine entscheiden kann.

Diese Information wird automatisch in die Neuprogrammierung eingeschlossen.

30. BESTIMMEN, ob sie die Frequenz dieser neuen Entscheidung gut verträgt.

Übertragungseffekte bewirken, dass sich die Entscheidungen unseres Umfelds auf unsere eigenen Entscheidungen auswirken können.

31. BESTIMMEN, ob die Person ihre Entscheidungen ausgehend von ihrer Essenz und ihrem tieferen Wesen trifft.
Wenn NEIN, BESTIMMEN, ob ihre quantische Wirklichkeit auf einer der folgenden Wirklichkeiten beruht:
A. weltumspannende
B. gesellschaftliche
C. familiäre
D. religiöse
E. berufliche
F. historische
G. kulturelle
H. sonstige

Der Glaube an sich selbst, Gewissheit usw. sind Frequenzen, die durch die DNA syntonisiert werden können.

32. BESTIMMEN, ob die Zellen durch die neue Entscheidung und deren Koexistenz mit dem Wissen, das sich durch die frühere Entscheidung vermittelt hat, erneut folgende magnetische Positivladung erhalten können:

A. die der Hoffnung
B. die des Vertrauens
C. die der Gewissheit
D. die der Überzeugung
E. die des Glaubens an sich selbst
F. die der friedlichen Macht
G. sonstige (s. Anhang III)

Die Entscheidung muss versiegelt sein, um einem Übertragungseffekt entgegenzuwirken.

33. BESTIMMEN, ob die neue Entscheidung versiegelt ist.

Diese Information wird automatisch in die Neuprogrammierung eingeschlossen.

34. BESTIMMEN, ob die Person eine neue Entscheidung treffen und die aus dieser neuen Entscheidung hergeleitete **Information** so nutzen kann, dass sich die Entscheidung in ihrem derzeitigen Leben konkretisiert.

Bestimmen, wie alt die Person war und um wen es sich handelt.
Zum Beispiel: War die Mutter depressiv, hat die Person unter Umständen mit einer Schilddrüsenstörung reagiert, die einen depressiven Zustand ähnlich dem der Mutter bewirkt hat.

35. BESTIMMEN, ob die Person sich der Entscheidung eines anderen Menschen unterworfen hat.

Wenn JA, in welchem Alter?

Möglicherweise mussten Sie vor seiner Installation weitere Angaben in das Programm aufnehmen. Wenn Sie Angaben aus anderen Protokollen aufnehmen müssen, testen Sie, um herauszufinden, welche(s) Protokoll(e) dafür infrage kommt bzw. kommen und welche Punkte dieser Protokolle in die Neuprogrammierung miteinzubeziehen sind.

36. BESTIMMEN, ob es nötig ist, vor der Installation des Programms noch weitere Angaben darin aufzunehmen.
    Wenn JA,
    A. TESTEN, wie viele Angaben aufzunehmen sind;
    B. in Anhang III NACHLESEN und die Anweisungen BEFOLGEN, um zu ermitteln, welche Angaben aufzunehmen sind;
    C. ZURÜCK zum Protokoll und WEITER zum nächsten Punkt.

Zweiter Teil des Protokolls

2. Teil – INSTALLATION DER NEUPROGRAMMIERUNG

Die Installation der Neuprogrammierung berücksichtigt sämtliche Angaben, die im ersten Teil gefunden wurden.

1. SPRICH: *Ich ordne an, dass sich dieses neue Programm für alle Leben und Dimensionen im Kern der Hauptzelle der Zirbeldrüse ansiedelt.*

Während man die Anweisung vor sich hinspricht, wird jedes der aufgezählten Elemente in die Neuprogrammierung einbezogen. Im Tonfall eines Gebets oder der Hypnose sprechen.

2. SPRICH: *Ich ordne an, dass dieses Programm, ausgehend von der Zirbeldrüse,*
   A. *die innersekretorischen Drüsen;*
   B. *das Gehirn, das Herz, die Milz, das Nervensystem und die Peptide;*
   C. *die Zellen, die intra- und extrazelluläre Flüssigkeit, die Atome und die quantischen Elemente (Quarks, Myonen und Fäden etc.);*
   D. *alle DNA-Doppelschrauben, alle Chakren, alle energetischen Körper und die Seele;*
   E. *eine andere Stelle durchläuft* (s. Anhang III).

Um zu erfahren, welche Stelle genau, Abschnitt 16 in Anhang III lesen.

3. SPRICH: *Ich ordne der RNA an*, sich wieder zu vernetzen und dieses neue Programm zu unterstützen.*

Der ursprüngliche DNA-Plan ist das Schema, das jeder genetischen Mutation vorausging.

4. SPRICH: *Ich ordne den Tripletts an, wieder ihren Platz in der Ordnung des vollkommenen, ursprünglichen Programms einzunehmen, auch wenn es zu Umkehrungen des Codes gekommen sein sollte.*

5. SPRICH: *Ich ordne der Geschwindigkeit der Photonen und der Spiralstruktur der DNA an, sich anzupassen.*

6. SPRICH: *Ich ordne die Erneuerung der Verbindungen im callösen Körper entsprechend dem ursprünglichen Plan an.*

Zur Definition von Telomer und Telomerase siehe Anhang I.

7. SPRICH: *Ich ordne die vollkommene Unversehrtheit von Telomer und Telomerase an.*

Die Liste der Systeme befindet sich in Anhang VII.

8. SPRICH: *Ich ordne an, dass die Rückstände alter Programme auf den Nullpunkt gesetzt und/oder über die geeigneten Systeme ausgeschieden werden.*

9. SPRICH: *Ich ordne an, dass dieses neue Programm versiegelt ist.*

Zur Definition der Merkaba siehe Anhang I.

10. SPRICH: *Ich ordne an, dass die Merkaba versiegelt ist.*

---

* Hier stand die Effektivität des Protokolls im Vordergrund, weswegen bei diesem sowie bei den folgenden Protokollen bewusst auf die eingängigere Formulierung mit “Ich bestelle/befehle ...” verzichtet wurde, da diese der Programmierung entgegenwirken würde.

11. SPRICH: *Ich ordne an, dass DNA und RNA durch keinerlei Strahlung beeinträchtigt werden.*

12. SPRICH: *Ich ordne an, dass dieses neue Programm sich hier und jetzt bis auf Widerruf vollständig im verlängerten Rückenmark ansiedelt.*

13. SPRICH: *Ich ordne an, dass diese Neuprogrammierung rundherum toleriert wird, vollständig erfolgt und am Nullpunkt ansetzt.*

ZENTRALER PUNKT der Neuprogrammierung

14. SPRICH: *Ich ordne an, dass sich die Kraft, die Harmonie und die Richtigkeit dieser Neuprogrammierung in der DNA ansiedeln und sich dieses Programm vollständig aktiviert.*

Dritter Teil des Protokolls

3. Teil – ABSCHLUSS DES PROTOKOLLS

Möglicherweise verlangt das Programm weitere Angaben für die korrekte Codierung der Installation.

15. BESTIMMEN, ob es für die Wirksamkeit, Verträglichkeit und Integration der Neuprogrammierung nötig ist, weitere Angaben einzuschließen.
WENN JA,
   A. ERMITTELN, wie viele Angaben eingeschlossen werden müssen;
   B. in Anhang III NACHLESEN und die Anweisungen BEFOLGEN, um zu ermitteln, welche Angaben einzuschließen sind;
   C. ZURÜCK zum Protokoll und WEITER zu Nr. 16.

Das Protokoll wird abgeschlossen.

16. SPRICH: *Ich ordne an, dass diese Neuprogrammierung gemäß dem ursprünglichen Plan in der Frequenz der Liebe toleriert und integriert wird, auch wenn die Helices in der Vergangenheit deaktiviert waren.*

Das Protokoll wird endgültig bestätigt.

17. SPRICH: *Ich ordne an, dass diese Erneuerung bis auf Widerruf durch (Name der zu behandelnden Person) vollständig und versiegelt ist.*

Liste der Eigenschaften

1. Sorgfältigkeit
2. Akzeptanz
3. Anmut
4. Anpassungsfähigkeit
5. Aufrichtigkeit
6. Ausdauer
7. Authentizität
8. Beharrlichkeit
9. Begeisterungsfähigkeit
10. Bescheidenheit
11. Besinnung
12. Dankbarkeit
13. Demut
14. Durchhaltevermögen
15. Effizienz
16. Ehrlichkeit
17. Einfachheit
18. Empathie
19. Entscheidungsfreude
20. Entschlossenheit
21. Entzückung
22. Ergebenheit
23. Erhabenheit
24. Feinheit
25. Flexibilität
26. Freiheit
27. Freude
28. Freundlichkeit
29. Führungskraft
30. Fürsorge
31. Geduld
32. Genügsamkeit
33. Gerechtigkeit
34. Geselligkeit
35. Gespür
36. Gewissheit
37. Glaube

1. Großzügigkeit
2. Gründlichkeit
3. Güte
4. Harmonie
5. Hartnäckigkeit
6. Heiterkeit
7. Herzlichkeit
8. Humor
9. Inbrunst
10. innerer Friede
11. Inspiration
12. Integrität
13. Intelligenz
14. Intensität
15. Klarheit
16. Kompetenz
17. Konstanz
18. Kraft
19. Kreativität
20. Lebensfreude
21. Leidenschaftlichkeit
22. Liebe
23. Loslassen
24. Loyalität
25. Maßvollsein
26. Mäßigkeit
27. Menschlichkeit
28. Milde
29. Mitgefühl
28\. Moral
29\. Mut
30\. Mystizismus
31\. Nachsicht
32\. Nächstenliebe
33\. Neugierde
34\. Objektivität
35\. Offenheit
36\. Optimismus
37\. Ordnung
38\. Perfektion
39\. Philosophie

1. Reinheit
2. Respekt
3. Respekt vor dem Leben
4. Ruhe
5. Sanftmut
6. Scharfsinn
7. schnelle Auffassungsgabe
8. Selbstlosigkeit
9. Sinn für das Göttliche
10. Spiritualität
11. Spontaneität
12. Stabilität
13. Standhaftigkeit
14. Stolz
15. Tiefgründigkeit
16. Toleranz
17. Transparenz
18. Treue
19. Überlegung
20. Unabhängigkeit
21. Unerschütterlichkeit
22. Unschuld
23. Verantwortlichkeit
24. Verfügbarkeit
25. Verständnis
26. Vertrauen
27. visionäre Wahrnehmung
28. Vitalität
29. Vorreiterrolle
30. Wahrheit
31. Weisheit
32. Wohlwollen
33. Würde
34. Sonstiges

Verfahrensweise bei Protokoll Nr. 18

Die Protokolle haben eine allgemeingültige Struktur, anhand derer die für jede Person relevanten Angaben ermittelt werden können. Damit diese Protokolle leicht anwendbar sind und nicht zu umfangreich, aber dennoch alle Eventualitäten einbeziehen, sind sie so aufgebaut, dass Sie jeweils am Ende des ersten Teils Zugriff auf eine große Bandbreite an Angaben haben, die ich unmöglich in jedes Protokoll hätte einschließen können. Aus diesem Grund müssen Sie in jedem Protokoll an jeweils zwei Stellen, nämlich am Ende des ersten Teils (Vorbereitung) sowie des dritten Teils, kurz bevor Sie das Protokoll abschließen (Abschluss des Protokolls), prüfen, ob weitere Angaben aus Anhang III in die Neuprogrammierung mit einbezogen werden müssen, damit diese fehlerfrei vonstattengeht. Diese "weiteren Angaben" können von Person zu Person unterschiedlich sein, weil sie sich auf jedes Individuum und dessen Geschichte und Physiologie beziehen.

Natürlich ist es unmöglich, alle erdenklichen und infrage kommenden Angaben in dieses Buch mitaufzunehmen. Es ist aber durchaus möglich, einen flexiblen Rahmen abzustecken, innerhalb dessen man eine beachtliche Zahl von präzisen und stimmigen Angaben beleuchten kann. Dazu habe ich die Anhänge III, IV, V, VI und VII entsprechend eingeteilt. Sie erfassen zum einen besondere Angaben und Kategorien von Angaben, die eine unendlich große Zahl von Möglichkeiten eröffnen. Der Schlüssel zur Anwendung dieser Anhänge findet sich am Anfang von Anhang III, weswegen die in den Protokollen enthaltenen Anweisungen bezüglich dieser weiteren Angaben ebenfalls auf Anhang III verweisen.

Wenn Sie das detaillierte Beispiel von Protokoll Nr. 18 durchgehen, denken Sie immer daran, dass Sie bei der Anwendung dieses Protokolls jede Antwort *austesten* (mithilfe der Kinesiologie oder eines anderen Verfahrens) und Ihre Körperintelligenz die ermittelten Angaben in die Neuprogrammierung einschreibt bzw. sie entsprechend Ihrer Intention anpasst. So wirkt jede Angabe wie eine Intention, die eine Umstrukturierung der Programmierungen Ihrer "überflüssigen" DNA auslöst und auf der Schwingungsebene speichert.

Russische Forscher haben festgestellt, dass die DNA gut auf das gesprochene Wort reagiert - insbesondere auf Vorschläge und Anweisungen im Tonfall eines Gebets oder der Hypnose. Wir werden also alle nötigen Elemente in das Protokoll aufnehmen und dann in Anhang III nachlesen, wodurch bestimmte Protokollanweisungen blockiert wurden.

Detailliertes Beispiel zu Protokoll Nr. 18

Anhand eines präzisen Beispiels werden wir nachvollziehen, wie dieses Protokoll **(und alle folgenden im vorliegenden Buch)** angewendet wird.

1. Teil – VORBEREITUNG

Vor Beginn der Abfrage spricht man die Absicht laut aus: *Ich beschließe, am Nullpunkt zu sein, auch wenn ich nicht weiß, wie.* Mit Hilfe der Kinesiologie (oder einer anderen Testmethode) die Antwort ermitteln.

Die so erhaltenen Angaben werden entsprechend der Intention automatisch von der angeborenen Körperintelligenz und dem Bewusstsein des Gen-Codes aufgenommen.

Man ermittelt beispielsweise, zu welchem Prozentsatz die Aufnahme erfolgt ist, und erhält eine Zahl unter 100, oder man benötigt ein Ja und erhält als Antwort ein Nein (oder umgekehrt): ***In dem Fall wird diese Angabe als Tatsache verarbeitet und im Zuge des Prozesses der Neuprogrammierung automatisch angepasst.***

Bei meinen Lehrgängen fragen mich meine Schüler immer, wie man bei einer negativen Antwort vorgehen soll. ES GEHT LEDIGLICH DARUM, DIESE ANGABE ZU ERKENNEN; DIE ANGEBORENE KÖRPERINTELLIGENZ WIRD SIE IN DIE NEUPROGRAMMIERUNG EINSCHLIESSEN.

1. Gemeinsam mit der zu behandelnden Person das PROBLEM ERMITTELN sowie die ursprüngliche Entscheidung und die damit verbundenen Folgen für das heutige Leben beleuchten, DENN DIE FOLGEN SIND DIE MANIFESTATION EINER FRÜHEREN ENTSCHEIDUNG.
Beispiel: Jemand hat ein erfolgreiches Unterrichtsmodell entwickelt und büßt im Alter von 38 Jahren durch Umstrukturierungsmaßnahmen seine Position ein. Verärgert geht derjenige. Zwanzig Jahre später unterrichtet er noch immer, kann sich aber mit den Schulreformen nicht anfreunden. Diese mangelnde Flexibilität ist die Folge einer früheren Entscheidung. Wenn wir versuchen, den Zeitpunkt zu ermitteln, an dem sich die Person möglicherweise dafür entschied, unflexibel zu sein, gehen wir zurück zu einem "Vorfall", der sich ereignete, als sie 38 Jahre alt war.

   Um der zu behandelnden Person das Problem darzustellen, kann man die aktuelle Situation auch als eine gewählte Möglichkeit analysieren, die sich zu einem Faktum entwickelt hat.

   Testen Sie immer, ob Ihre Schlussfolgerung richtig ist.

2. BESTIMMEN, zu welchem Zeitpunkt (Jahr und Monat) die Person zurückgehen muss, um sich neu entscheiden zu können. Die Antwort NICHT DEUTEN. Dieser Zeitpunkt ist möglicherweise nicht identisch mit dem Zeitpunkt der Entscheidung, sondern fällt in die Zeit kurz davor.
Die aktuelle Situation der von mir zu behandelnden Person resultiert aus einer früheren Entscheidung. Beim Testen komme ich zu dem Ergebnis, dass der Zeitpunkt dieser Entscheidung in den Mai 1984 fällt.

3. Um der Person dabei zu helfen, sich neu zu entscheiden, gilt es, eine positive Eigenschaft oder Emotion zu ERMITTELN, die mit ihrer Essenz zusammenhängt (Definition: Wesen eines Menschen, unabhängig von seiner Lebensweise).
Unter den Eigenschaften in der vorstehenden Auflistung muss eine bzw. müssen mehrere Angaben getestet werden, um der neuen Entscheidung eine Richtung zu geben. Unsere neuen quantischen Entscheidungen beruhen auf unserem tieferen Wesen und nicht länger auf

*alten Paradigmen. Für die von mir zu behandelnde Person erhalte ich als Ergebnis "Inspiration". **Diese Angabe wird automatisch in die Neuprogrammierung eingeschlossen.***

4. Die neue Entscheidung ERKENNEN, indem man die unter Punkt 3 ermittelte Eigenschaft am Nullpunkt in sie mit einbezieht. Die zur neuen Entscheidung gehörige **Information** besteht neben der ursprünglichen Entscheidung weiter.
   *Durch diese neue Entscheidung wird die aktuelle Wirklichkeit der Person durch einen "faktischen" Zustand **überlagert**, der geeigneter, angenehmer, effizienter usw. ist. **AUCH WENN** sie sich zuvor dafür entschieden hatte, ... (die unter Punkt 1 aufgeführte Konsequenz).*

   Die von mir behandelte Person könnte sich dank der Inspiration für Entspannung entscheiden, auch wenn sie sich 1984 als Folge ihres beruflichen Scheiterns dafür entschieden hatte, im Jahr 2003 unflexibel zu sein.

5. BESTIMMEN, ob ein Programm installiert werden kann, durch das die Person Zugang zu der **Information** bekommt, die zu einer anderen, latent vorhandenen Möglichkeit gehört, die in dieser Situation nicht gewählt wurde, und die Information neben dem neuen Programm bestehen lassen.
   Die Antwort lautet JA. Wenn Sie als Antwort ein NEIN erhalten, könnten Sie den vorangegangenen Teil noch einmal wiederholen.

6. BESTIMMEN, ob es für die Entwicklung der zu behandelnden Person sinnvoll ist, diese Neuprogrammierung jetzt vorzunehmen.
   Wenn NEIN,
   A. diese Neuprogrammierung nicht vornehmen.
   B. BESTIMMEN, wie viel Zeit (Tage, Wochen, Monate) vergehen soll, bevor man erneut bestimmt, ob diese Neuprogrammierung vorgenommen werden kann.
   Wenn JA, BESTIMMEN, ob das Programm an einer bestimmten Stelle festgeschrieben werden muss.
   Wenn JA,
   A. BESTIMMEN, in welchem Chromosom (1 bis 46 ...) und welchem Gen (1 bis 5000+) das neue Programm installiert werden soll und

B. BESTIMMEN, wie viele Tripletts (1 bis 30000+) dieses Programm umfasst.

Wenn NEIN, WEITER zum nächsten Punkt.

Mein Ergebnis lautet Chromosom 25 und Gen 487 mit 2543 Tripletts.

7. BESTIMMEN, ob dieses Programm bereits im ursprünglichen DNA-Plan enthalten war.

Wenn JA,

A. BESTIMMEN, ob es sich hier reproduzieren lässt.

B. BESTIMMEN, ob man eine Brücke installieren soll.

Möglicherweise wurden zahlreiche Programme, die zuvor im ursprünglichen Plan vorhanden waren, außer Kraft gesetzt. In der überflüssigen DNA sind sie weiterhin vorhanden und verfügbar.

Die Antwort bei A und B lautet JA.

8. BESTIMMEN, ob es ein schädliches Programm und/oder Thema gibt, das in Resonanz (Echo) oder Dualität (Polarität) steht und mit dem neuen Programm interferieren könnte.

Jedes Wort des letzten Satzes TESTEN.

Ich teste jedes Wort des Satzes und erhalte bei den Worten "Programm", "schädlich" und "Polarität" sowie beim restlichen Satz, also bei "und mit dem neuen Programm interferieren könnte", ein JA. Da ich weiß, dass diese Angabe entsprechend meiner Intention automatisch in die Neuprogrammierung eingeschrieben wird, gehe ich weiter zum nächsten Punkt.

9. BESTIMMEN, ob an eines oder mehrere alte Programme Speicher angeschlossen sind, die die Integration dieses neuen Programms in die DNA verhindern könnten.

Beim Testen stellt sich heraus, dass in der Tat Speicher angeschlossen sind.

Wenn JA, wie viele solcher Speicher gibt es?

Die Antwort lautet zwei.

10. BESTIMMEN, ob die Person Zugang zu der **Information** der vielfältigen, latent vorhandenen Möglichkeiten hat, die zum Zeitpunkt der ursprünglichen Entscheidung nicht gewählt wurden.
Die Antwort müsste JA lauten, doch ich erhalte ein NEIN. Diese Angabe wird automatisch in die Neuprogrammierung eingeschlossen. Wenn ich als Antwort ein JA erhalten hätte, wäre auch diese Angabe automatisch in das Protokoll eingegangen. Einige Fragen, bei denen die Antwort JA lautet, sind für die zu behandelnde Person in dem Moment vielleicht unerheblich, während sie für andere aussagekräftig sind.

11. BESTIMMEN, ob das Nebeneinander beider Entscheidungen am Nullpunkt durch einen Widerstand gegen die neue Entscheidung beeinträchtigt werden könnte.
Das Ergebnis lautet: 22% Widerstand. Da diese Angabe automatisch in die Neuprogrammierung eingeschlossen wird, wird sich die von mir behandelte Person in ihrer Wahrnehmung der Wirklichkeit weiterentwickeln.

12. BESTIMMEN, ob die Person weiß, dass die Wirklichkeit eine Reihe möglicher Entscheidungen ist.
Wenn NEIN, gibt es für sie einen Grund, sich nicht neu zu entscheiden? Muss dieser Grund ermittelt werden?
Die Antwort lautet zunächst NEIN, dann JA. Die Person hat einen Grund, sich nicht neu zu entscheiden, und der Grund muss ermittelt werden. Ich lese in Anhang III nach und erhalte als Antwort Abschnitt 1 – Emotionen (Anhang IV). In Anhang IV teste ich den folgenden Punkt: Stress: unfähig sein, den Stress wieder loszuwerden. Diese Angabe wird automatisch in die Neuprogrammierung eingeschlossen.

13. BESTIMMEN, ob sich die Seele an die quantische Wirklichkeit anpassen und in die Vergangenheit zurückgehen kann, um die zu einer anderen Entscheidung gehörige **Information** zu empfangen.
Die Antwort lautet JA.

14. BESTIMMEN, ob die Person weiß, dass die Zeit nicht linear ist.
Die Antwort lautet NEIN. Diese Angabe wird automatisch in die Neuprogrammierung eingeschlossen.

15. BESTIMMEN, ob die neue Entscheidung durch Miasmen, Implantate oder karmische Wirklichkeiten blockiert wird.
Ich teste die Worte "Miasmen", "Implantate" und "karmische Wirklichkeiten". Bei "Miasmen" lautet die Antwort JA.

16. BESTIMMEN, ob generationenübergreifende Interferenzen diese neue Entscheidung beeinträchtigen.
Wenn JA, BESTIMMEN, bis zu welcher Generation diese Interferenzen zurückreichen und ob sie väterlicher- oder mütterlicherseits bestehen.
Beim Testen stellt sich heraus, dass die Interferenzen zehn Generationen zurückreichen und mütterlicherseits bestehen.

17. BESTIMMEN, ob ein Antigen die neue Entscheidung blockiert.
Die Antwort lautet NEIN.

18. BESTIMMEN, ob die neue Entscheidung am Nullpunkt erfolgt und ob sie und die magnetische Ladung der ursprünglichen Entscheidung koexistieren können.
Die Antwort lautet NEIN.

19. BESTIMMEN, ob die magnetische Ladung der ursprünglichen Entscheidung in den Gen-Code einzubeziehen ist.
Wenn JA, den ersten Teil von Protokoll Nr. 11 installieren.
Die Antwort lautet JA. Ich muss zu Protokoll Nr. 11 gehen und den ersten Teil des Protokolls in die Neuprogrammierung einschließen.

20. BESTIMMEN, ob die Person die neue Entscheidung bejahen kann.
Die Antwort lautet JA.

21. BESTIMMEN, ob die Sehnsucht nach einem verlorenen Paradies, in dem man nicht eigenverantwortlich Entscheidungen treffen musste, auf den Nullpunkt gesetzt werden muss.
Testen, ob man sie auf den Nullpunkt setzen muss. In diesem Fall muss die Sehnsucht aufgelöst werden.

22. BESTIMMEN, ob die energetischen Körper (emotional und/oder mental und/oder spirituell und/oder sonstige), das Denken, die Empfangsstellen der Zellen und die quantischen Elemente, die Systeme oder Sonstiges den von der ursprünglichen Entscheidung ausgelösten Stress ausschalten können.
Ich teste die Wörter "energetische Körper", "Empfangsstellen", "Systeme" usw. Bei "Empfangsstellen" und "quantische Elemente" lautet die Antwort JA. Diese Angaben werden automatisch in die Neuprogrammierung eingeschlossen.

23. BESTIMMEN, ob die Person bejahen kann, dass es normal ist, sich hinsichtlich eines "Sachverhalts", der durch eine frühere Entscheidung gesteuert wird, neu zu entscheiden.
Die Antwort lautet NEIN. Das bedeutet nicht, dass sie keine neue Entscheidung treffen kann, sondern nur, dass diese Angabe in ihrem Fall aussagekräftig ist und in die Neuprogrammierung eingeschlossen werden muss.

24. BESTIMMEN, ob die RNA die Energie aus den zwei nebeneinander bestehenden Entscheidungen an die Zellen weitergeben kann, um ein neues Zellgedächtnis zu schaffen.
Die Antwort lautet NEIN.

25. BESTIMMEN, ob alle Systeme diese neue Energie nutzen können.
Die Antwort lautet JA.

26. BESTIMMEN, ob sich alle Systeme dank des neuen, von der RNA übermittelten Zellgedächtnisses regenerieren können.
Die Antwort lautet JA.

27. BESTIMMEN, ob alle Systeme die Rückstände der Frequenz der früheren Entscheidung beseitigen können.
Die Antwort lautet NEIN, und diese Angabe wird automatisch in die Neuprogrammierung eingeschlossen.

28. BESTIMMEN, ob das neue Programm gut im physischen und in den energetischen (dem emotionalen, mentalen, spirituellen oder sonstigen) Körpern verankert ist.
    Die Antwort lautet JA.

29. BESTIMMEN, ob die Person bezüglich der neuen quantischen Entscheidung einem Muster folgt, wonach sie der Überzeugung ist, dass man sich unter vielen Möglichkeiten lediglich für eine entscheiden kann.
    Die Antwort lautet JA. Dieses Muster wird automatisch in die Neuprogrammierung eingeschlossen.

30. BESTIMMEN, ob sie die Frequenz dieser neuen Entscheidung gut verträgt.
    Die Antwort lautet JA.

31. BESTIMMEN, ob die Person ihre Entscheidungen ausgehend von ihrer Essenz und ihrem tieferen Wesen trifft.
    Wenn NEIN, BESTIMMEN, ob ihre quantische Wirklichkeit auf einer der folgenden Wirklichkeiten beruht:
    A. weltumspannende
    B. gesellschaftliche
    C. familiäre
    D. religiöse
    E. berufliche
    F. historische
    G. kulturelle
    H. sonstige

    Ich teste jedes Wort, also "weltumspannende", "gesellschaftliche", "religiöse" usw. Die Antwort lautet "religiöse".

32. BESTIMMEN, ob die Zellen durch die neue Entscheidung und deren Koexistenz mit dem Wissen, das sich durch die frühere Entscheidung vermittelt hat, erneut folgende magnetische Positivladung erhalten können:
    A. die der Hoffnung
    B. die des Vertrauens

C. die der Gewissheit
D. die der Überzeugung
E. die des Glaubens an sich selbst
F. die der friedlichen Macht
G. sonstige (s. Anhang III)

Bei den Wörtern "Hoffnung" und "Gewissheit" lautet die Antwort NEIN. Diese Angabe wird automatisch in die Neuprogrammierung eingeschlossen.

33. BESTIMMEN, ob die neue Entscheidung versiegelt ist.
Die Antwort lautet NEIN.

34. BESTIMMEN, ob die Person eine neue Entscheidung treffen und die aus dieser neuen Entscheidung hergeleitete **Information** so nutzen kann, dass sich die Entscheidung in ihrem derzeitigen Leben konkretisiert.
Die Antwort lautet JA.

35. BESTIMMEN, ob die Person sich der Entscheidung eines anderen Menschen unterworfen hat.
Wenn JA, in welchem Alter?
Zum Beispiel: War die Mutter depressiv, hat die Person unter Umständen mit einer Schilddrüsenstörung reagiert, die einen depressiven Zustand ähnlich dem der Mutter bewirkt hat.

Der Test ergibt, dass die Person sich der Entscheidung der Mutter unterworfen hat, die im selben Alter erkrankt war.

36. BESTIMMEN, ob es nötig ist, vor der Installation des Programms noch weitere Angaben darin aufzunehmen. Wenn JA,
A. TESTEN, wie viele Angaben aufzunehmen sind;
B. in Anhang III NACHLESEN und die Anweisungen BEFOLGEN, um zu ermitteln, welche Angaben aufzunehmen sind;
C. ZURÜCK zum Protokoll und WEITER zum nächsten Punkt.
Die Antwort lautet JA, und ich lese in Anhang III nach, um herauszufinden, welche Angaben gemeint sind.

Ich ermittle zunächst, wie viele Angaben ich benötige. Die Antwort lautet "2".

Beim Testen in Anhang III stoße ich zunächst auf eine Emotion (Element Nr. 1 in Anhang III) und lese in Anhang IV nach, wo ich beim Testen die Emotion "missbilligend" ermittle. Damit habe ich die erste Angabe.

Ich kehre zurück zu Anhang III, um die zweite Angabe zu ermitteln, und stoße unter Abschnitt 8, Nr. 7 auf das Wort "Nebennieren".

Da diese beiden Angaben nun in die Neuprogrammierung eingeschrieben sind, kann ich mit der Installation beginnen. Ich muss nicht analysieren, wie sie sich auf die restliche Neuprogrammierung auswirken. Es handelt sich um besondere Angaben, die zum Programm dieser einzelnen Person hinzukommen.

2. Teil – INSTALLATION DER NEUPROGRAMMIERUNG

Siehe vorangegangenes Kapitel.

3. Teil – ABSCHLUSS DES PROTOKOLLS

Ab hier ist kein Testen mithilfe der Kinesiologie mehr erforderlich. Achten Sie darauf, dass jeder Punkt mit der Formulierung "Ich ordne an" beginnt. Da wir die Intention formuliert haben, bei Beginn des Protokolls am Nullpunkt zu sein, müssen wir keine besondere Haltung einnehmen, um diese Anweisungen auszusprechen. Es ist vorteilhaft, sie im Tonfall eines Gebets oder einer Hypnose laut zu sprechen, um die (scheinbar) überflüssige DNA zu beeinflussen, die russischen Untersuchungen zufolge auf die Stimmfrequenz anspricht.*

*In der Folge wird der besseren Lesbarkeit zuliebe nur noch von der "überflüssigen DNA" die Rede sein. Das soll jedoch keinesfalls implizieren, dass diese DNA-Abschnitte funktionslos oder gar tatsächlich "junk DNA" sind, wie es der englische Ausdruck andeutet.

Wenn ich innerhalb einer Sitzung *mehrere Protokolle* installieren muss, gehe ich jedes Protokoll bis zum zweiten Teil durch und spreche die Anweisungen zur Installierung nur ein einziges Mal, nämlich am Ende des Prozesses, aus. Ich führe zum Beispiel den ersten Teil von Protokoll Nr. 11 aus *Die 13. Helix* sowie den ersten Teil von Protokoll Nr. 18 im vorliegenden Buch aus und installiere dann beide Programme gleichzeitig, indem ich die Anweisungen im zweiten und dritten Teil der Protokolle nur ein einziges Mal ausspreche.

PROTOKOLL NR. 19

Neue quantische Entscheidung – Gesundheit

Im vorangegangenen Protokoll haben wir gesehen, dass wir unsere Sicht auf die Ereignisse in unserem Leben erweitern können. Seit unserer Kindheit sind wir darauf konditioniert, Zeit als etwas Lineares zu begreifen und in der dritten Dimension zu leben. Jetzt, da wir wissen, dass die Materie auf der Ebene des unendlich Kleinen von Gesetzen jenseits dieser Sichtweise gesteuert wird, können wir ein Programm installieren, mit dessen Hilfe wir in die Vergangenheit zurückgehen und in Kontakt mit dem Gesundheitszustand treten können, der vor der Entscheidung für eine Krankheit bestand. Wir lassen das frühere Programm für Gesundheit mit unseren kranken Zellen koexistieren, damit diese sich neu codieren und so die zur Gesundheit gehörige **Information** finden können.

In Phasen des Übergangs in unserem Leben neigen wir dazu, die Vergangenheit hinter uns lassen zu wollen. Immer wenn ich ein Protokoll anwende, mit dem ich zum genauen Zeitpunkt einer quantischen Entscheidung zurückgehen kann - wie z. B. das Protokoll zur neuen quantischen Entscheidung bezüglich der Gesundheit -, stelle ich jedoch wohl oder übel fest, dass unser Körper alles andere als vergesslich ist. Einige meiner Schülerinnen beispielsweise, die bereits eine Fehlgeburt hinter sich haben, suchen mich auf, weil sie wieder schwanger werden möchten. Nach eigenen Angaben sind sie körperlich wie seelisch wiederhergestellt. Nach eigener Auskunft sind sie bereit für eine neue Schwangerschaft, aber wenn ich sie kinesiologisch dahingehend *teste*, ob dies wirklich der Fall ist, erhalte ich als Antwort ein NEIN. Gemeinsam mit den Frauen gehe ich also in die Vergangenheit zu dem Zeitpunkt vor dem traumatischen Erlebnis der Fehlgeburt, der für die damalige Entscheidung ausschlaggebend war. Das Erstaunliche ist, dass ich eben nicht zwangsläufig auf den Zeitpunkt der Fehlgeburt stoße, sondern vielmehr auf einen Schock, der der Fehlgeburt vorausging.

Dazu folgendes Beispiel. Im März 2000 verliert der Mann von Micheline M. (Name geändert) seine Arbeit. Im November 2001 normalisiert sich die Situation wieder: Ihr Mann findet eine neue Anstellung, und Micheline M. wird schwanger. Zweieinhalb Monate später erleidet sie eine Fehlgeburt. Im Juli 2002 *teste* ich, ob sie für eine neue Schwangerschaft bereit ist, und erhalte als Antwort ein NEIN. Ich gehe also zurück zu dem Zeitpunkt, der die Entscheidung für die Fehlgeburt ausgelöst hat, und stoße auf März 2000 (und nicht etwa November 2001, wie ich hätte erwarten können). Als ich Micheline frage, ob sich im März 2000 etwas Besonderes ereignet hat, sagt sie, dass damals ihr Mann seine Arbeit verloren habe. Unter Punkt 2 des Protokolls halten wir deshalb ausdrücklich als unbedingt erforderlich fest:

> ***BESTIMMEN, zu welchem Zeitpunkt*** *(Jahr und Monat) die Person zurückgehen muss, um eine neue Entscheidung zu treffen. Dieser Zeitpunkt muss in einen* ***ZEITRAUM VOR DER KRANKHEIT*** *fallen.* ***Die Antwort nicht deuten,*** *weil der Zeitpunkt vor dem ihrer ursprünglichen Entscheidung liegen kann.*

Michelines Körper hat auf die Entlassung ihres Mannes und die sich daraus ergebende finanzielle Unsicherheit reagiert, indem sie in ihrer Gebärmutter eine energetische Leere entstehen ließ, die sie daran hinderte, ihre Schwangerschaft bis zum Ende fortzusetzen. Wir haben ihren Gen-Code also neu programmiert und den Zustand der Ausgeglichenheit wiederhergestellt, der ihr eigen war, bevor sie den schweren Schock erlitt. Außerdem habe ich ihr vorgeschlagen, die Sorge, die sie in der Zeit der Beschäftigungslosigkeit ihres Mannes hatte, in ihre Absicht für eine glückliche Schwangerschaft einzuschließen.

So utopisch dieser Ansatz auch anmutet, nachvollziehbar ist er dennoch. Gemäß den Gesetzen der Quantenmechanik bestehen nämlich die Möglichkeiten, für die wir uns nicht entschieden haben, latent in parallelen Wirklichkeiten weiter. Darum können wir unseren Gen-Code auch allein kraft unserer Absicht neu programmieren, indem wir die zu den anderen Möglichkeiten gehörige **Information** darin einschließen.

Der physische Körper wird von denselben quantischen Gesetzen gesteuert wie die restliche Schöpfung. Das heißt, dass unser Körper unterschiedlich reagiert, je nachdem, welche Person ihn betrachtet. Wenn wir eine enge Beziehung zu unserem Körper hätten und ihm gestatten würden, mehrere Möglichkeiten gleichzeitig zum Ausdruck zu bringen, könnten wir den unheilvollen Wahrscheinlichkeiten, die von unserem genetischen Erbe herrühren, innerlich einen Riegel vorschieben. Wir könnten uns dann dafür entscheiden, eine harmonische Einheit mit unserem Körper zu bilden.

Wie wir uns entscheiden, wirkt sich auf unseren Körper aus. Wenn uns ein Schuldgefühl dazu treibt, uns für Krankheit zu entscheiden, wird unser Körper uns gehorchen. Es steht uns jedoch absolut frei, unseren Körper als Fluidum zu betrachten, das je nach Beobachter unterschiedlich reagiert. Wir könnten uns dafür entscheiden, einen Körper zu haben, der unserer Entwicklung folgt. Wir könnten uns schneller verändern. Statt in Entzündungszuständen, chronischen oder Erbkrankheiten zu verharren, könnten wir unserem Körper gleich heute befehlen, sich Entlastung zu verschaffen, künftig Gluten zu vertragen usw. Wir könnten beschließen, uns auf die Frequenz des Sichwohlfühlens einzustimmen, *auch wenn* wir nicht wüssten, wie. Durch das regelmäßige Wiederholen dieses Befehls könnten wir unsere Gesundheit auf dieser Frequenz stabilisieren.

Fabienne (Name geändert) hatte mich aufgesucht, weil sie Schmerzen im linken Fuß hatte. Das Protokoll Nr. 19 (Neue quantische Entscheidung – Gesundheit) förderte zutage, dass sie sich im Jahr zuvor im Zuge eines Umzugs für dieses Leiden entschieden hatte. Nachdem sie sich eine Zeit lang ein Büro mit ihrem Ehemann geteilt hatte, hatte sie irgendwann beschlossen, ein eigenes Büro zu beziehen. Damals hatte sie ihrem Mann diesen Wunsch unmissverständlich mitteilen können. Als sie im Rahmen des Protokolls zu diesem Zeitpunkt zurückging, wurde ihr klar, dass sie unbewusst davon ausging, für das Äußern eines Wunsches einen Preis zahlen zu müssen. Diese Annahme war die Ursache für ihre Schmerzen im linken Fuß. Wir sind also zu einem Zeitpunkt zurückgegangen, der diesem Problem vorausging, um wieder den unbeeinträchtigten gesundheitlichen Zustand vorzufinden, in dem sie sich befand, bevor sie ihren Wunsch geäußert hatte. Wir halten fest, dass dieser Moment in einen Zeitraum fallen kann, der dem Auftreten der körperlichen Symptome vorausgeht.

Unsere Schwierigkeiten drehen sich fast immer um dieselben Themen und steuern unwillkürlich einen Großteil unserer Entscheidungen (jemand, der als Kind missbraucht wurde, gerät z. B. immer wieder in die gleichen Situationen und trifft immer wieder die gleichen Entscheidungen). Das Wunderbare ist, dass die **Information**, die zu den verschiedenen Möglichkeiten gehört, die wir nicht gewählt haben, weiterhin latent verfügbar ist. Da auf quantischer Ebene die Zeit als solche nicht existiert und die Ereignisse zwar nicht zeitlich, aber dennoch miteinander verbunden sind, haben wir die Möglichkeit, in die Vergangenheit zurückzugehen und nach unserem freien Willen zu handeln – sogar in Bezug auf Krankheiten.

Die zu den latent vorhandenen Möglichkeiten gehörende **Information** kann neue Zellgedächtnisse schaffen, wenn wir in die Vergangenheit zurückgehen, um sie in unseren Gen-Code einzuschreiben. Die neuen quantischen Entdeckungen lassen erkennen, dass es einen neuen Zustand der Materie gibt. Weil Letztere anpassungsfähig ist, können wir von der Möglichkeit ausgehen, dass die Zelle diese neue Information nutzt und in das Zellgedächtnis einschreibt. Unsere Zellen tragen die

Spuren all unserer Entscheidungen und werden gleichzeitig aber auch durch das quantische Prinzip gesteuert.

Kehren wir zurück zum Fall von Fabienne. Wir sind also zu dem Zeitpunkt ihrer ursprünglichen Entscheidung zurückgegangen, um eine neue Entscheidung zu treffen, die mit ihrer Essenz in Einklang stünde, also dem Respekt vor dem Leben, so dass Fabienne eine neue Entscheidung zugutekäme. Um diese Essenz zu finden, haben wir die Liste der Eigenschaften konsultiert. Dann hat Fabienne die Achtsamkeit bezüglich ihrer Gesundheit neben ihre frühere Entscheidung gestellt, um künftig auch dann gesund bleiben zu können, wenn sie ihre Wünsche äußert. Da Körper und Materie bezüglich unserer Entscheidungen keine Meinung haben, sind wir auf wunderbare Weise frei!

In der Regel gehen wir davon aus, dass Krankheiten von einem zuvor erlittenen Schock herrühren und mehrere emotionale Aspekte beinhalten. Aufgrund unseres Gen-Codes oder bereits erlittener Schocks haben wir möglicherweise eine bestimmte Disposition, aber uns bleibt die Möglichkeit, uns durch Anwendung des quantischen Prozesses Zugang zu der **Information** zu verschaffen, die einer Vielzahl von Optionen innewohnt. Die Materie wird sich unseren Entscheidungen entsprechend verhalten. Wenn wir uns für Krankheit entschieden haben, können wir in die Vergangenheit zurückgehen und uns neu entscheiden: für die Gesundheit und unabhängig von unseren Lebensumständen.

PROTOKOLL ZUR NEUPROGRAMMIERUNG NR. 19

Neue quantische Entscheidung – Gesundheit

Erster Teil des Protokolls

Der erste Teil dient dazu, den Gegenstand des Protokolls und die Angaben zu identifizieren, die in die Neuprogrammierung einzubeziehen sind.

1. Teil – VORBEREITUNG

Vor Beginn der Abfrage spricht man die Absicht laut aus: ***Ich beschließe, am Nullpunkt zu sein, auch wenn ich nicht weiß, wie.*** Mithilfe der Kinesiologie (oder jeder anderen Testmethode) die Antwort ermitteln. Die so erhaltenen Angaben werden entsprechend der Intention automatisch von der angeborenen Körperintelligenz und dem Bewusstsein des Gen-Codes aufgenommen.

1. Gemeinsam mit der zu behandelnden Person das PROBLEM ERMITTELN.

Möglicherweise haben wir Verletzungen auf der emotionalen oder der seelischen Ebene, die sich erst sehr viel später auf unsere Gesundheit auswirken. Um herauszufinden, um welche Verletzung es sich handelt, konsultieren Sie Anhang IV oder V.

2. BESTIMMEN, zu welchem Zeitpunkt (Jahr und Monat) der emotionalen und/oder seelischen Verletzung die Person zurückgehen muss, um sich neu entscheiden zu können. Dieser muss im ZEITRAUM VOR DER KRANKHEIT liegen. **Die Antwort nicht deuten**, da der Zeitpunkt möglicherweise in die Zeit kurz vor der ursprünglichen Entscheidung fällt.

Wir können eine neue Entscheidung treffen, die neben der früheren weiterbesteht, da in der quantischen Wirklichkeit sämtliche Möglichkeiten in parallelen Universen koexistieren.

3. Die neue Entscheidung (z. B. die Gesundheit des Darms), die mit der ursprünglichen Entscheidung, krank zu sein, koexistieren soll, ERKENNEN.

Diese neue Entscheidung lässt statt persönlicher oder generationenübergreifender Verletzungen eher das tiefere Wesen der Person erkennen.

4. BESTIMMEN, ob ein Programm installiert werden kann, durch das die Person Zugang zu der **Information** bekommt, die zu einer anderen, latent vorhandenen Möglichkeit gehört, die mit Blick auf die GESUNDHEIT nicht gewählt wurde, und sie neben dieser Möglichkeit bestehen lassen.

Es gibt viele Gründe, warum man hier als Antwort ein NEIN erhält. Man muss nicht nach Erklärungen suchen, sondern nur die Tatsache als solche akzeptieren.

5. BESTIMMEN, ob es für die Entwicklung der zu behandelnden Person sinnvoll ist, diese Neuprogrammierung jetzt vorzunehmen.
   Wenn NEIN,
   A. diese Neuprogrammierung nicht vornehmen.
   B. BESTIMMEN, wie viel Zeit (Tage, Wochen, Monate) vergehen soll, bevor man erneut bestimmt, ob diese Neuprogrammierung vorgenommen werden kann.

Möglicherweise ist das Programm in der uncodierten DNA installiert und an keiner bestimmten Stelle festgeschrieben.

Wenn JA, BESTIMMEN, ob das Programm an einer bestimmten Stelle festgeschrieben werden muss.
Wenn JA,
A. BESTIMMEN, in welchem Chromosom (1 bis 46 ...) und welchem Gen (1 bis 5000+) das neue Programm installiert werden soll und
B. BESTIMMEN, wie viele Tripletts (1 bis 30000+) dieses Programm umfasst.

Wenn NEIN, WEITER zum nächsten Punkt.

Der ursprüngliche DNA-Plan ist das Schema, das jeder genetischen Mutation vorausging. Wenn diese Information dort unterschwellig immer noch vorhanden ist, wird sie automatisch in die Neuprogrammierung eingeschlossen.

6. BESTIMMEN, ob dieses Programm bereits im ursprünglichen DNA-Plan enthalten war.
   Wenn JA,
   A. BESTIMMEN, ob es sich hier reproduzieren lässt.
   B. BESTIMMEN, ob man eine Brücke installieren soll.

Es geht um ein Thema oder ein anderes Programm, das jenes, das wir installieren wollen, neutralisieren könnte.

7. BESTIMMEN, ob es ein schädliches Programm und/oderThema gibt, das in Resonanz (Echo) oder Dualität (Polarität) steht und mit dem neuen Programm interferieren könnte.
   Jedes Wort des letzten Satzes TESTEN.

Die Speicher der alten Programme könnten mit dem neuen Programm interferieren.

8. BESTIMMEN, ob an eines oder mehrere alte Programme gespeicherte Erinnerungen angeschlossen sind, die die Integration dieses neuen Programms in die DNA verhindern könnten.

   Wenn JA, wie viele solcher Erinnerungen gibt es?

9. BESTIMMEN, ob die DNA für diese Voraussetzung (z. B. Unversehrtheit oder Gesundheit des Darms) mit der **Information** des ursprünglichen Gesundheitsprogramms in Kontakt treten kann.

10. BESTIMMEN, ob die RNA die **Information** im Anschluss daran wieder in das ursprüngliche Gesundheitsprogramm einbauen kann.

11. BESTIMMEN, ob die RNA das ursprüngliche Gesundheitsprogramm unterstützen und übermitteln kann.

Das Mitochondrium im Zellkern synthetisiert die als Energiequelle benutzte ATP.

12. BESTIMMEN, ob das Mitochondrium die zum ursprünglichen Gesundheitsprogramm gehörige **Information** verstehen kann.

13. BESTIMMEN, ob das Mitochondrium die Nekrose (chaotische Zellexplosion und Zellzerstörung) bzw. den Zelltod (Zelle wird von innen heraus aufgebrochen und von Makrophagen verdaut) stoppen kann.

Bei der Zellteilung kann das Telomer verloren gehen oder beschädigt werden, was bei der Vervielfältigung der Zellen Anomalien hervorrufen oder die Zellteilung vollständig unterbrechen kann. Das Enzym Telomerase ist der "Kleber" des Telomers.

14. BESTIMMEN, ob Telomer und Telomerase in den ursprünglichen Gesundheitszustand zurückversetzt werden können.

Zur Reparatur von Chromosomen s. erster Teil von Protokoll Nr. 8 in Die 13. Helix.

15. BESTIMMEN, ob eines oder mehrere Chromosomen repariert werden müssen.

16. BESTIMMEN, ob das Programm für Krankheit und Tod und dessen Speicher an den Nullpunkt gesetzt werden muss, und zwar:
    A. für sämtliche Leben
    B. in sämtlichen energetischen Körpern (emotional und/oder mental und/oder

spirituell und/oder sonstige), in den Chakren

C. in sämtlichen Helices sowie in der Seele

Diese Information wird automatisch in die Neuprogrammierung eingeschlossen.

17. BESTIMMEN, ob neue neurologische und/oder Immunvernetzungen installiert werden müssen, damit die Person ihre ursprüngliche Gesundheit zurückerlangt.

In bestimmten Phasen unseres Daseins kann Lebensüberdruss dazu führen, dass wir keinen Anteil mehr am schöpferischen Impuls haben wollen, was uns in die regressive, antischöpferische Kraft treibt. Dadurch verlieren wir einen Teil unserer Vitalkraft.

18. BESTIMMEN, ob die Person infolge der Krankheit einen Teil ihrer Vitalkraft an die regressive, antischöpferische Kraft verloren hat.
Wenn JA,
A. BESTIMMEN, zu welchem Anteil.
B. BESTIMMEN, ob die Vitalkraft derzeit vollständig wiedererlangt oder aber zu welchem Prozentsatz sie wiedererlangt werden kann.

Bezüglich des Protokolls, um ganz in der Gegenwart am Nullpunkt zu sein, s. erster Teil von Protokoll Nr. 13 in Die 13. Helix.

19. BESTIMMEN, ob der ursprüngliche Gesundheitszustand in der Gegenwart an den Nullpunkt gesetzt werden muss. Wenn JA, das Protokoll Nr. 13 durchlaufen.

20. BESTIMMEN, ob die Person Zugang zu der Information der vielfältigen, latent vorhandenen Möglichkeiten hat (z. B. Gesundheit), die nicht gewählt wurden, als sie sich für die Krankheit entschied.

21. BESTIMMEN, ob die Person weiß, dass die Wirklichkeit eine Reihe möglicher Entscheidungen ist.
Wenn NEIN, gibt es für sie einen Grund, sich nicht neu zu entscheiden? Soll dieser Grund ermittelt werden?

Da die Seele multidimensional und multitemporal ist, kann sie sich an diese Wirklichkeit anpassen.

22. BESTIMMEN, ob sich die Seele an die quantische Wirklichkeit anpassen und in die Vergangenheit zurückgehen kann, um die zu einer anderen Entscheidung gehörige **Information** zu empfangen.

23. BESTIMMEN, ob die Person weiß, dass die Zeit nicht linear ist.

Zur Definition der Miasmen s. Anhang I.

24. BESTIMMEN, ob die neue Entscheidung durch Miasmen, Implantate oder karmische Wirklichkeiten blockiert wird.

    Wenn JA, deren Anzahl bestimmen.

Diese Interferenzen können väterlicher- oder mütterlicherseits bestehen.

25. BESTIMMEN, ob generationenübergreifende Interferenzen diese neue Entscheidung beeinträchtigen.

    Wenn JA, BESTIMMEN, bis zu welcher Generation diese Interferenzen zurückreichen und ob sie väterlicher- oder mütterlicherseits bestehen.

26. BESTIMMEN, ob ein Antigen die Information bezüglich der neuen Entscheidung blockiert.

Diese Information wird automatisch in die Neuprogrammierung eingeschlossen.

27. BESTIMMEN, ob die neue Entscheidung am Nullpunkt erfolgt und ob sie und die magnetische Ladung der ursprünglichen Entscheidung koexistieren können.

Bezüglich des Protokolls zur magnetischen Negativladung s. erster Teil von Protokoll Nr. 11 in Die 13. Helix.

28. BESTIMMEN, ob die magnetische Negativladung der ursprünglichen Entscheidung in den Gen-Code einzubeziehen ist.

Diese Information wird automatisch in die Neuprogrammierung eingeschlossen.

29. BESTIMMEN, ob die Person die zur neuen Entscheidung gehörige **Information** bejahen kann.

Diese Information wird automatisch in die Neuprogrammierung eingeschlossen.

30. BESTIMMEN, ob die Sehnsucht nach einem verlorenen Paradies, in dem man nicht eigenverantwortlich Entscheidungen treffen musste, auf den Nullpunkt gesetzt werden muss.

31. BESTIMMEN, ob die energetischen Körper (emotional und/oder mental und/oder spirituell und/oder sonstige), das Denken, die Zellrezeptoren und die quantischen Elemente, die Systeme oder Sonstiges den von der ursprünglichen Entscheidung ausgelösten Stress ausschalten können.

Diese Information wird automatisch in die Neuprogrammierung eingeschlossen.

32. BESTIMMEN, ob die Person bejahen kann, dass es normal ist, sich hinsichtlich einer Situation, die durch eine frühere Entscheidung gesteuert wird, neu zu entscheiden.

Da wir Zugang zu einer anderen Wirklichkeit bekommen, wird auch unser Zellspeicher erneuert.

33. BESTIMMEN, ob die DNA die Energie, die aus den zwei nebeneinander bestehenden Entscheidungen entsteht, an die Zellen weitergeben kann, um ein neues Zellgedächtnis zu schaffen.

Die Liste der Systeme steht in Anhang VII.

34. BESTIMMEN, ob alle Systeme diese neue Energie nutzen können.

35. BESTIMMEN, ob sich alle Systeme dank des neuen, von der RNA übermittelten Zellgedächtnisses regenerieren können.

Diese Information wird automatisch in die Neuprogrammierung eingeschlossen.

36. BESTIMMEN, ob das neue Programm gut im physischen und in den energetischen (dem emotionalen, mentalen, spirituellen oder sonstigen) Körpern verankert ist.

Übertragungseffekte bewirken, dass sich die Entscheidungen unseres Umfelds auf unsere eigenen Entscheidungen auswirken können.

37. BESTIMMEN, ob die Person ihre Entscheidungen ausgehend von ihrer Essenz und ihrem tieferen Wesen trifft.
Wenn NEIN, BESTIMMEN, ob die quantische Wirklichkeit auf einer der folgenden Wirklichkeiten beruht:
A. weltumspannende
B. gesellschaftliche
C. familiäre
D. religiöse
E. berufliche
F. historische
G. kulturelle
H. sonstige

38. BESTIMMEN, ob die Person bezüglich der neuen quantischen Entscheidung einem Muster folgt, wonach sie der Überzeugung ist, dass man sich unter vielen Möglichkeiten lediglich für eine entscheiden kann.

Die Frequenz der Gesundheit muss mit der für die Krankheit schwingen können.

39. BESTIMMEN, ob die Person die Frequenz dieser neuen Entscheidung gut verträgt.

Diese Information wird automatisch in die Neuprogrammierung eingeschlossen.

40. BESTIMMEN, ob die Systeme die Rückstände der Frequenz der früheren Entscheidung beseitigen können.

Diese Frequenzen können durch die DNA syntonisiert werden.

41. BESTIMMEN, ob die Zellen durch die neue Entscheidung und deren Koexistenz mit dem Wissen, das sich durch die frühere Entscheidung vermittelt hat, erneut folgende magnetische Positivladung erhalten:
    A. die der Hoffnung
    B. die des Vertrauens
    C. die der Gewissheit
    D. die der Überzeugung
    E. die des Glaubens an sich selbst
    F. die der friedlichen Macht
    G. sonstige (s. Anhang III)

42. BESTIMMEN, ob die Person bezüglich ihrer Gesundheit eine neue Entscheidung treffen und die aus dieser neuen Entscheidung hergeleitete **Information** so nutzen kann, dass sich die Entscheidung in ihrem derzeitigen Leben konkretisiert.

Bestimmen, wie alt die Person war und um wen es sich handelt.
Zum Beispiel: War die Mutter depressiv, hat die Person unter Umständen mit einer Schilddrüsenstörung reagiert, die einen depressiven Zustand ähnlich dem der Mutter bewirkt hat.

43. BESTIMMEN, ob die Person sich der Entscheidung eines anderen Menschen unterworfen hat.

    Wenn JA, in welchem Alter?

Die Entscheidung muss endgültig bestätigt sein, um einem Übertragungseffekt entgegenzuwirken.

44. BESTIMMEN, ob die neue Entscheidung versiegelt ist.

45. BESTIMMEN, ob folgende Ebenen sich auf die Wiederherstellung der ursprünglichen Gesundheit einstellen können:
    A. die biologische Ebene
    B. die genetische Ebene
    C. die karmische Ebene
    D. die metabolische Ebene
    E. sonstige (s. Anhang III)

Wenn Sie genau ermitteln müssen welche, konsultieren Sie Anhang III, Abschnitt 16, und ermitteln Sie die genaue Stelle.

46. BESTIMMEN, ob folgende Ebenen die Wiederherstellung der ursprünglichen Gesundheit blockieren:
    A. die biologische Ebene
    B. die genetische Ebene
    C. die karmische Ebene
    D. die metabolische Ebene
    E. sonstige (s. Anhang III)

Möglicherweise mussten Sie vor seiner Installation weitere Angaben in das Programm aufnehmen. Wenn Sie Angaben aus anderen Protokollen aufnehmen müssen, testen Sie, um herauszufinden, welche(s) Protokoll(e) dafür infrage kommt bzw. kommen und welche Punkte dieser Protokolle in die Neuprogrammierung mit einzubeziehen sind.

47. BESTIMMEN, ob es nötig ist, vor der Installation des Programms noch weitere Angaben darin aufzunehmen.
    Wenn JA,
    A. TESTEN, wie viele Angaben aufzunehmen sind;
    B. in Anhang III NACHLESEN und die Anweisungen BEFOLGEN, um zu ermitteln, welche Angaben aufzunehmen sind;
    C. ZURÜCK zum Protokoll und WEITER zum nächsten Punkt.

Zweiter Teil des Protokolls

2. Teil – INSTALLATION DER NEUPROGRAMMIERUNG

Die Installation der Neuprogrammierung berücksichtigt sämtliche Angaben, die im ersten Teil gefunden wurden.

1. SPRICH: *Ich ordne an, dass sich dieses neue Programm für alle Leben und Dimensionen im Kern der Hauptzelle der Zirbeldrüse ansiedelt.*

Während man die Anweisung vor sich hinspricht, wird jedes der aufgezählten Elemente in die Neuprogrammierung einbezogen. Im Tonfall eines Gebets oder der Hypnose sprechen.

2. SPRICH: *Ich ordne an, dass dieses Programm, ausgehend von der Zirbeldrüse,*
   A. *die innersekretorischen Drüsen;*
   B. *das Gehirn, das Herz, die Milz, das Nervensystem und die Peptide;*
   C. *die Zellen, die intra- und extrazelluläre Flüssigkeit, die Atome und die quantischen Elemente (Quarks, Myonen und Fäden etc.);*
   D. *alle Helices, alle Chakren, alle energetischen Körper und die Seele;*
   E. *eine andere Stelle durchläuft* (s. Anhang III).

Um zu erfahren, welche Stelle genau, Abschnitt 16 in Anhang III lesen.

3. SPRICH: *Ich ordne der RNA an, sich wieder zu vernetzen und dieses neue Programm zu unterstützen.*

Der ursprüngliche DNA-Plan ist das Schema, das jeder genetischen Mutation vorausging.

4. SPRICH: *Ich ordne den Tripletts an, wieder ihren Platz in der Ordnung des vollkommenen, ursprünglichen Programms einzunehmen, auch wenn es zu Umkehrungen des Codes gekommen sein sollte.*

5. SPRICH: *Ich ordne der Geschwindigkeit der Photonen und der Spiralstruktur der DNA an, sich anzupassen.*

6. SPRICH: *Ich ordne die Erneuerung der Verbindungen im callösen Körper entsprechend dem ursprünglichen Plan an.*

Zur Definition von Telomer und Telomerase siehe Anhang I.

7. SPRICH: *Ich ordne die vollkommene Unversehrtheit von Telomer und Telomerase an.*

Die Liste der Systeme befindet sich in Anhang VII.

8. SPRICH: *Ich ordne an, dass die Rückstände alter Programme auf den Nullpunkt gesetzt und/oder über die geeigneten Systeme ausgeschieden werden.*

9. SPRICH: *Ich ordne an, dass dieses neue Programm versiegelt ist.*

Zur Definition der Merkaba siehe Anhang I.

10. SPRICH: *Ich ordne an, dass die Merkaba versiegelt wird.*

11. SPRICH: *Ich ordne an, dass DNA und RNA durch keinerlei Strahlung beeinträchtigt werden.*

12. SPRICH: *Ich ordne an, dass dieses neue Programm sich hier und jetzt bis auf Widerruf vollständig im verlängerten Rückenmark ansiedelt.*

13. SPRICH: *Ich ordne an, dass diese Neuprogrammierung rundherum toleriert wird, vollständig erfolgt und am Nullpunkt ansetzt.*

ZENTRALER PUNKT der Neuprogrammierung

14. SPRICH: *Ich ordne an, dass sich die Kraft, die Harmonie und die Richtigkeit dieser Neuprogrammierung in der DNA ansiedeln und sie vollständig aktiviert wird.*

Dritter Teil des Protokolls

3. Teil – ABSCHLUSS DES PROTOKOLLS

Möglicherweise verlangt das Programm weitere Angaben für die korrekte Codierung der Installation.

15. BESTIMMEN, ob es für die Wirksamkeit, Verträglichkeit und Integration der Neuprogrammierung nötig ist, weitere Angaben einzuschließen.
    WENN JA,
    A. ERMITTELN, wie viele Angaben eingeschlossen werden müssen;
    B. in Anhang III NACHLESEN und die Anweisungen BEFOLGEN, um zu ermitteln, welche Angaben einzuschließen sind;
    C. ZURÜCK zum Protokoll und WEITER zu Nr. 16.

Das Protokoll wird abgeschlossen.

16. SPRICH: *Ich ordne an, dass diese Neuprogrammierung gemäß dem ursprünglichen Plan in der Frequenz der Liebe toleriert und integriert wird, auch wenn die Helices in der Vergangenheit deaktiviert waren.*

Das Protokoll wird endgültig bestätigt.

17. SPRICH: *Ich ordne an, dass diese Erneuerung bis auf Widerruf durch (Name der zu behandelnden Person) vollständig und versiegelt ist.*

Francine F. schrieb mir in dem Zusammenhang Folgendes:

"Seit 30 Jahren leide ich an einer Form von Psoriasis vulgaris. *Es handelt sich um eine chronische Hauterkrankung, die auf ein zu schnelles Wachstum neuer Hautzellen zurückzuführen ist. Phasenweise war mein ganzer Körper befallen.*

Im März 1999 fand mein Kinesiologie-Partner bei der Neuprogrammierung heraus, dass ich im Alter von acht Jahren einen Schock erlitten hatte. Damals hatte sich die Krankheit eingenistet; sie war dann 24 Jahre lang latent vorhanden gewesen. Im Alter von 32 Jahren traten erstmals Flecken auf. In der Folge litt ich außerdem in einigen Gelenken an Psoriasis-Arthritis.

Heute, im Alter von 62, bin ich unverhofft beschenkt worden, mit dem Schönsten, was es gibt auf der Welt. Die roten Stellen bedecken nur noch rund ein Achtel meiner Körperoberfläche. Früher musste ich mich verabschieden von kurzärmeligen Blusen, von Bikinis, Sommergarderobe usw. Dadurch, dass ich in den 97 Prozent meines Gen-Codes, der die "überflüssige" DNA ausmacht, fehlerhafte Genprogramme korrigiert bzw. alte, schlummernde Programme reaktiviert und neue Protokolle installiert habe, wurde meine Gesundung auf vielen Ebenen befördert.

Ich könnte unmöglich bewerten, welche Veränderungen die DNA-Neuprogrammierung in mir bewirkt hat; ich könnte sie nicht einmal aufzählen. Ich kann meinem früheren Werdegang den Wert beimessen, den er hatte, und spüre heute die kreative Seite in mir, die mir bislang unbekannt war. Außerdem entdecke ich allmählich das Wesen und den Ursprung meines spirituellen Erbes. Dank der angewandten Quantenphysik entwickle ich eine immer ausgeprägtere Intuition und sehe die Dinge immer klarer, was nicht nur mir, sondern auch all denen zugutekommt, denen dieses Instrument sinnvoll erscheint. Anders ausgedrückt: Ich erkenne mich nicht wieder, oder besser gesagt: Ich entdecke jeden Tag einen anderen Menschen mit unerwarteten Gaben, Talenten und Schätzen. Ich war so skeptisch, und jetzt spüre ich, wie wirksam die Protokolle sind. Das alles erlebe ich in einem harmonischen und glücklichen Körper, der mir immer deutlicher zeigt, was er braucht, um im Einklang mit meinem Geist, meinen Gedanken und meiner Seele zu leben, und das noch für viele Jahre. Das Schönste daran ist, dass die Menschen um mich herum die Veränderungen an mir wahrnehmen. Ich fühle mich wohl als die Frau, die ich bin, sowohl in meinem Alltag als auch spirituell."

PROTOKOLL NR. 20

Die holografische Wirklichkeit

Ein Hologramm ist ein fotografisches Verfahren, bei dem sich zwei Laserstrahlen überlagern, der aus dem ursprünglichen Apparat und seine Reflexion. Der Begriff "holografische Wirklichkeit" bedeutet, dass unsere Wirklichkeit überlagert wird von einer anderen, die die unsere reflektiert.

In den Protokollen zur quantischen Entscheidung haben wir gesehen, dass es auf quantischer Ebene mehrere Wege gibt. Ich bin überzeugt, dass es auch mehrere mögliche Wirklichkeiten oder mehrere Interpretationen der Wirklichkeit gibt. Es gibt quantische Paradoxe, die darauf hindeuten, dass der Schein trügt und dass das, was wir mit bloßem Auge sehen, eben nicht ganz dem entspricht, was wir wahrnehmen. Tatsächlich verweigern sich bestimmte Umstände und Situationen in unserem Leben jeder konsequenten Deutung. In ihrem Buch *Boten des neuen Morgens* beschreibt Barbara Marciniak Hologramme als selbst zusammengesetzte Situationen, die über Portale in unser Leben eingefügt werden. Sie führt aus, dass unsere DNA in der Lage sein müsste, diese Hologramme zu erkennen, wenn ihre Helices erst wieder miteinander verbunden seien. Anfangs konnte ich nicht erkennen, dass die Wirklichkeit "falsch" sein soll beziehungsweise holografisch verzerrt. Dennoch habe ich diese Angabe in Anhang III aufgenommen, um sie gegebenenfalls mithilfe der Kinesiologie zu identifizieren. Und ich staunte nicht schlecht, als ich immer wieder genau auf diese Angabe stieß!

Irgendwann im Rahmen eines Sonderlehrgangs, den ich gab, taten sich mehrere Teilnehmer schwer mit der Materie, und zudem zeigten sich auch bei mir und meinen Assistenten gewisse Widerstände, so dass ich eine Reihe von Möglichkeiten testete, um herauszufinden, was vor sich ging. Ich kam zu dem Schluss, dass dieser Kurs unter dem Einfluss einer holografischen Verzerrung stand. Ich erarbeitete also ein Protokoll, um entsprechend einzugreifen, und wir konnten beobachten, dass die Gruppe energetisch aufgeladen wurde. Ferner bin ich zu dem Schluss gekommen, dass man sich unter dem Einfluss einer holografischen Verzerrung unmöglich selbst lieben kann, weil diese das Programm der Selbstliebe praktisch blockiert.

Wenn das Hauptmerkmal der Quantenmechanik im Fehlen kontinuierlicher Werte liegt, so wird verständlich, dass auch die Wirklichkeit nicht kontinuierlich ist und von Faktoren mit unpräzisen Werten beeinflusst werden kann. Wenn das so ist und es parallele Welten geben kann, dann kann es auch sein, dass unsere Experimente ihrem Wesen nach unter dem Einfluss von Verzerrungen stehen. Das ist so, als würde unsere jeweils aktuelle Wirklichkeit von einer anderen Wirklichkeit überlagert.

Ich kann verstehen, dass dieses Protokoll für Ratlosigkeit sorgt. Ich habe tatsächlich auch gezögert, es überhaupt in das vorliegende Buch mit aufzunehmen, aber wann immer ich es in einem Kurs vorgestellt habe, hat es bei meinen Schülern eine regelrechte Befreiung bewirkt, weswegen ich beschlossen habe, es nicht wegzulassen. Wenn Sie bei Ihrer Abfrage ermitteln, dass Sie dieses Protokoll bei sich installieren sollen, dann tun Sie das auch, um so wieder vollständige Kontrolle über die Entscheidung zu gewinnen, in welcher Wirklichkeit Sie zu leben gedenken.

PROTOKOLL ZUR NEUPROGRAMMIERUNG NR. 20

Die holografische Verzerrung oder sonstige Verzerrungen

Erster Teil des Protokolls

Der erste Teil dient dazu, den Gegenstand des Protokolls und die Angaben zu identifizieren, die in die Neuprogrammierung einzubeziehen sind.

1. Teil – VORBEREITUNG

Vor Beginn der Abfrage spricht man die Absicht laut aus: ***Ich beschließe, am Nullpunkt zu sein, auch wenn ich nicht weiß, wie.*** Mithilfe der Kinesiologie (oder jeder anderen Testmethode) die Antwort ermitteln. Die so erhaltenen Angaben werden entsprechend der Intention automatisch von der angeborenen Körperintelligenz und dem Bewusstsein des Gen-Codes aufgenommen.

1. BESTIMMEN, ob die Empfindungen, Blockaden (z. B.: Unfähigkeit, einen Ehepartner oder eine Arbeit zu finden o. Ä.), das physische Unbehagen der Person real sind und/oder von einer holografischen Verzerrung herrühren.

2. BESTIMMEN, ob eine bzw. mehrere Verzerrungen vorliegen.
   Wenn JA, Art und Anzahl jeder Art von Verzerrung BESTIMMEN.
   A. DNA
   B. terrestrisch
   C. extraterrestrisch
   D. intraterrestrisch
   E. planetarisch
   F. kosmischer Abgrund
   G. Implantate
   H. galaktisch
   I. intergalaktisch

J. sich unendlich wiederholende Zahlenfolge
K. sich unendlich wiederholende Symbolfolge
L. sich unendlich wiederholende Tonfolge
M. sich unendlich wiederholendes Programm und/oder Speicher (bestimmen, um welche Verzerrung(en) es sich handelt)
N. sich unendlich wiederholendes Programm, das einen oder mehrere Speicher für Verletzungen (physischer, emotionaler, mentaler, spiritueller oder sonstiger Natur) benutzt
O. auf Akasha zurückgehend
P. die Grundmatrix beeinträchtigende Verzerrung
Q. Verzerrung des morphogenetischen Felds
R. eine uns unbekannte Technologie
S. holografische Situation
T. holografischer energetischer Körper
U. sonstige

Es gibt viele Gründe, warum man hier als Antwort ein NEIN erhält. Man muss nicht nach Erklärungen suchen, sondern nur die Tatsache als solche akzeptieren.

3. BESTIMMEN, ob es für die Entwicklung der zu behandelnden Person sinnvoll ist, in der DNA jetzt das Programm zu installieren, das die Verzerrungen auf den Nullpunkt setzt oder auflöst.
   Wenn NEIN,
   A. diese Neuprogrammierung nicht vornehmen.
   B. BESTIMMEN, wie viel Zeit (Tage, Wochen, Monate) vergehen soll, bevor man erneut bestimmt, ob diese Neuprogrammierung vorgenommen werden kann.

Möglicherweise ist das Programm in der uncodierten DNA installiert und an keiner bestimmten Stelle festgeschrieben.

Wenn JA, BESTIMMEN, ob das Programm an einer bestimmten Stelle festgeschrieben werden muss.
Wenn JA,
A. BESTIMMEN, in welchem Chromosom (1 bis 46 ...) und welchem Gen (1 bis 5000+) das neue Programm installiert werden soll und
B. BESTIMMEN, wie viele Tripletts (1 bis 30000+) dieses Programm umfasst.
Wenn NEIN, WEITER zum nächsten Punkt.

Der ursprüngliche DNA-Plan ist das Schema, das jeder genetischen Mutation vorausging. Wenn diese Information dort unterschwellig immer noch vorhanden ist, wird sie automatisch in die Neuprogrammierung eingeschlossen.

4. BESTIMMEN, ob dieses Programm bereits im ursprünglichen DNA-Plan enthalten war.
Wenn JA,
A. BESTIMMEN, ob es sich hier reproduzieren lässt.
B. BESTIMMEN, ob man eine Brücke installieren soll.

Die Speicher der alten Programme könnten mit dem neuen Programm interferieren.

5. BESTIMMEN, ob eines oder mehrere alte Programme angeschlossen sind, die die Integration dieses neuen Programms in die DNA verhindern könnten. Wenn JA, wie viele solcher Speicher gibt es?

Es geht um ein Thema oder ein anderes Programm, das jenes, das wir installieren wollen, neutralisieren könnte.

6. BESTIMMEN, ob es ein schädliches Programm und/oderThema gibt, das in Resonanz (Echo) oder Dualität (Polarität) steht und mit dem neuen Programm interferieren könnte.
Jedes Wort des letzten Satzes TESTEN.

Diese Angabe wird automatisch in die Neuprogrammierung eingeschlossen.

7. BESTIMMEN, ob die Verzerrungen die DNA-Wellen beeinträchtigen.

Da die Seele multidimensional und multitemporal ist, kann sie sich an diese Wirklichkeit anpassen.

8. BESTIMMEN, ob die Person die holografischen Situationen auf eine andere quantische Frequenz bringen kann, die in der Frequenz ihres tieferen Wesens schwingt.

Diese Angabe wird automatisch in die Neuprogrammierung eingeschlossen.

9. BESTIMMEN, ob eine Allergie gegen die Verzerrungen besteht.

10. BESTIMMEN, ob es eine endokrinische Reaktion auf die Verzerrungen gibt.

11. BESTIMMEN, ob es eine andere Reaktion auf die Verzerrungen gibt.

Diese Angabe wird automatisch in die Neuprogrammierung eingeschlossen.

12. BESTIMMEN, ob die Verzerrungen den ursprünglichen Speicher für die Selbstliebe in der DNA außer Kraft gesetzt haben.

13. BESTIMMEN, ob in den energetischen Körpern (emotional und/oder mental und/oder spirituell und/oder sonstige) ein holografischer Körper sitzt und ob das Vorhandensein eines solchen Körpers die Person an einer fortgesetzten und dauerhaften Erfahrung der Selbstliebe hindert.

14. BESTIMMEN, ob die Person zur Selbstliebe zurückkehren kann.

Diese Angabe wird automatisch in die Neuprogrammierung eingeschlossen.

15. BESTIMMEN, ob das Programm der Selbstliebe auf der Ebene des Nervensystems und der Peptide gut verankert ist.

16. BESTIMMEN, ob die Person ein planetarisches Hologramm transportiert, das mit den eigenen (z. B. beruflich usw.) in Verbindung steht.

Diese Angabe wird automatisch in die Neuprogrammierung eingeschlossen.

17. BESTIMMEN, ob die Person die Rückstände überholter Programme beseitigen kann, durch die wir mittels elektromagnetischer Felder oder sonstiger Energien für genetische Manipulationen anfällig bleiben.

Diese Angabe wird automatisch in die Neuprogrammierung eingeschlossen.

18. BESTIMMEN, ob der Speicher die Trauer darüber, keinen Verzerrungen unterworfen zu sein, und/oder das Programm, das der Person vermittelt, diese zu brauchen, auf den Nullpunkt gesetzt werden muss.

19. BESTIMMEN, ob die Person sich für eine neue Wirklichkeit ohne Verzerrungen entscheiden kann.

Diese Angabe wird automatisch in die Neuprogrammierung eingeschlossen.

20. BESTIMMEN, ob die Person weiß, dass sie auf spiritueller und/oder mentaler und/oder emotionaler und/oder physischer Ebene ohne Verzerrungen leben kann.
    Die Wörter des vorangegangenen Satzes TESTEN.

21. BESTIMMEN, ob die elektrische Frequenz des zentralen Nervensystems durch die Verzerrungen beeinträchtigt werden kann.

22. BESTIMMEN, ob die elektromagnetische Strömung ausgesetzt und/oder neu aktiviert werden soll, indem man sie über das Herz laufen lässt, das als Batterie dient.

23. BESTIMMEN, ob die Gehirnwellen betroffen sind.

24. BESTIMMEN, ob anstelle des Gehirns eine andere Stelle im Körper von den Verzerrungen betroffen ist.
    Wenn JA, in Abschnitt 16 von Anhang III nachlesen.

25. BESTIMMEN, ob man ein Antigen gegen die psychotronische Strahlung und/oder die Verzerrungen installieren soll.

26. BESTIMMEN, ob die Verzerrungen wirken wie eine andere Wirklichkeit.
    Wenn JA, auf welcher Ebene?
    A. körperlich
    B. emotional
    C. mental
    D. spirituell
    E. sonstige

27. BESTIMMEN, ob man auf den Verankerungspunkt der Verzerrungen einwirken kann, indem man ihn:
    A. zurückbildet
    B. auflöst
    C. ausschaltet
    D. neutralisiert
    E. auf den Nullpunkt setzt
    F. annulliert
    G. Sonstiges (s. Anhang III)

28. BESTIMMEN, ob man auf die Technologie der Verzerrungen einwirken kann, indem man sie:
    A. zurückbildet
    B. auflöst

C. ausschaltet
D. neutralisiert
E. auf den Nullpunkt setzt
F. annulliert
G. Sonstiges (s. Anhang III)

29. BESTIMMEN, ob man auf das Portal der Verzerrungen, die durch eine Empfindung, einen Glauben, ein Miasma usw. verursacht sein können, einwirken kann, indem man es:
A. zurückbildet
B. auflöst
C. ausschaltet
D. neutralisiert
E. auf den Nullpunkt setzt
F. annulliert
G. Sonstiges (s. Anhang III)

30. BESTIMMEN, ob man auf den Anschluss der Verzerrungen einwirken kann, indem man ihn:
A. zurückbildet
B. auflöst
C. ausschaltet
D. neutralisiert
E. auf den Nullpunkt setzt
F. annulliert
G. Sonstiges (s. Anhang III)

Testen Sie jedes einzelne Element (A bis U). Die hier ermittelten Angaben dienen dem Aufbau des neuen Programms. Sie werden automatisch in die Neuprogrammierung eingeschrieben.

31. BESTIMMEN, ob die Person intervenieren kann, um die Situation wiederherzustellen, und/oder ... (s. nachstehende Auflistung):
A. glaubt, die Erlaubnis dazu zu haben.
B. weiß, dass sie die Erlaubnis dazu hat.
C. dazu bereit ist.
D. dafür offen ist.
E. es vertreten kann.

F. das Recht dazu hat.
G. es verdient.
H. es akzeptiert.
I. es auch will.
J. es sich schuldig ist.
K. gleichzeitig geliebt werden kann.
L. gleichzeitig in Sicherheit ist.
M. auch weiß, wie.
N. den Willen dazu hat.
O. die nötige Leidenschaft dafür aufbringt.
P. glaubt, dass es einfach ist.
Q. sich gleichzeitig respektieren kann.
R. die nötige Energie dafür hat.
S. sich selbst dafür genügend wertschätzt.
T. sich gleichzeitig Liebe entgegenbringen kann.
U. Sonstiges (s. Anhang IV oder V).

Zur Definition der Miasmen s. Anhang I.

32. BESTIMMEN, ob die Verzerrungen durch eines der nachstehenden Portale in den Körper gelangt sind:
A. Miasmen
B. Implantate
C. karmische Wirklichkeiten
D. generationenübergreifende Interferenzen
E. Sonstiges (s. Anhang III)

Wenn JA, BESTIMMEN, ob man sie auflösen oder auf den Nullpunkt setzen soll.

Diese Angabe wird automatisch in die Neuprogrammierung eingeschlossen.

33. BESTIMMEN, ob die Person in der Lage ist, auf diese Situation zu reagieren.

Die Anweisungen laut vor sich hinsprechen.

34. SPRICH: *Ich ordne an, dass dieses Programm sich im Bewusstsein und in der Intelligenz der Person installiert, damit sie die Verzerrungen erkennen kann.*

35. BESTIMMEN, ob die Person:
    A. weiß, dass sie eingreifen kann;
    B. weiß, dass die **Information** verfügbar ist.
    C. die **Information**, die sie bezüglich einer Verzerrung erhält, auch versteht.

Die Wirklichkeit muss versiegelt sein, um einem Übertragungseffekt entgegenzuwirken.

36. BESTIMMEN, ob die Wirklichkeit wieder versiegelt werden kann.

Jeden einzelnen Punkt testen.

Selbstkritik, Verwirrung, mangelnde Selbstliebe oder das Gefühl, dass etwas nicht stimmt, können Arten der Bezugnahme sein, die auf eine Verzerrung hindeuten.

37. A. BESTIMMEN, ob die Person den Unterschied von Beeinflussung und Nichtbeeinflussung durch eine Verzerrung körperlich wahrnehmen kann.
    B. BESTIMMEN, ob ihr Gen-Code das Programm enthält, mit dem sie in ihrem physischen Körper wahrnehmen kann, dass sie unter dem Einfluss einer Verzerrung steht.
    C. BESTIMMEN, ob ihr Gen-Code das Programm enthält, mit dem sie wahrnehmen kann, dass ihr Umfeld verzerrt ist.
    D. BESTIMMEN, ob die Person die Signale, die ihr zeigen, dass sie und ihr Umfeld unter dem Einfluss einer Verzerrung stehen, kennt und erkennen kann.
    E. BESTIMMEN, ob die Programme, die es der Person erlauben, den Einfluss einer Verzerrung auf sie selbst oder ihr Umfeld wahrzunehmen, aktiviert oder reaktiviert werden können.

F. BESTIMMEN, ob in dieses Programm ein Code eingeschlossen werden kann, um es der Person zu ermöglichen, sich selbst und ihr Umfeld automatisch zu versiegeln, wenn sie das Vorhandensein einer Verzerrung wahrnimmt.

38. BESTIMMEN, ob eine Verbundenheit zu den Ursachen dieser Verzerrungen besteht.

39. BESTIMMEN, ob eine energetische Verbindung zur DNA besteht.
    Wenn JA, auf welchem/welchen Chromosom(en) und Gen(en)?

40. BESTIMMEN, ob die Verzerrungen eine energetische Verbindung zu folgenden Organen haben:
    A. Milz
    B. Herz
    C. Gehirn
    D. sonstiger Ort (s. Anhang III, Abschnitt 16)

Vergleichbar einer Person, die eine Infektion hat und ansteckend ist, ohne Symptome zu verspüren.

41. BESTIMMEN, ob die Person Verzerrungen in sich hat, ohne entsprechende Symptome zu verspüren.

    Wenn JA, testen, ob sie sie auf andere übertragen kann.

Möglicherweise mussten Sie vor seiner Installation weitere Angaben in das Programm aufnehmen.

Wenn Sie Angaben aus anderen Protokollen aufnehmen müssen, testen Sie, um herauszufinden, welche(s) Protokoll(e) dafür infrage kommt bzw. kommen und welche Punkte dieser Protokolle in die Neuprogrammierung mit einzubeziehen sind.

42. BESTIMMEN, ob es nötig ist, vor der Installation des Programms noch weitere Angaben darin aufzunehmen.
    Wenn JA,
    A. TESTEN, wie viele Angaben aufzunehmen sind;
    B. in Anhang III NACHLESEN und die Anweisungen BEFOLGEN, um zu ermitteln, welche Angaben aufzunehmen sind;
    C. ZURÜCK zum Protokoll und WEITER zum nächsten Punkt.

Zweiter Teil des Protokolls

2. Teil – INSTALLATION DER NEUPROGRAMMIERUNG

Die Installation der Neuprogrammierung berücksichtigt sämtliche Angaben, die im ersten Teil gefunden wurden.

Während man die Anweisung vor sich hinspricht, wird jedes der aufgezählten Elemente in die Neuprogrammierung einbezogen. Im Tonfall eines Gebets oder der Hypnose sprechen.

1. SPRICH: *Ich ordne an, dass sich dieses neue Programm für alle Leben und Dimensionen im Kern der Hauptzelle der Zirbeldrüse ansiedelt.*

2. SPRICH: *Ich ordne an, dass dieses Programm, ausgehend von der Zirbeldrüse,*
   A. *die innersekretorischen Drüsen;*
   B. *das Gehirn, das Herz, die Milz, das Nervensystem und die Peptide;*
   C. *die Zellen, die intra- und extrazelluläre Flüssigkeit, die Atome und die quantischen Elemente (Quarks, Myonen und Fäden etc.);*
   D. *alle Helices, alle Chakren, alle energetischen Körper und die Seele;*
   E. *eine andere Stelle durchläuft* (s. Anhang III).

Um zu erfahren, welche Stelle genau, Abschnitt 16 in Anhang III lesen.

3. SPRICH: *Ich ordne der RNA an, sich wieder zu vernetzen und dieses neue Programm zu unterstützen.*

Der ursprüngliche DNA-Plan ist das Schema, das jeder genetischen Mutation vorausging.

4. SPRICH: *Ich ordne den Tripletts an, wieder ihren Platz in der Ordnung des vollkommenen, ursprünglichen Programms einzunehmen, auch wenn es zu Umkehrungen des Codes gekommen sein sollte.*

5. SPRICH: *Ich ordne der Geschwindigkeit der Photonen und der Spiralstruktur der DNA an, sich anzupassen.*

6. SPRICH: *Ich ordne die Erneuerung der Verbindungen im callösen Körper entsprechend dem ursprünglichen Plan an.*

Zur Definition von Telomer und Telomerase siehe Anhang I.

7. SPRICH: *Ich ordne die vollkommene Unversehrtheit von Telomer und Telomerase an.*

Die Liste der Systeme befindet sich in Anhang VII.

8. SPRICH: *Ich ordne an, dass die Rückstände alter Programme auf den Nullpunkt gesetzt und/oder über die geeigneten Systeme ausgeschieden werden.*

9. SPRICH: *Ich ordne an, dass dieses neue Programm versiegelt wird.*

Zur Definition der Merkaba siehe Anhang I.

10. SPRICH: *Ich ordne an, dass die Merkaba versiegelt ist.*

11. SPRICH: *Ich ordne an, dass DNA und RNA durch keinerlei Strahlung beeinträchtigt werden.*

12. SPRICH: *Ich ordne an, dass dieses neue Programm sich hier und jetzt bis auf Widerruf vollständig im verlängerten Rückenmark ansiedelt.*

13. SPRICH: *Ich ordne an, dass diese Neuprogrammierung rundherum toleriert wird, vollständig erfolgt und am Nullpunkt ansetzt.*

ZENTRALER PUNKT der Neuprogrammierung

14. SPRICH: *Ich ordne an, dass sich die Kraft, die Harmonie und die Richtigkeit dieser Neuprogrammierung in der DNA ansiedeln und sie vollständig aktiviert wird.*

Dritter Teil des Protokolls

3. Teil – ABSCHLUSS DES PROTOKOLLS

Möglicherweise verlangt das Programm weitere Angaben für die korrekte Codierung der Installation.

15. BESTIMMEN, ob es für die Wirksamkeit, Verträglichkeit und Integration der Neuprogrammierung nötig ist, weitere Angaben einzuschließen.
    WENN JA,
    A. ERMITTELN, wie viele Angaben eingeschlossen werden müssen;
    B. in Anhang III NACHLESEN und die Anweisungen BEFOLGEN, um zu ermitteln, welche Angaben einzuschließen sind;
    C. ZURÜCK zum Protokoll und WEITER zu Nr. 16.

Das Protokoll wird abgeschlossen.

16. SPRICH: *Ich ordne an, dass diese Neuprogrammierung gemäß dem ursprünglichen Plan in der Frequenz der Liebe toleriert und integriert wird, auch wenn*

die Helices in der Vergangenheit deaktiviert waren.

Das Protokoll wird endgültig bestätigt.

17. SPRICH: *Ich ordne an, dass diese Erneuerung bis auf Widerruf durch (Name der zu behandelnden Person) vollständig und versiegelt ist.*

KAPITEL 2

Das quantische Denken

Der Motor der Bestellungen

Liest man die Beschreibung der Quantenphysik zur Materie, kann man kaum noch glauben, dass die Realität statisch sein soll. Es fällt immer schwerer zu behaupten, dass unsere Sichtweise die einzig richtige ist und wir allein die Wahrheit kennen. Eine realistische Deutung des quantischen Prozesses ist eine Quelle permanenter Ungewissheit. Die Resonanz der verschiedenen Möglichkeiten, die nebeneinander bestehen und sich gegenseitig beeinflussen, bringt uns dazu, dass wir unser Verhältnis zur Materie genau unter die Lupe nehmen. Wir müssen uns immer stärker bewusst werden, wie unser Verhältnis zur Materie strukturiert ist, weil verschiedene Möglichkeiten gleichzeitig koexistieren und miteinander verbunden sind. Der Physiker ist auf ein stabiles Verhältnis zur Materie angewiesen, will er sie auf der quantischen Ebene untersuchen. Weil sich die Materie ständig verwandelt, muss er sich ihr jedes Mal auf gleiche Weise nähern, weil er sie sonst nicht sinnvoll untersuchen kann. Was uns angeht, eröffnet sich damit eine wunderbare Perspektive auf die Entscheidungsgewalt als dem Hebel, durch den das tiefere Wesen eines Menschen stärker zum Zuge kommt.

Indem wir unsere Sichtweise erweitern, definieren wir unser Verhältnis zur Struktur des Universums neu. Wenn wir uns für ein begrenztes

Umfeld und eine begrenzte Wirklichkeit entscheiden mit einer ständig sich wiederholenden Vergangenheit, werden wir das erleben, was bereits unsere Eltern erlebt haben, und unsere Kinder wiederum werden erleben, was wir erlebt haben, bis in alle Ewigkeit bei unterschiedlichem Kontext und in verschiedenen Epochen. Für uns gilt, was im Rahmen der Quantenphysik auch gilt, dass nämlich auch wir Zugang zu mehr als einer Option haben, unabhängig von unseren Lebensumständen. Wenn wir uns für ein "quantisches" Denken entscheiden, sind mehrere Szenarien energiegeladen und als latente Möglichkeiten vorhanden. Diesem Denkmodell folgend ist alles, was existiert, den Gesetzen einer harmonischen Resonanz zwischen Makrokosmos, Mensch und Mikrokosmos unterworfen. Entsprechend sind wir, wie der Physiker auch, auf ein stabiles Verhältnis zur Materie angewiesen.

Statt von einem stabilen Verhältnis könnten wir auch von einer stabilen Absicht sprechen. Weil alles möglich ist, haben wir Macht über die Materie. Je mehr wir uns trauen, das anzuordnen, was wir uns wünschen, desto breiter wird die Grundlage für eine Verbindung in harmonischer Resonanz mit dem gesamten Universum. Entscheiden wir uns neu - aber nicht wie zum neuen Jahr, wenn wir uns vornehmen, besser zu werden. Orientieren wir uns eher an unseren Vorlieben. Wenn unsere Absichten und unsere Vision eindeutig sind, tritt das ganze Universum in Resonanz mit ihnen und verstärkt sie, indem es in der gleichen Frequenz mitschwingt. Sobald wir uns für eine Anordnung entscheiden, die auf unseren wirklichen Wünschen beruht, konkretisieren wir diese Wirklichkeit in unserem Leben. Das ist der Stoff, aus dem die Materie des Universums gemacht ist.

Die Protokolle zur quantischen Entscheidung erlauben es uns, diese stabile Beziehung zwischen unserer äußeren Wirklichkeit und unserem Einfluss auf deren Struktur in unserer DNA neu zu definieren und umzucodieren.

Eine neue Art des Denkens

Ein Kernaspekt der Quantenphysik ist, dass nichts fix ist. Nehmen wir das Beispiel eines Familienvaters, der eine sehr fordernde Tochter im Teenageralter hat. Wenn er von der Arbeit nach Hause kommt, fürchtet er sich schon vor der Begegnung mit ihr. Seiner Erwartungshaltung nach läuft ständig dasselbe Programm ab, das heißt, sie tyrannisiert ihn mit ihren Forderungen. Diese Erwartung trägt jedoch dazu bei, seine quantische Wirklichkeit zu fixieren. Nehmen wir einmal an, er würde beim Verlassen des Büros bewusst eine andere Option ins Auge fassen. Er wählt ein anderes Programm, bei dem sowohl seine Tochter als auch er als Sieger hervorgehen und seine gute Laune mit den Forderungen seiner Tochter koexistiert, *auch wenn er nicht daran glaubt.* Wenn die Wahrscheinlichkeit, dass die Seelenruhe eines fünfzigjährigen Mannes neben den Forderungen seiner heranwachsenden Tochter bestehen kann, auch eher gering ist, könnte der Vater, ganz wie die Physiker, diese unendlich kleine Möglichkeit nutzen.

Natürlich ist es durchaus möglich, dass seine Tochter sich als logische Folge daraus ändert, wie es bei den Elektronen mit dem Tunneleffekt außerhalb der Schachtel der Fall ist. Diese Entdeckung deutet darauf hin, dass wir eine unendlich kleine Wahrscheinlichkeit potenzieren können, indem wir uns für sie entscheiden, und sie in der Folge zur vollendeten Tatsache wird. Wenn die Physiker eine verschwindend kleine Möglichkeit verstärken, um sie dann in elektrischen Kreisläufen zu nutzen, müssen sie ihre Entscheidung nicht rechtfertigen. Und selbst wenn der Vater keine Ahnung vom Tunneleffekt hat, könnte er sich vor dem Nachhausekommen entsprechend entscheiden, auch wenn die Chancen, dass die Beziehung zur Tochter sich dadurch verbessert, gering sind. Er müsste sich für seine Entscheidung genauso wenig rechtfertigen.

Als Nächstes beobachtet man, was passiert. Wenn wir sehen, wie sich unsere Absichten konkretisieren, begreifen wir irgendwann, dass wir durch unsere Entscheidungen tatsächlich Zugriff auf die Wirklichkeit haben. Wenn wir unsere Wirklichkeit, die allzu oft durch das Fernsehen und durch kollektive Annahmen gesteuert wird, erst besser managen, können wir endlich neue Paradigmen schaffen. Unsere Entwicklung beeinflusst durch Resonanz auch die der Gesellschaft, und demselben Prinzip entsprechend beeinflussen unsere Entscheidungen auch die unseres Umfelds.

Wenden wir die Prinzipien der Quantenphysik auf die menschliche Psyche an, indem wir das Potenzial der subatomischen Information erfassen, bei dem es fast unmöglich ist, die gesamte Information gleichzeitig zu empfangen. Von hier ausgehend erweitern wir unser Denken, indem wir erlauben, dass "Ja" und "Nein" nebeneinander bestehen. Dadurch wird es dann möglich, dass man erfolgreich sein und gleichzeitig Angst haben kann. Wir neigen dazu, bestimmte Aspekte unserer Wirklichkeit zu fürchten, weil wir der Ansicht sind, sie könnten unsere positiven Erfahrungen zunichtemachen, wenn wir ihre Existenz zuließen. Wir können Angst haben und diese Angst in unsere Bestellungen integrieren! Das Problem ist nicht die Angst, sondern deren lähmende Kraft. Unsere Angst kann der Motor dafür sein, dass wir uns Wohlstand verordnen, um nur ein Beispiel zu nennen.

Das quantische Denken berücksichtigt gleichzeitig negative und positive Wahrscheinlichkeiten. Das ist vergleichbar mit einem Computer, der gleichzeitig "Ja" und "Nein" sagen kann. Derzeit bietet uns ein Computer zwei Möglichkeiten: an oder aus, ja oder nein, 0 oder 1. Durch eine neue Generation quantischer Computer wird dieses binäre Denken der Vergangenheit angehören; statt die Position des Schalters zu erkennen, arbeiten sie vielmehr auf der Grundlage der vielfältigen Möglichkeiten eines Atoms.

Eine meine Schülerinnen, deren Mann an Prostatakrebs erkrankt war, hat ihre Sichtweise vollkommen auf den Kopf gestellt. Statt ihrem Mann ständig zu sagen, er werde es schon schaffen, hat sie ihre Zweifel und Befürchtungen in den Dialog mit ihm einfließen lassen. Sie hat mit ihm geweint, und ihr Mann hat so verstanden, dass er diese Erfahrung durchleben konnte, ohne sich verstellen zu müssen. Ab da setzte zwischen den Eheleuten ein tiefer Austausch über verschiedene Möglichkeiten ein, die aber miteinander zusammenhingen, so wie in der Quantenphysik. Alles wurde möglich, wodurch die heilende Energie beschleunigt wurde. Immer mehr Lösungen und Übereinstimmungen taten sich auf. Die Frequenz der Heilung wurde aktiviert, so als würde ein komplexes Informationsnetz ausgebaut.

Die eigenen negativen Aspekte einzubeziehen, heißt nicht, dass wir die positiven Aspekte unter den Tisch fallen ließen. Unsere positive Seite kann mit unserer negativen koexistieren. Das steigert nur unsere Leistungsfähigkeit, wie bei den künftigen Computern mit quantischem Potenzial. Das heißt, dass unsere negative Seite nichts Schlechtes ist: Man muss sie als Magnetladung sehen, die neben den sonstigen Möglichkeiten in unserem Leben besteht.

Wir wehren uns gegen unsere Emotionen, weil wir uns für sie schämen und überzeugt sind, sie würden uns daran hindern, unsere Geschicke kraftvoll zu lenken. Das Ziel ist jedoch, die dunkle Seite zu erleben, und nicht, weiß wie Schnee zu sein. Wir glauben, Helden sein zu müssen, um bestellen zu können. Das stimmt aber nicht. Wir müssen nur unsere Empfindungen annehmen. Wenn wir sie mit ausgestrecktem Arm von uns fernhalten, könnten sie als Reaktion darauf Krankheiten heaufbeschwören.

Um eine bewusste - und damit die wahre - Erleuchtung zu erlangen, müssen wir die dunkle Seite in unsere Absicht einschließen. Der Wunsch nach einer besseren, einer authentischeren Welt muss unsere Schwere mit einbeziehen. Wir müssen keine epischen Helden sein, um bestellen zu können. Derjenige, der selbstbewusst sagt, dass seine Anordnungen wirksam am Nullpunkt sind, ist vollkommen im Einklang mit dem quantischen Entwurf, ohne perfekt sein zu müssen.

Es geht darum, Verletzungen zu erkennen und sie nicht zu verdrängen. Ganz verschwinden werden sie ohnehin nie, aber sie lassen uns reifen. Ziel der Therapie ist nicht, dass wir unsere negative Seite eliminieren, sondern dass wir sie uns bewusst machen. Ist sie uns erst bewusst, können wir sie heranziehen, nicht nur, um unsere Absichten zu formulieren, sondern auch, um eine genauere Vorstellung vom Leben an sich zu bekommen. Nach all den Veränderungen, die wir durchlaufen haben, ist uns diese ganzheitliche Sicht der Wirklichkeit abhanden gekommen. Das binäre Denken blockiert die Strömung der negativen Magnetkraft der Emotionen, und das legt uns zusätzlich lahm. Gemäß den Gesetzen der Quantenphysik bestehen alle Wirklichkeiten nebeneinander, weil alles in der Schöpfung in Bewegung ist. Die Schöpfung steht nie still.

Wenn wir Negatives und Positives nebeneinander bestehen lassen, können wir schwierige Situationen schneller meistern. In einer Konfliktsituation erlaube ich meiner Wut, neben der Möglichkeit zu bestehen, dass mein Partner und ich beide als Sieger aus dem Konflikt hervorgehen, *auch wenn wir nicht wissen, wie*. Statt im Explosivmodus zu verharren, lassen wir die Ladungen nebeneinander bestehen. Das mag kompliziert klingen, aber wenn man seine Art zu denken erst verändert hat, verspürt man innerlich einen solchen Schwung, dass man damit gar nicht mehr aufhören möchte.

Nehmen wir an, ein lärmender Nachbar löst in uns eine Mischung aus Wut und Frustration aus, und wir gestatten unseren Empfindungen, in uns zu zirkulieren, um Zugang zu einem stärkeren Magnetfeld zu haben. Wir könnten diese neue Amplitude so nutzen, dass unsere Anweisungen die größtmögliche Wirkung erzielen. Am häufigsten höre ich folgenden Einwand: "Wie können meine Anordnungen wirksam sein, wenn ich am Wahrheitsgehalt dieser quantischen Vorstellung zweifle?" Genau diese Frage gilt es einzusetzen, damit unsere Anordnung am Nullpunkt erfolgt. Bloß keine Angst vor der eigenen Angst! Angst, Unsicherheit, Verwirrung, Sichhinterfragen, das Gefühl, unangemessen zu reagieren oder Zweifel sind die Essenz des negativen Magnetpols einer angemessenen Bestellung. In der dritten Dimension muss die negative Energie unbedingt kanalisiert werden, weil sie eine unvermutete Kraft in sich birgt. Diese Energie muss um jeden Preis transmutieren, damit die Anweisung wirksam ist und am Nullpunkt erfolgt.

Wenn wir hören, etwas sei sinnlos oder die menschliche Gattung sei ein Irrtum der Schöpfung, begreifen wir auf Anhieb, dass dies kein Kommentar quantischer Natur ist, weil alles gemeinsam und nebeneinander existiert und miteinander schwingt. Nichts existiert außerhalb des großen Ganzen. Der Irrtum besteht in der Trennung von Perfektion und Nichtperfektion. Das Schöne an dieser Sichtweise ist, dass das, was uns sinnvoll erscheint, neben dem bestehen kann, was einem anderen Menschen sinnvoll erscheint. Alle Wahrnehmungen sind gültig, und wollen wir die Natur und das Universum wirklich verstehen, müssen wir uns damit beschäftigen, welche Beziehung wir zu ihnen unterhalten. Ein Wissenschaftler muss auf der Ebene des unendlich Kleinen ein stabiles Verhältnis zur Materie unterhalten, weil er sie sonst nicht untersuchen kann, da sie sich ständig verändert. Und auch wir müssen mithilfe unserer Absichten am Nullpunkt eine stabile Beziehung zum Dasein unterhalten. Unsere Entscheidungen bestimmen über unsere Wirklichkeit. Die von uns gewählte Möglichkeit wird zur konkreten Manifestation dieser Entscheidung. Es ist eine verwirrende Vorstellung, dass wir unendliche Universen betrachten und jeden Tag erneut die Macht haben, eine Vielzahl von Entscheidungen im Einklang mit unseren Wünschen zu fällen, und zwar, indem wir sie mit unserer Negativität koexistieren lassen. Doch wir üben diese Entscheidungfreiheit in der Regen nicht aus. Wir können wirklich teilhaben an der Schöpfung, indem wir uns bewusst für etwas entscheiden. Auch wenn wir Opfer unseres schwerfälligen und eingefahrenen Denkens sind, liegt es nur an uns, ob wir uns für eine unbeschwerte, dynamische Wirklichkeit entscheiden, ohne besser werden oder uns verändern zu müssen.

Das Ende der Erwartungen

Ich habe vierzig Jahre meines Lebens damit zugebracht zu warten. Auch wenn etwas Wunderbares geschah, sagte ich mir immer, dass alles Gute auch wieder vorübergeht. Das ging so weit, dass ich im vergangenen Jahr regelrecht erstaunt war über die Feststellung, dass ich in der Vergangenheit einiges zuwege gebracht habe. Diese Erfolge sind durchaus real, aber ich war so sehr in meiner abwartenden Haltung gefangen und durch sie blockiert, dass ich mir meine Erfolge nicht bewusst gemacht habe. Wenn wir eine Bestellung aufgeben und diese neben unseren Erwartungen bestehen lassen, machen wir uns das quantische Denken zu eigen, und weil in der quantischen Wirklichkeit alles koexistiert, muss man auch nicht länger in der Erwartung leben. Statt zu versuchen, dieses Gefühl auszuschalten, sollten wir uns lieber auf unseren Zustand konzentrieren und kreativ sein. Die Beschäftigung damit, welchen Zustand wir uns für den heutigen Tag wünschen, ist schon befriedigend an sich. Statt darauf zu warten, dass ein angenehmes Ereignis eintritt, das uns in einen positiven Zustand versetzt, können wir uns künftig selbst für diesen Zustand entscheiden. Wenn wir die Absicht formuliert haben, dass wir zufrieden sind, und diesen Zustand neben unserer Unzufriedenheit bestehen lassen, erwarten wir nicht mehr, dass die Rückenschmerzen aufhören, dass wir irgendwo eine Arbeit oder einen Ehepartner finden, damit es uns gutgeht. Ganz abgesehen davon, dass wir, wenn wir ständig auf etwas warten, überhaupt nicht wissen, ob wir tatsächlich auch zufrieden sein werden, wenn unsere Erwartung sich erfüllt.

Damit unser Traum Gestalt annimmt, müssen wir bestimmen, in welchem Zustand wir wären, wenn dieser Traum in Erfüllung ginge, und diesen Zustand jetzt anordnen, auch wenn wir nicht sicher sind, ob wir ihn tatsächlich so erleben werden. Wenn wir an die Zukunft denken, konzentrieren wir uns normalerweise auf Ziele, die wir erreichen wollen, und eher nicht auf den Zustand, in dem wir gern wären. Um aber diesen Zustand zu erreichen, müssen wir unsere Aufmerksamkeit auf die Bestellungen richten, die wir heute erteilen. Statt uns ständig vorzustellen, was sich in unserem Leben alles ereignen könnte, werden wir so fasziniert sein von dem, was wir heute anordnen, dass wir kaum noch Langeweile oder Stagnation verspüren werden.

Betrachten wir das quantische Modell, wonach alles in parallelen Universen koexistiert. Vielleicht herrscht in einem bestimmten Universum gerade Flaute, während sich in einer anderen Frequenz lauter spannende Dinge ereignen. Und nichts spricht dagegen, sich Zugang dazu zu verschaffen. Es geht darum, mit diesen anderen Universen in Verbindung zu treten und neue Entscheidungen zu treffen. Dazu müssen wir aber unsere Präferenzen kennen, denn sonst können wir schließlich nicht wissen, ob wir uns lieber auf die eine oder die andere Frequenz einstellen sollen. Unsere Neigungen müssen klar und deutlich sein und als Absicht vorgebracht werden. Es ist, als würden wir sämtliche Möglichkeiten betrachten, die auf quantischer Ebene nebeneinander bestehen, und dann beschließen, wie wir leben wollen.

Von meinen Schülern höre ich oft, dass sie nicht mehr so gestresst sein und sich endlich um sich selbst kümmern wollen. Dabei ist Stress ein wunderbarer Pol für jemanden, der Ruhe anordnen und mit sich selbst in Verbindung treten will.

Die Bestellfähigkeit

Wenn wir eine Bestellung aussenden, brauchen wir keine Macht als solche. Was wir hierzu brauchen ist Magnetkraft. Und das heißt: einen negativen und einen positiven Pol. Erinnern wir uns daran, dass unsere Angst uns dazu bringen kann, in Wohlstand zu leben. Das Ziel von Therapien und von der Arbeit an sich selbst ist, dass wir uns unsere familiären Muster, unsere Annahmen und affektiven Blockaden bewusst machen. Wir entwickeln ein Bewusstsein für sie und übernehmen irgendwann Verantwortung für diese Aspekte unserer Persönlichkeit. Viel schwieriger ist es dagegen, für seine positive Seite Verantwortung zu übernehmen. Mehrere der Personen, die zu mir kommen, sind durchaus in der Lage, über ihre Negativszenarien zu reden, aber nur wenige machen sich klar, dass sie die durch diese Szenarien erzeugte Magnetkraft dafür nutzen könnten, Entscheidungen zu treffen. Wenn wir begriffen haben, wie groß unsere Ängste und Nöte sind und welchen Opfermustern wir unterworfen sind, können wir eine entsprechende Amplitude für den positiven Pol anordnen. Dazu aber müssen wir in der Lage sein, den positiven Pol überhaupt zu erkennen.

Stellen wir uns das kosmische Raster vor, in dem die Kreuzungspunkte zweier Linien gleichzeitig in verschiedenen Frequenzen und in parallelen Universen schwingen. Nehmen wir an, dass wir gerade das Ende einer Beziehung erleben. Das heißt, dass wir, während wir den Verlust akzeptieren, Zugang zu einer anderen quantischen Dimension haben könnten, in der wir gleichzeitig dazu in einer perfekten Liebesbeziehung leben würden. Es ist leichter, sich auf die negative Seite einer Situation zu konzentrieren statt auf die anderen möglichen Aspekte. Das Ziel ist nicht, die durch die Trennung hervorgerufene heftige Empfindung zu verleugnen, sondern sie im Gegenteil anzunehmen und in ihrer ganzen Wucht zu spüren. Die Tatsache jedoch, dass wir den Schmerz annehmen, hindert uns nicht daran, eine andere Wirklichkeit anzuordnen. Wir können gleichzeitig die **Information** syntonisieren, die zu anderen parallelen Wirklichkeiten gehört.

Ich habe eine meiner Schülerinnen gebeten, den Zustand zu beschreiben, den sie sich im Rahmen ihrer Liebesbeziehung wünschen würde, um ihn an die Stelle des ständig sich wiederholenden mentalen Missbrauchsszenarios zu setzen, an das sie gewöhnt war. Wie viele andere Frauen vor ihr, hat sie mir geantwortet, dass sie gern mit einem Mann zusammen wäre, der nett und respektvoll usw. ist. Nun ist aber, darauf möchte ich ausdrücklich hinweisen, diese Art von Bestellung, bei der eher der andere beschrieben wird statt des ersehnten Zustands, oft nutzlos. Wenn wir eine Bestellung formulieren, müssen wir uns andere parallele Welten denken, mit anderen Szenarien, und den angestrebten Zustand bestimmen, um ihn dann anordnen zu können. Meine Schülerin hat sich also für Zufriedenheit entschieden, die sie neben ihren Groll gestellt hat. Dieses Szenario wird weiter parallel zu dem anderen bestehen, denn nichts geht verloren. Darum weisen wir ihren Groll auch nicht zurück. Zur selben Zeit kam ihr Steuerberater zu ihr, so dass sie ihre Intention auf einen Lebensbereich anwenden konnte. Sie hat sich also für ein zufriedenstellendes finanzielles Szenario entschieden, obwohl sie an der Effizienz ihrer Anordnungen in diesem Bereich zweifelte. Indem sie diese Bestellung in ihrem Gen-Code registriert, wird sie künftig einen ordentlichen Service genießen. Das neue Programm wird ihr mehr Zufriedenheit verschaffen, und diese wird mit ihrem Groll koexistieren. In diesem neuen Zustand wird sie eine Bindung eingehen, in der sie zufrieden sein wird. Sie wird also einen quantischen Raum wählen, der in der Frequenz der Zufriedenheit schwingt.

Die Materie kann durch nichts begrenzt werden. Unser freier Wille verleiht uns eine unbegrenzte Macht über sie. Unterscheiden muss man lediglich, welche Fähigkeit man braucht, um Bestellungen aufzugeben. Nichts ist belastender als das, was Menschen, die mich konsultieren, manchmal über sich selbst sagen: "Ich sabotiere meine eigenen Anstrengungen." Eine negative Empfindung kann keine Sabotage sein. In jeder negativen Empfindung liegt eine außerordentliche Energie, die in unsere Magnetkraft einfließt und es uns erlaubt, unseren freien Willen in vollem Umfang zu nutzen. Wir müssen den Mut haben, unsere Präferenzen zu formulieren und sie zusammen mit unseren negativsten Szenarien anzuordnen.

Die Bestellerlaubnis

Es bleibt festzuhalten, wie schwer es ist zu sagen: "Ich ordne an, dass ..." Viel leichter ist es zu sagen: "Ich entscheide mich dafür, ..." Das Wort "anordnen" scheint eine Vorprogrammierung zu aktivieren, die uns zusammenzucken lässt - als sei es nicht erlaubt, etwas anzuordnen. Naturgemäß erwartet die Schöpfung jedoch, dass wir bestellen. Wenn wir an die quantische Natur der Wirklichkeit denken, so ist es möglich, Alleinsein und Armut umzuwandeln. Indem wir unsere Magnetkraft erhöhen und unsere Licht- und Schattenseite koexistieren lassen, können wir uns auf eine andere Frequenz einschwingen.

Dazu ein Beispiel. Mein Sohn machte sich große Sorgen, als er das Elternhaus verließ und eine Wohnung in der Nähe der Universität bezog. Er hatte Angst vor dem Alleinsein und der Langeweile. Also ließ er seine Ängste neben der Intention bestehen, in guter Gesellschaft zu sein, auch wenn dies wenig wahrscheinlich war. Ein Jahr später hatte er einen Freundeskreis mit lauter interessanten Leuten. Mein anderer Sohn, der, als er jünger war, völlig frustriert war von seinem sozialen Umfeld, hatte angeordnet, Leute zu treffen, die ihm liegen würden, auch wenn er nicht daran glaubte. In den letzten sechs Jahren hat sich sein Umfeld komplett verändert, und zwar zum Guten. Jugendliche sind mit großen gesellschaftlichen Problemen konfrontiert, und die Medien verstärken das noch, aber ich habe den greifbaren Beweis, dass ihnen in der Wirklichkeit andere Optionen zur Verfügung stehen und dass auch sie von den quantischen Gesetzen gesteuert sind. Wie sie, können auch wir Bestellungen erteilen, auch wenn wir überzeugt sind, dass es keine Hoffnung gibt, denn die quantische Wirklichkeit ist vorurteilsfrei.

Mein Leben nach dem quantischen Modell hat mich zu der Feststellung gebracht, dass die Materie formbar ist und sehr gut auf die freie Willenskraft anspricht. Könnten wir das ganze Ausmaß dieser Kraft der freien Entscheidung als Vorstellung verinnerlichen, wären wir nie mehr Opfer und nie mehr arm und allein in einem Universum, in dem alles in unendlichem Überfluss vorhanden ist.

Das Gesetz der Übertragung

Was die freie Willenskraft am meisten beeinträchtigen kann, ist das Phänomen der Übertragung. In der Physik zieht das Teilchen mit der stärksten Schwingung die übrigen mit. Wenn wir daran glauben wollen, dass unsere Bestellungen wirksam sind, müssen wir den Dominoeffekt ausschalten, der typisch für das Phänomen der Übertragung ist. Das schaffen wir, indem wir uns auf den Nullpunkt setzen, denn nur das polarisierte Denken ist einer anderen Denkweise über- bzw. unterlegen. Indem wir alle Wirklichkeiten nebeneinander bestehen lassen, wählen wir die Frequenz, in die wir uns mitziehen lassen wollen. Da wir uns am Nullpunkt von der binären Sicht der Dinge lösen, können wir nicht mehr zum Guten oder Bösen hingezogen werden, denn wir akzeptieren, das beides koexistiert. Wir müssen unsere negative Magnetkraft unbedingt nutzen, um den Übertragungseffekt einzudämmen.

Der physische Körper wird von denselben quantischen Gesetzen gesteuert wie die restliche Schöpfung. Das heißt, dass unser Körper je nach Betrachter unterschiedlich reagiert. Wenn wir eine engere

Beziehung zu unserem Körper hätten und ihm gestatten würden, mehrere Möglichkeiten gleichzeitig zum Ausdruck zu bringen, könnten wir die negativen Einflüsse durch unser genetisches Erbe blockieren. Dann könnten wir uns für eine ausgeglichene Beziehung zu unserem Körper entscheiden. Unsere Wahrnehmung ändert sich ständig. Wir sind der Ansicht, unser Körper würde die Folgen zu spüren bekommen, wenn wir gegen unsere guten Gewohnheiten verstoßen, aber unsere Vorsätze sind wandelbar, und es fehlt uns an Konstanz. Dennoch könnte sich unser Körper sehr schnell an alle möglichen Veränderungen gewöhnen, wenn wir die quantischen Prinzipien anwenden würden. Unser Körper reagiert auf unsere Entscheidungen.

Entscheiden wir uns aufgrund eines Schuldgefühls für die Krankheit, folgt uns unser Körper. Wir könnten unseren Körper aber auch als Fluidum betrachten, das je nach Beobachter unterschiedlich reagiert. Wir könnten uns dafür entscheiden, dass unser Körper sich auf unseren Rhythmus einstellt. Wir könnten dafür sorgen, dass Veränderungen schneller erfolgen. Statt in Entzündungszuständen, chronischen oder Erbkrankheiten zu verharren, könnten wir unserem Körper gleich heute befehlen, sich zu entlasten. Wir könnten beschließen, uns auf die Frequenz des Wohlbehagens einzustimmen, *auch wenn wir nicht wüssten, wie*. Durch das regelmäßige Wiederholen dieses Befehls würde sich unsere Gesundheit irgendwann in dieser Frequenz stabilisieren.

Präferenzen bei den Bestellungen

Heutzutage verleugnet man seine emotionale Seite nicht mehr. Schon seit Jahrzehnten stehen uns alle möglichen Techniken zur Verfügung, um unser Unterbewusstsein zu erforschen. Wenn mich Menschen konsultieren, stelle ich in der Regel fest, dass sie bereit sind, sich mit ihren emotionalen und mentalen Mustern auseinanderzusetzen. Will man Zugang zu der **Information**, die aus multiplen Welten stammt, haben, Anordnungen erteilen und neue quantische Entscheidungen treffen, so ist das Schwierigste daran, dass man die eigenen

Präferenzen in Bezug darauf, wie man leben will, absteckt. Vieles, wofür wir uns unbewusst entscheiden, geht auf Kindheitsprägungen zurück, doch mir ist aufgefallen, dass sich viele Menschen schwertun, ihre Präferenzen zu formulieren, wenn es darum geht, alte Muster neben neuen, produktiveren Szenarien bestehen zu lassen. Wir leben in einer Zeit, in der unsere Vorlieben identitätslos sind. Wir haben gelernt, unsere negativen Seiten besser kennenzulernen; jetzt ist es an der Zeit, den positiven Seiten Raum zu geben. Dieser Teil von uns hat klare Bedürfnisse. Ein Mensch mit einer gefestigten Identität und klaren Präferenzen hat auch klare Grenzen. Er kann, wenn er Bestellungen erteilt, aus sämtlichen quantischen Möglichkeiten auswählen, die gleichzeitig im Universum bestehen. Er hat das Gefühl, wichtig und kreativ zu sein, auch wenn wir fast alle dazu neigen, unsere Fähigkeiten in Zweifel zu ziehen. Diese neue Sichtweise lässt Gut und Böse, Macht und Ohnmacht, Leben und Tod nebeneinander bestehen, was alles zusammen nichts anderes ist als die Liebe. Was meinem Leben einen Sinn gibt, ist, dass ich morgens aufstehe, egal, in welcher Verfassung ich bin, und diesen meinen Zustand mit einer wohlwollenden Intention für den Tag koexistieren lasse. So erlebe ich Tag für Tag, wie meine Absichten sich konkretisieren. Das erfüllt mich und hilft mir dabei, in der Gegenwart zu sein.

Natürlich muss man sich, um Anordnungen zu erteilen oder sich für leichtere Szenarien zu entscheiden, selbst bestärken können, sich selbst der beste Freund sein und Mitgefühl für sich haben. Wenn wir innerlich durch Leistung und Kritik gesteuert werden, wird es uns schwerfallen, uns frei zu entscheiden. Wir müssen uns selbst Zeit widmen, ganz wertfrei, und uns bewusst machen, was uns alles zur Verfügung steht, um uns in unseren neuen Entscheidungen zu bestärken. Andernfalls wird uns unser altes Denken seinen eigenen Rhythmus aufzwingen.

Wir müssen nicht gut zentriert sein, um Bestellungen aufgeben zu können. Statt unsere Kraft darauf zu verwenden zu kämpfen, können wir sie schöpferisch nutzen. Die Kunst des Forderns setzt keine besonderen Eigenschaften voraus, man muss sich nur trauen, neue

Entscheidungen zu treffen. Als wir klein waren, hatten wir sichernde Geländer, die uns vor Verletzungen bewahren sollten, aber sie versperren uns den Zugang zu den multiplen Welten. Wenn wir die unendlichen Möglichkeiten der Materie betrachten, die weder Präferenzen noch Tabus kennt, können wir unser Denken über die Grenzen hinaus erweitern, die wir uns früher selbst auferlegt haben. Wir können uns dafür entscheiden, auf einem anderen Lichtbündel zu schwingen und so neue Erfahrungen machen.

Louis (Name geändert) war dabei, umzuziehen, weil ihm seine Wohnung zu klein geworden war. Knapp einen Monat vor dem vorgesehenen Umzugsdatum hatte er eine klare Anweisung am Nullpunkt erteilt, wonach er die ideale Wohnung finden und die eigene ohne Probleme untervermieten wollte. Keine 24 Stunden später hatte er seine Wohnung gegen die einer jungen Frau eingetauscht, der die ihre zu groß war. Allerdings setzte in Louis' Geschichte dann ein altes Muster ein. Im Alter von zehn Jahren war er zum gleichen Zeitpunkt des Jahres umgezogen. Seine Familie erlebte damals eine Krise, und seine Situation war instabil. Dieses alte Programm wirkte sich nun störend aus. Zunächst war Louis' Vermieter dagegen, dass er seine Wohnung an die junge Frau untervermietete, und bemängelte, ihr Beruf als Schneiderin mache Lärm. In so einem Moment ist Disziplin gefragt. Wenn man sich für ein neues Szenario entscheidet und dieses anordnet, muss man es mit den alten koexistieren lassen. Louis musste in die Vergangenheit zurückgehen und wieder durchleben, was er mit zehn Jahren beim Umzug seiner Familie empfunden hatte, um sich dann mit seiner Präferenz zu behaupten. Daraufhin stellten sich wieder die Frequenz, die Klarheit und der Impuls ein, mit denen er seine Bestellung formuliert hatte. Es war wichtig, dass er sich die Empfindungen aus seiner Kindheit klargemacht hatte, aber genauso wichtig war, dass er sich seine derzeitige Präferenz vor Augen führte. Er fand einen anderen Untermieter für seine Wohnung und konnte die der Schneiderin dennoch übernehmen. Wenn man sich für ein neues Szenario entscheidet, muss man an seiner Entscheidung festhalten und sie neben den alten Szenarien bestehen lassen.

Der Begriff Präferenz oder Vorliebe weckt in uns oft die Vorstellung von Dingen, die wir mögen oder umsetzen wollen. Das ist ein Irrtum. Ich lade Sie vielmehr ein, den Zustand zu definieren, den Sie anstreben. Eine Bekannte von mir rief mich an und fragte mich, ob ich ihr bei ihrer Arbeitsplanung helfen könnte. Das erscheint mir belanglos. Diese Person muss vielmehr bestimmen, in welchem Zustand sie sein möchte, wenn sie arbeitet, und diesen Zustand dann anordnen. Wie sich herausstellte, wollte sie ruhig und zufrieden sein, obwohl sie eher nervös ist. Ausgehend von dieser Vision war es einfach, einen passenden Arbeitsplan für sie zu erstellen. Die perfekte Arbeitszeit gibt es nicht. Es gibt nur perfekte Zustände am Nullpunkt.

Oder nehmen wir das Beispiel einer meiner Kursteilnehmerinnen, die sich eine andere Arbeit suchen will. Sie glaubt, ihre jetzige Arbeit nicht aufgeben zu können, weil sie mittellos war, bevor sie sie annahm. Jetzt, da sich ihre Situation verbessert hat, will sie um keinen Preis in diesen Zustand zurück. Die Angst vor einem Rückschritt hindert sie daran, nach vorn zu schauen. Das genau ist der quantische Moment, in dem sie ihre Angst benutzen muss, um Überfluss anzuordnen, statt an einer verhassten Anstellung festzuhalten. Sie kann die Freiheit anordnen und dabei die Angst vor Armut in ihre Bestellung einschließen.

Wenn wir versuchen, das Problem von außen zu lösen - in diesem Fall, indem wir Pläne entwerfen, um die Armut abzuwehren -, entwickeln wir Szenarien, die alle auf einer quantischen Ebene liegen. Wir versuchen, etwas ohne Bestellung zu bekommen: Es ist kein Kapitän an Bord, aber es können durchaus Stürme aufziehen. Statt zuzulassen, dass wir von der Energie, der magnetischen Ladung, der Macht und Intensität unseres Leidens, unserer Zwangshandlungen oder unserer Sehnsüchte gelenkt werden, können wir umgekehrt sie lenken. Wir glauben, sie kontrollieren und uns davon befreien zu müssen; dabei könnten wir sie als Motor für unsere Anweisungen nutzen - vergleichbar dem Physiker, der das Ergebnis seines Experiments durch das Verhältnis bestimmt, das er zu ihm hat.

Eine Wirklichkeit anzuordnen ist nicht dasselbe, wie in einem Warenkatalog oder einem Reiseprospekt zu blättern. Wir müssen uns vielmehr fragen, wofür sich die Personen im Katalog oder Prospekt wohl entschieden haben, dass ihnen ein so angenehmes Szenario zuteil wird. Vielleicht haben sie sich dafür entschieden, sich zu lieben, einen Anspruch auf Urlaub zu haben oder Spaß im Leben. Weil wir auf einem unvollendeten Planeten mit zwei Polen leben und damit polarisiert sind, können wir positive Entscheidungen treffen, in die wir gleichzeitig unsere irdische und unsere emotionale Seite einschließen.

Der Zustand, der die Art von Bestellung impliziert, die ich meine, entspricht eher dem, was die Dichter beschreiben, wenn sie von Freiheit, Sicherheit, Inspiration sprechen ... Er entspricht keiner nüchternen Produktbeschreibung. Unsere Szenarien brauchen einen Motor. Wir müssen uns dafür entscheiden, jetzt im idealen Zustand zu leben, um unseren Bestellungen Kraft zu verleihen - und das noch heute, unter Einschluss unserer negativen Neigungen, denn die bleiben uns ohnehin erhalten. Es gilt, jetzt zu handeln! Warum noch länger auf ein anderes Szenario warten, um eine positive Intention am Nullpunkt zu formulieren und im gewünschten Zustand zu leben? Trauen auch Sie sich, mithilfe des folgenden Satzes zu bestellen:

DURCH DIE KRAFT, DIE MIR GEGEBEN IST,
DURCH MEINE ANGST UND
MEINE ZWEIFEL BESTELLE ICH ...

PROTOKOLL NR. 21

Die maximale Wirkung der Bestellungen

Eines Tages hatte ich das Glück, einem amerikanischen Heiler zu begegnen, der dem Anschein nach über Wunderkräfte verfügte. Peter (Name geändert) arbeitete mit der geistigen Vorstellungskraft. Er "sah sich" intuitiv das Gehirn seiner Patienten an, und wenn er dort eine Anomalie feststellte, ordnete er deren Heilung an. Das National Health Institute hatte ihn für eine Studie über Wunderheilung ausgewählt. Im Großen und Ganzen wird seine Technik von vielen Heilern angewendet, doch was ihn unterschied, war seine Heilungsrate. Ich dachte darüber nach, wie schlicht seine Methode war, und fragte mich, warum er so erfolgreich war. Mir wurde klar, dass des Rätsels Lösung die Art war, in der er seine Bestellungen formulierte, die sich von meiner Art unterschied. Peter war amerikanischer Armeeoffizier im Ruhestand. Im Verlauf seiner 24-jährigen Praxis hatte er sich von der Wirksamkeit seiner Bestellungen überzeugt. Er war dafür ausgebildet worden, Befehle zu erteilen, und zweifelte keine Sekunde daran, dass seine Soldaten ihm beim Befehl, sich nach rechts zu drehen, aufs Wort gehorchen würden. Unter den Heilern findet man nur selten Menschen mit dieser Art von Ausbildung. Peter machte energetische Arbeit in Verbindung mit quantischem Bewusstsein. Folgerichtig gab es für ihn keine physische Wirklichkeit, die er seinem Willen nicht unterwerfen könnte.

Da ich nie in der Armee gedient habe, habe ich auch keine entsprechende Ausbildung genossen. Ich habe nicht gelernt zu befehlen. Allerdings hat Peter mir beigebracht, in der Gewissheit zu befehlen, dass die anderen einem gehorchen. In ihm habe ich einen Menschen gefunden, der in der Lage ist, Anweisungen zu erteilen, ohne den geringsten Zweifel hinsichtlich der Umsetzung zu hegen.

Auch wenn wir nicht alle über eine solche Selbstsicherheit verfügen, sind wir doch imstande, zumindest im Hinblick auf einen Bereich unseres Lebens mit Überzeugung Befehle zu erteilen. Dabei kann es sich um etwas so Banales handeln wie einen Parkplatz im Stadtzentrum, schönes Wetter im Urlaub oder Schnäppchen in Kleinanzeigen. Wir sind alle gut darin, für einen bestimmten Bereich unseres Lebens das anzuordnen, was wir uns wünschen. In diesem Protokoll geht es also darum, diese Fähigkeit auf einen anderen Bereich zu übertragen, in dem wir weniger Geschick zeigen. Man muss nicht jahrelang in der Armee gedient haben, um überzeugende Befehle zu erteilen. Es genügt, diese Fähigkeit, die wir hinsichtlich anderer Aspekte unseres Lebens besitzen, auch auf unsere Programmierungen anzuwenden. Ich habe ein Protokoll erarbeitet, um Ihnen das zugänglich zu machen, was ich durch Peter entdeckt habe, damit Sie gleichzeitig alle Fähigkeiten, die Sie diesbezüglich haben, zur Geltung bringen können.

Bei der Ausarbeitung dieses Protokolls und dem innerlichen Machtzuwachs, der daraus erwuchs, habe ich gewisse Widerstände verspürt. Meine ganze Kindheit lang habe ich gelernt zu gehorchen. Als ich nun dabei war, die Macht über mich zurückzugewinnen, verspürte ich die Last des kollektiven Bewusstseins, das mich dazu anhielt, mich eher mit dem Gegebenem abzufinden, statt mein Leben in die Hand zu nehmen. Dieses Problem habe ich mithilfe von Punkt 18 in Protokoll 21 gelöst:

BESTIMMEN, ob ein Konflikt besteht zwischen dem Akt des selbstsicheren Bestellens und der Neigung, sich dem Schicksal zu unterwerfen und nicht einzugreifen.

Wenn JA, BESTIMMEN, ob dieser Konflikt in Zusammenhang steht mit:

A. alten Programmen
B. der Regierung
C. der Familie
D. einer religiösen Vereinigung
E. dem Beruf
F. der Schule
G. einer Ausbildung
H. der Armee
I. der Gesellschaft
J. Sonstigem

Es ist dem Menschen zu eigen, in der Dualität zu leben. Nachdem wir unsere negativen Konflikte oder unsere Gefühlsblockaden erkannt haben, können wir sie künftig am Nullpunkt koexistieren lassen. Dank der wirksamen Bestellung am Nullpunkt können wir unsere Zweifel im Negativpol mobilisieren. Punkt 26 in Protokoll Nr. 21 enthält folgende Frage:

> **BESTIMMEN**, ob die Person weiß, dass das Ergebnis ihrer Bestellung positiv ist und mit den Zweifeln koexistieren kann, ohne durch diese aufgehoben zu werden.
>
> **Wenn NEIN, BESTIMMEN**, ob die magnetische Ladung (Protokoll Nr. 11) des Zweifels (oder einer anderen Emotion) in ihrem Gen-Code installiert werden muss.

Meiner Erfahrung nach ist es leichter, die negativen Aspekte zu verstehen, als freudige und unbeschwerte Zustände zu bestellen. Wir tun uns schwer damit, positive Dinge präzise anzuordnen. Wir sind nicht daran gewöhnt, selbstsicher zu bestellen oder zu fordern, ohne dass es uns verlegen macht. Der Code für Leichtigkeit und Wohlbefinden ist uns abhanden gekommen. Nehmen wir uns täglich ein paar Minuten Zeit, um klar zu benennen, was wir wollen. In manchen Fällen muss Protokoll Nr. 21 mehrmals wiederholt werden, bevor die Entscheidungskraft wieder bei uns liegt. Im Grunde wünschen wir uns eher bestimmte Seinszustände als den Besitz bestimmter Objekte. Wenn wir den Zustand anordnen, folgt die Form.

Noch einmal: Wir müssen nicht Helden der amerikanischen Armee sein, damit unsere Bestellungen wirksam sind. An dieser Stelle sei noch angemerkt, dass Peter selbst betont hat, dass auch er nicht bei jedem Mal das maximale Ergebnis erzielt. Heilung ist ein Prozess, bei dem wir uns selbst begleiten müssen. Dank Peter habe ich verstanden, wie man selbstsicher Bestellungen aufgibt, und auch die Teilnehmer meiner Lehrgänge, die dieses Protokoll angewandt haben, haben festgestellt, dass ihre Bestellungen mit der Zeit immer wirksamer wurden.

PROTOKOLL ZUR NEUPROGRAMMIERUNG NR. 21

Die effiziente Bestellung am Nullpunkt

Erster Teil des Protokolls

Dient dazu, den Gegenstand des Protokolls und die Angaben zu identifizieren, die in die Neuprogrammierung einzubeziehen sind.

1. Teil – VORBEREITUNG

Vor Beginn der Abfrage spricht man die Absicht laut aus: ***Ich beschließe, am Nullpunkt zu sein, auch wenn ich nicht weiß, wie.*** Mithilfe der Kinesiologie (oder jeder anderen Testmethode) die Antwort ermitteln. Die so erhaltenen Angaben werden entsprechend der Intention automatisch von der angeborenen Körperintelligenz und dem Bewusstsein des Gen-Codes aufgenommen.

Nehmen Sie sich Zeit, um den Bereich, in dem Sie die Wirksamkeit Ihrer Bestellungen verstärken möchten, klar zu erkennen. Konsultieren Sie dazu gegebenenfalls Anhang III.

1. ERKENNEN, in welchem Bereich es der Person schwerfällt, selbstsicher zu bestellen.

2. BESTIMMEN, zu welchem Anteil ihre Bestellungen in diesem Bereich wirksam sind.

Es kann um die berufliche Tätigkeit gehen, um die Fähigkeit, ohne Weiteres einen Parkplatz zu finden oder ein Kind zur Welt zu bringen usw. Wenn Sie den Bereich nicht ermitteln können, konsultieren Sie Anhang III.

3. BESTIMMEN, ob die Person in einem Bereich ihres Lebens vollkommen selbstsicher Bestellungen ausführt.

4. BESTIMMEN, ob die Wirksamkeit der Bestellungen, die die Person in dem unter Punkt 3 ermittelten Bereich erteilt, auf den unter Punkt 1 ermittelten Bereich übertragen werden kann.

5. BESTIMMEN, ob man ein Programm installieren kann, mit dessen Hilfe sie in dem unter Punkt 1 ermittelten Bereich selbstsicher Bestellungen erteilen kann.

Es gibt viele Gründe, warum man hier als Antwort ein NEIN erhält. Man muss nicht nach Erklärungen suchen, sondern nur die Tatsache als solche akzeptieren.

6. BESTIMMEN, ob es für die Entwicklung der zu behandelnden Person sinnvoll ist, diese Neuprogrammierung jetzt vorzunehmen.
   Wenn NEIN,
   A. diese Neuprogrammierung nicht vornehmen.
   B. BESTIMMEN, wie viel Zeit (Tage, Wochen, Monate) vergehen soll, bevor man erneut bestimmt, ob diese Neuprogrammierung vorgenommen werden kann.

Möglicherweise ist das Programm in der uncodierten DNA installiert und an keiner bestimmten Stelle festgeschrieben.

   Wenn JA, BESTIMMEN, ob das Programm an einer bestimmten Stelle festgeschrieben werden muss.
   Wenn JA,
   A. BESTIMMEN, in welchem Chromosom (1 bis 46 ...) und welchem Gen (1 bis 5000+) das neue Programm installiert werden soll und
   B. BESTIMMEN, wie viele Tripletts (1 bis 30000+) dieses Programm umfasst.
   Wenn NEIN, WEITER zum nächsten Punkt.

Der ursprüngliche DNA-Plan ist das Schema, das jeder genetischen Mutation vorausging. Wenn diese Information dort unterschwellig immer noch vorhanden ist, wird sie automatisch in die Neuprogrammierung eingeschlossen.

7. BESTIMMEN, ob dieses Programm bereits im ursprünglichen DNA-Plan enthalten war.
   Wenn JA,
   A. BESTIMMEN, ob es sich hier reproduzieren lässt.
   B. BESTIMMEN, ob man eine Brücke installieren soll.

Es geht um ein Thema oder ein anderes Programm, das jenes, das wir installieren wollen, neutralisieren könnte.

8. BESTIMMEN, ob es ein schädliches Programm und/oderThema gibt, das in Resonanz (Echo) oder Dualität (Polarität) steht und mit dem neuen Programm interferieren könnte.
   Jedes Wort des letzten Satzes TESTEN.

Die Speicher der alten Programme könnten mit dem neuen Programm interferieren.

9. BESTIMMEN, ob an eines oder mehrere alte Programme Speicher angeschlossen sind, die die Integration dieses neuen Programms in die DNA verhindern könnten.

   Wenn JA, wie viele solcher Programme gibt es?

Zur Definition der Miasmen s. Anhang I.

10. BESTIMMEN, ob das neue Programm durch Miasmen und/oder Implantate und/oder karmische Wirklichkeiten und/oder generationenübergreifende Interferenzen beeinträchtigt wird.
    Jedes Wort des letzten Satzes TESTEN.

Der ermittelte Anteil wird durch die Intention automatisch in die Neuprogrammierung eingeschlossen.

11. BESTIMMEN, ob die Person einen Teil ihrer Vitalkraft aufgrund schwacher Bestellungen in dem unter Punkt 1 ermittelten Bereich eingebüßt hat.

    Wenn JA, den Anteil ermitteln.

Diese Angabe wird automatisch in die Neuprogrammierung eingeschlossen.

12. BESTIMMEN, ob die Person vollständig versiegelt ist, wenn sie eine Bestellung in diesem Bereich erteilt.

Der ermittelte Anteil wird durch die Intention automatisch in die Neuprogrammierung eingeschlossen.

13. BESTIMMEN, ob die Person aufgrund schwacher Bestellungen in dem unter Punkt 1 ermittelten Bereich folgendermaßen beeinträchtigt ist:
    A. durch nervöse Anspannung
    B. durch biologische Abnutzung
    Wenn JA, den Anteil ermitteln.

Die Liste der Systeme steht in Anhang VII.

14. BESTIMMEN, ob alle Systeme tolerieren, dass die Person selbstsicher Bestellungen erteilt.
    Wenn NEIN, ermitteln, welche nicht.

Testen Sie jedes einzelne Element (A bis E). Die hier ermittelten Angaben dienen dem Aufbau des neuen Programms. Sie werden automatisch in die Neuprogrammierung eingeschrieben.

15. BESTIMMEN, ob die Person für den unter Punkt 1 ermittelten Bereich behaupten kann, dass sie Bestellungen aufgibt und
    A. dazu berechtigt ist;
    B. dabei in Sicherheit ist;
    C. dieses Programm in ihren Alltag integriert;
    D. dabei akzeptiert wird, auch wenn sie in der Gewissheit befiehlt, dass man ihr gehorcht;
    E. Sonstiges (s. Anhang III).

16. BESTIMMEN, ob die Person für den unter Punkt 1 ermittelten Bereich behaupten kann, dass sie Folgendes anordnet:
    A. die Heilung am Nullpunkt;
    B. die Gesundheit;
    C. Überfluss am Nullpunkt;
    D. Erfolg am Nullpunkt;
    E. Liebe am Nullpunkt;
    F. Sonstiges (s. Anhang III).

Diese Angabe wird automatisch in die Neuprogrammierung eingeschlossen.

17. BESTIMMEN, ob die Person ganz in Kontakt steht mit dem Gegenstand ihrer Bestellung.

Manche Menschen glauben, ihr Schicksal nicht selbst bestimmen zu können.

18. BESTIMMEN, ob ein Konflikt besteht zwischen dem Akt des selbstsicheren Bestellens und der Neigung, sich dem Schicksal zu unterwerfen und nicht einzugreifen.

Wenn Sie bei Punkt E ermitteln sollen, um welchen Beruf es sich handelt, konsultieren Sie Anhang IV.

Wenn JA, ERMITTELN, ob dieser Konflikt in Zusammenhang steht mit:
A. alten Programmen
B. der Regierung
C. der Familie
D. einer religiösen Vereinigung
E. dem Beruf
F. der Schule
G. einer Ausbildung
H. der Armee
I. der Gesellschaft
J. Sonstigem

19. ERMITTELN, ob die Bestellungen ein Ergebnis zeitigen, das:
A. schnell ist
B. sich leicht einstellt
C. toleriert wird
D. am Nullpunkt mit dem Zweifel und der Selbstsicherheit koexistiert
E. sonstige Empfindung(en) (s. Anhang IV)

Testen Sie jedes einzelne Element (A bis F). Die hier ermittelten Angaben dienen dem Aufbau des neuen Programms. Sie werden automatisch in die Neuprogrammierung eingeschrieben.

20. ERMITTELN, ob die Person auf den nachstehenden Ebenen selbstsicher Bestellungen erteilen kann:
A. mental
B. emotional
C. spirituell
D. physisch

E. materiell
F. sonstige (s. Anhang III)

Die Liste der Emotionen steht in Anhang IV, die der mentalen Muster in Anhang V.

21. BESTIMMEN, ob es eine Emotion und/ oder mentale Annahme gibt, die die Bestellung blockieren kann.

    Wenn JA, ERMITTELN, welche.

Diese Information wird automatisch in die Neuprogrammierung eingeschlossen.

22. ERMITTELN, ob die Person sich unterstützt und gut aufgehoben fühlt, wenn sie selbstsicher Bestellungen aufgibt.

Die Liste der Verbündeten steht unter Protokoll Nr. 14 in Die 13. Helix.

23. ERMITTELN, ob die Person ganz in Kontakt mit all ihren Verbündeten steht, wenn sie Bestellungen aufgibt.

    Wenn NEIN, ERMITTELN, mit welchem oder welchen sie nicht in Kontakt steht.

24. BESTIMMEN, ob sie die zu all ihren Verbündeten gehörige **Information** empfangen kann, um in dem unter Punkt 1 ermittelten Bereich selbstsicher Bestellungen aufzugeben.

Diese Kraft ist nur dann magnetisch, wenn sie Licht und Schatten einschließt.

25. ERMITTELN, ob die Magnetkraft der Person vollständig aktiviert ist, wenn sie Bestellungen aufgibt.

Wenn Sie Protokoll Nr. 11 installieren müssen, führen Sie nur den ersten Teil durch und installieren Sie beide Protokolle (11 und 21) gleichzeitig im zweiten Teil.

26. BESTIMMEN, ob die Person weiß, dass das Ergebnis ihrer Bestellung positiv ist und mit ihren Zweifeln koexistieren kann, ohne durch diese aufgehoben zu werden.

Wenn NEIN, ERMITTELN, ob die magnetische Ladung (Protokoll Nr. 11) des Zweifels (oder einer anderen Emotion) in ihrem Gen-Code installiert werden muss.

27. BESTIMMEN, ob bei der Person innerlich Uneinigkeit besteht zwischen ihrer Moralauffassung und dem Akt des selbstsicheren Bestellens in dem unter Punkt 1 ermittelten Bereich.

28. BESTIMMEN, ob dieses Wiedererlangen der Macht über sich selbst in der Seele, in den energetischen Körpern (emotional und/oder mental und/oder spirituell und/oder sonstige), in den Chakren oder in der Biologie der Person einen Schock auslöst.

29. BESTIMMEN, ob die Person wusste, dass sie diese Macht über sich selbst im jetzigen Leben wiedererlangen würde.

Diese Information wird automatisch in die Neuprogrammierung eingeschlossen.

30. BESTIMMEN, ob der Zweifel mit der Fähigkeit koexistieren kann, in dem unter Punkt 1 ermittelten Bereich selbstsicher Bestellungen aufzugeben.

31. A. BESTIMMEN, ob die Person einen Teil ihrer selbst verloren hat, der in dem unter Punkt 1 ermittelten Bereich selbstsicher Bestellungen aufgeben kann.
    B. BESTIMMEN, ob es angebracht ist, diesen Teil in die Gegenwart auf den Nullpunkt zurückzuholen und in der DNA zu verankern.

Wenn Sie als Antwort ein Nein erhalten für Punkt C, konsultieren Sie Anhang IV mit der Liste der Emotionen sowie Anhang V mit der Auflistung der mentalen Muster.

32. ERMITTELN, ob die Person in der Lage ist, folgende Bereiche auf den Nullpunkt zu setzen:
    A. das soziale Gewissen
    B. die Selbstzensur
    C. jede andere Art von Zensur, die verhindert, dass man in dem unter Punkt 1 ermittelten Bereich selbstsicher Bestellungen aufgeben kann.

33. ERMITTELN, ob die Person ihre größere Fähigkeit, in dem unter Punkt 1 ermittelten Bereich selbstsicher Bestellungen aufzugeben, in ihren Alltag integrieren kann.

34. BESTIMMEN, ob die Bestellungen der Person in dem unter Punkt 1 ermittelten Bereich eine maximale Wirkung erzielen können.

Wir fürchten möglicherweise, Neid zu erregen, wenn wir von unseren Erfolgen o. Ä. sprechen.

35. ERMITTELN, ob die Person weiß, dass sie das Recht hat, sich der Wirksamkeit ihrer Bestellungen zu rühmen.

36. BESTIMMEN, ob die Person in dem unter Punkt 1 ermittelten Bereich selbstsicher Bestellungen aufgeben kann und dabei vollständig verantwortlich für das Ergebnis ihrer Bestellung ist.

37. BESTIMMEN, ob die Person selbstsicher Bestellungen aufgeben kann, auch wenn eine Person ihres Umfelds sich nicht traut, in dem unter Punkt 1 ermittelten Bereich Bestellungen aufzugeben.

Möglicherweise mussten Sie vor seiner Installation weitere Angaben in das Programm aufnehmen. Wenn Sie Angaben aus anderen Protokollen aufnehmen müssen, testen Sie, um herauszufinden, welche(s) Protokoll(e) dafür infrage kommt bzw. kommen und welche Punkte dieser Protokolle in die Neuprogrammierung mit einzubeziehen sind.

38. BESTIMMEN, ob es nötig ist, vor der Installation des Programms noch weitere Angaben darin aufzunehmen.
    Wenn JA,
    A. TESTEN, wie viele Angaben aufzunehmen sind;
    B. in Anhang III NACHLESEN und die Anweisungen BEFOLGEN, um zu ermitteln, welche Angaben aufzunehmen sind;
    C. ZURÜCK zum Protokoll und WEITER zum nächsten Punkt.

Zweiter Teil des Protokolls

2. Teil – INSTALLATION DER NEUPROGRAMMIERUNG

Die Installation der Neuprogrammierung berücksichtigt sämtliche Angaben, die im ersten Teil gefunden wurden.

1. SPRICH: *Ich ordne an, dass sich dieses neue Programm für alle Leben und Dimensionen im Kern der Hauptzelle der Zirbeldrüse ansiedelt.*

Während man die Anweisung vor sich hinspricht, wird jedes der aufgezählten Elemente in die Neuprogrammierung einbezogen. Im Tonfall eines Gebets oder der Hypnose sprechen.

2. SPRICH: *Ich ordne an, dass dieses Programm, ausgehend von der Zirbeldrüse,*
   A. *die innersekretorischen Drüsen;*
   B. *das Gehirn, das Herz, die Milz, das Nervensystem und die Peptide;*
   C. *die Zellen, die intra- und extrazelluläre Flüssigkeit, die Atome und die quantischen Elemente (Quarks, Myonen und Fäden etc.);*
   D. *alle Helices, alle Chakren, alle energetischen Körper und die Seele;*
   E. *eine andere Stelle durchläuft* (s. Anhang III).

Um zu erfahren, welche Stelle genau, Abschnitt 16 in Anhang III lesen.

3. SPRICH: *Ich ordne der RNA an, sich wieder zu vernetzen und dieses neue Programm zu unterstützen.*

Der ursprüngliche DNA-Plan ist das Schema, das jeder genetischen Mutation vorausging.

4. SPRICH: *Ich ordne den Tripletts an, wieder ihren Platz in der Ordnung des vollkommenen, ursprünglichen Programms einzunehmen, auch wenn es zu Umkehrungen des Codes gekommen sein sollte.*

5. SPRICH: *Ich ordne der Geschwindigkeit der Photonen und der Spiralstruktur der DNA an, sich anzupassen.*

6. SPRICH: *Ich ordne die Erneuerung der Verbindungen im callösen Körper entsprechend dem ursprünglichen Plan an.*

Zur Definition von Telomer und Telomerase siehe Anhang I.

7. SPRICH: *Ich ordne die vollkommene Unversehrtheit von Telomer und Telomerase an.*

Die Liste der Systeme befindet sich in Anhang VII.

8. SPRICH: *Ich ordne an, dass die Rückstände alter Programme auf den Nullpunkt gesetzt und/oder über die geeigneten Systeme ausgeschieden werden.*

9. SPRICH: *Ich ordne an, dass dieses neue Programm versiegelt wird.*

Zur Definition der Merkaba siehe Anhang I.

10. SPRICH: *Ich ordne an, dass die Merkaba versiegelt ist.*

11. SPRICH: *Ich ordne an, dass DNA und RNA durch keinerlei Strahlung beeinträchtigt werden.*

12. SPRICH: *Ich ordne an, dass dieses neue Programm sich hier und jetzt bis auf Widerruf vollständig im verlängerten Rückenmark ansiedelt.*

13. SPRICH: *Ich ordne an, dass diese Neuprogrammierung rundherum toleriert wird, vollständig erfolgt und am Nullpunkt ansetzt.*

ZENTRALER PUNKT der Neuprogrammierung

14. SPRICH: *Ich ordne an, dass sich die Kraft, die Harmonie und die Richtigkeit dieser Neuprogrammierung in der DNA ansiedeln und sie vollständig aktiviert wird.*

Dritter Teil des Protokolls

3. Teil – ABSCHLUSS DES PROTOKOLLS

Möglicherweise verlangt das Programm weitere Angaben für die korrekte Codierung der Installation.

15. BESTIMMEN, ob es für die Wirksamkeit, Verträglichkeit und Integration der Neuprogrammierung nötig ist, weitere Angaben einzuschließen.
    WENN JA,
    A. ERMITTELN, wie viele Angaben eingeschlossen werden müssen;
    B. in Anhang III NACHLESEN und die Anweisungen BEFOLGEN, um zu ermitteln, welche Angaben einzuschließen sind;
    C. ZURÜCK zum Protokoll und WEITER zu Nr. 16.

Das Protokoll wird abgeschlossen.

16. SPRICH: *Ich ordne an, dass diese Neuprogrammierung gemäß dem ursprünglichen Plan in der Frequenz der Liebe toleriert und integriert wird, auch wenn die Helices in der Vergangenheit deaktiviert waren.*

Das Protokoll wird endgültig bestätigt

17. SPRICH: *Ich ordne an, dass diese Erneuerung bis auf Widerruf durch (Name der zu behandelnden Person) vollständig versiegelt ist.*

PROTOKOLL NR. 22

Die Wesensintelligenz

Am Ende ihrer Forschungsarbeit haben russische Biophysiker aus dem Team von Pjotr Garjajev nachgewiesen, dass unsere DNA wie ein lebendiges Netzwerk nach Art des Internets funktioniert. Sie haben herausgefunden, dass der Gen-Code durch die Frequenz der Wörter beeinflusst und neu codiert werden kann. Nachdem sie die "überflüssige" DNA untersucht haben, sind sie zu dem Schluss gekommen, dass die DNA nicht nur für unsere äußere Erscheinung verantwortlich, sondern auch dafür zuständig ist, Informationen zu speichern und zu kommunizieren. Russische Linguisten haben entdeckt, dass der Gen-Code und vor allem die "überflüssige" DNA dieselben Zeichen verwendet wie Sprache auch. Die genetische Substanz eines lebendigen Gewebes - nicht aber eines In-vitro-Gewebes - reagiert auf eine Sprache, deren Frequenz derjenigen ähnelt, die die in der Hypnose verwendete Sprache aufweist.

Die Wissenschaftler haben auch einen Apparat entwickelt, der über Lichtfrequenzen und Radiowellen mit dem Zellstoffwechsel interagieren und das Genmaterial auf diese Weise reparieren kann, ohne andere Einwirkung als die der Schwingungswellen der Töne.

Damit wären wir erneut bei Frequenzen und Resonanzen. Wenn unsere "überflüssige" DNA auf Bestellungen reagiert, die in einer bestimmten Frequenz ausgesprochen werden, so gilt dies auch für unsere Intelligenz. Wir wissen, dass unsere Intelligenz zunächst durch unser genetisches und kulturelles Erbe gesteuert wird; da es aber parallele Wirklichkeiten gibt, haben wir Zugang zu einer größeren Bandbreite an Fähigkeiten. Demnach soll es möglich sein, die Frequenz der Genprogramme der leistungsfähigsten Gehirne zu reproduzieren, indem man lediglich die in den Protokollen beschriebenen verbalen Anweisungen erteilt. Die Materie der Intelligenz besteht aus quantischen Elementen, die durch die Gesetze der Quantenphysik gesteuert werden. Da der Beobachter Einfluss auf die Materie hat, können auch wir unsere

Intelligenz beeinflussen. Ich bin nach wie vor davon überzeugt, dass die menschliche Natur allein aufgrund der Entscheidungskraft zu vielfältigen Möglichkeiten der Entfaltung gelangen kann, die auf verschiedenen Frequenzen schwingen, weil sie latent in parallelen Wirklichkeiten existieren.

Bei der Lektüre verschiedener Texte über Intelligenz habe ich den Eindruck gewonnen, dass wir nicht darauf programmiert sind, unser gesamtes Potenzial zur Geltung zu bringen. Da nun unsere DNA durch Bestellungen beeinflusst werden kann, habe ich ein Protokoll erarbeitet, mit dessen Hilfe wir unsere DNA im Hinblick auf ein höheres intellektuelles Potenzial neu programmieren können. Dieses Protokoll, das ich *Die Wesensintelligenz* genannt habe, ermöglicht es uns, unsere intellektuellen Fähigkeiten zu erweitern.

In *Die 13. Helix* konnten wir mithilfe von Protokoll Nr. 9 über die Entschlüsselung von Informationen die verfügbare **Information** erfassen und decodieren. Das vorliegende Protokoll Nr. 22 soll unsere intellektuelle Fähigkeit steigern. Seit ich meine DNA neu codiert habe, um meine räumlichen und visuellen Fähigkeiten zu verbessern, ist mir aufgefallen, dass ich geometrische Formen besser erfasse. Einer Person, bei der ich dieses Protokoll installiert hatte, fiel einige Monate später auf, dass ihre Intelligenz viel ganzheitlicher geworden war, nachdem sie zuvor eher rational geprägt gewesen war. Jemand anderes gab an, neue Verknüpfungen herstellen und sich neuen Situationen leichter anpassen zu können; wiederum andere betonen, dass der Code für motorische Intelligenz Sportlern geholfen hat, ihre Leistungen zu steigern.

Seit ich dieses Protokoll, das ich im vergangenen Jahr entwickelt habe, anwende, hat die Wesensintelligenz mein Verständnis von mir selbst und der Welt revolutioniert und es mir ermöglicht, eine Vielzahl neuer Vorstellungen zu begreifen. Man stelle sich also vor, wie es erst in zehn Jahren sein wird! Wenn es möglich ist, dass wir unsere Intelligenz steigern, wieso sollten wir uns dann nicht für diese Option entscheiden?

Das kollektive Bewusstsein hält uns in einem Zustand intellektueller Begrenztheit und vermittelt uns die Vorstellung, höhere Intelligenz sei einer Elite vorbehalten. Wenn ich dieses Protokoll unterrichte, spüre ich im Raum immer einen leichten Widerstand gegenüber der Möglichkeit, die intellektuellen Fähigkeiten zu steigern. Der Einfluss des kollektiven Unbewussten ist nicht zu unterschätzen! Es fällt uns sehr schwer zu akzeptieren, dass wir Genies sein könnten. Wir haben Angst, dass uns das zu Kopf steigen könnte! Materie kennt aber keine Grenzen. Alles hängt davon ab, wofür wir uns entscheiden. Was hindert uns daran, intellektuellen "Überfluss" zu genießen? Sobald wir unsere DNA neu auf die Erweiterung unseres intellektuellen Potenzials programmiert haben, werden wir beachtliche Veränderungen in unserer Wahrnehmung und unseren Fähigkeiten beobachten.

Wir werden also in das nun folgende Protokoll nicht nur sämtliche von den Neurobiologen entwickelten Aspekte des Denkens einschließen, sondern auch die von den Quantenmathematikern verwendeten Codes.

PROTOKOLL ZUR NEUPROGRAMMIERUNG NR. 22

Die Wesensintelligenz

Erster Teil des Protokolls

Der erste Teil dient dazu, den Gegenstand des Protokolls und die Angaben zu identifizieren, die in die Neuprogrammierung einzubeziehen sind.

1. Teil – VORBEREITUNG

Vor Beginn der Abfrage spricht man die Absicht laut aus: ***Ich beschließe, am Nullpunkt zu sein, auch wenn ich nicht weiß, wie.*** Mithilfe der Kinesiologie (oder jeder anderen Testmethode) die Antwort ermitteln. Die so erhaltenen Angaben werden entsprechend der Intention automatisch von der angeborenen Körperintelligenz und dem Bewusstsein des Gen-Codes aufgenommen.

Möglicherweise müssen Sie dieses Protokoll in einigen Monaten erneut installieren, um intellektuelle Aspekte zu stimulieren, die nicht in die heutige Neuprogrammierung eingeschlossen sind.

1. BESTIMMEN, ob man das genetische Programm für die Wesensintelligenz installieren kann, indem man bestimmte Aspekte des zentralen Nervensystems und des Gehirns stimuliert, um das intellektuelle Potenzial der Person zu erhöhen,
   A. ganz allgemein ODER
   B. im Hinblick auf eine bestimmte Situation, die in dieser Sitzung festzuhalten ist.

   Wenn JA, BESTIMMEN, um welche Situation genau es sich handelt.

Testen Sie jedes einzelne Element (1 bis 28). Die hier ermittelten Angaben dienen zum Aufbau des neuen Programms und werden automatisch in die Neuprogrammierung eingeschlossen.

BESTIMMEN, welche(s) der nachfolgenden Elemente in dieses Programm einzuschreiben ist:

1. das Gedächtnis (das fotografische Gedächtnis und die Fähigkeit, sich an die Information zu erinnern);
2. die verbale Verarbeitungsgeschwindigkeit (die Fähigkeit, Begriffe schnell zu finden);

3. die kognitive Verarbeitungsgeschwindigkeit;
4. das Denkvermögen (die Fähigkeit, die Information zu bewerten, zu verstehen, zu kommunizieren und zu erklären);
5. die verbale Auffassungsgabe (die Fähigkeit, die Bedeutung der Worte zu verstehen);
6. naturalistische Fähigkeiten (die Fähigkeit, Pflanzen, Bäume, Vögel usw. zuordnen zu können);
7. die Auffassungsgabe (die Fähigkeit, visuelle Details schnell wahrzunehmen und Ähnlichkeiten bzw. Unterschiede in den Reizen zu erkennen);
8. die emotionale Intelligenz (die Fähigkeit, sich selbst zu kennen);
9. die motorische Intelligenz (Körperintelligenz);
10. räumliche und visuelle Fähigkeiten (die Fähigkeit, Formen und räumliche Beziehungen zu visualisieren);
11. die Lernfähigkeit;
12. die Entwicklung angeborener Fähigkeiten;
13. die Fähigkeit, ein Konzept zu erstellen (z. B. die dreidimensionale Umsetzung eines Konzepts)
14. die logisch-mathematische Intelligenz (der Zugang zu multidimensionalen mathematischen Modellen und die Rechenfähigkeit);
15. die zwischenmenschliche Intelligenz (etwa bei charismatischen Menschen);
16. die internationale kulturelle Intelligenz;
17. die Intelligenz der eigenen Bedürfnisse;

18. die Intelligenz der Körpersprache (die Fähigkeit, körperliche Symptome zu verstehen und zu regulieren);
19. die Intelligenz der Kommunikation am Nullpunkt;
20. die Intelligenz der gesunden Abgrenzung;
21. die Intelligenz des Humors;
22. der Zugang zu quantischen Vorstellungen;
23. der Zugang zu Vorstellungen der Koexistenz;
24. der Zugang zu den Vorstellungen der heiligen Geometrie;
25. der Zugang zu kosmischen Gesetzen;
26. der Zugang zum individuellen Ganzen:
    a. Essenz,
    b. Selbstliebe,
    c. kosmischer Abgrund;
27. der Zugang zu Vorstellungen von der Grundmatrix und der kosmischen Matrix;
28. Sonstiges (Musik, Sprache o. Ä.).

Es gibt viele Gründe, warum man hier als Antwort ein NEIN erhält. Man muss nicht nach Erklärungen suchen, sondern nur die Tatsache als solche akzeptieren.

2. BESTIMMEN, ob es für die Entwicklung der zu behandelnden Person sinnvoll ist, diese Neuprogrammierung jetzt vorzunehmen.
   Wenn NEIN,
   A. diese Neuprogrammierung nicht vornehmen.
   B. BESTIMMEN, wie viel Zeit (Tage, Wochen, Monate) vergehen soll, bevor man erneut bestimmt, ob diese Neuprogrammierung vorgenommen werden kann.

Wenn JA, BESTIMMEN, ob das Programm an einer bestimmten Stelle festgeschrieben werden muss.
Wenn JA,
A. BESTIMMEN, in welchem Chromosom (1 bis 46 ...) und welchem Gen (1 bis 5000+) das neue Programm installiert werden soll und
B. BESTIMMEN, wie viele Tripletts (1 bis 30000+) dieses Programm umfasst.
Wenn NEIN, WEITER zum nächsten Punkt.

Möglicherweise ist das Programm in der uncodierten DNA installiert und an keiner bestimmten Stelle festgeschrieben.

3. BESTIMMEN, ob dieses Programm bereits im ursprünglichen DNA-Plan enthalten war.
Wenn JA,
A. BESTIMMEN, ob es sich hier reproduzieren lässt.
B. BESTIMMEN, ob man eine Brücke installieren soll.

Der ursprüngliche DNA-Plan ist das Schema, das jeder genetischen Mutation vorausging. Wenn diese Information dort unterschwellig immer noch vorhanden ist, wird sie automatisch in die Neuprogrammierung eingeschlossen.

4. BESTIMMEN, ob es ein schädliches Programm und/oderThema gibt, das in Resonanz (Echo) oder Dualität (Polarität) steht und mit dem neuen Programm interferieren könnte.
Jedes Wort des letzten Satzes TESTEN.

Es geht um ein Thema oder ein anderes Programm, das jenes, das wir installieren wollen, neutralisieren könnte.

5. BESTIMMEN, ob an eines oder mehrere alte Programme Speicher angeschlossen sind, die die Integration dieses neuen Programms in die DNA verhindern könnten.

Wenn JA, wie viele solcher Speicher gibt es?

Die Speicher der alten Programme könnten mit dem neuen Programm interferieren.

6. BESTIMMEN, ob die Frequenz der Wesensintelligenz komplett aktiviert werden kann.

In Stressphasen sind unsere intellektuellen Fähigkeiten möglicherweise herabgesetzt.

7. BESTIMMEN, ob man ein neues neurologisches Netzwerk installieren muss, damit die Person Stress toleriert.

8. BESTIMMEN, ob der Hypothalamus vollständig aktiviert ist.
   (Der Hypothalamus ist der universelle Mittler für sämtliche Botschaften der Intuition, der Hellsichtigkeit usw., die in unserem Geist auftreten. Manche sind geprägt durch Emotionen, zu manchen gehören Bilder oder Worte. Der Hypothalamus kann die Quelle dieser Information erkennen.)

9. BESTIMMEN, ob die elektromagnetische Frequenz des zentralen Nervensystems vollständig aktiviert ist.

10. BESTIMMEN, ob die Person in der Lage ist, neue Verknüpfungen herzustellen.

Diese Angabe wird automatisch in die Neuprogrammierung eingeschlossen.

11. BESTIMMEN, ob ihre spirituellen, psychischen und/oder sonstigen Gaben vollständig in die neue Wesensintelligenz integriert sind.

12. BESTIMMEN, ob die nachstehenden, störenden Bedingungen, sofern vorhanden, auf den Nullpunkt gesetzt oder aufgelöst werden müssen:
   A. Miasmen
   B. eingeschränkte Intelligenz
   C. holografische Verzerrungen
   E. Implantat
   F. Sonstige (s. Anhang III)

Testen Sie jedes einzelne Element (A bis F). Die hier ermittelten Angaben dienen dem Aufbau des neuen Programms. Sie werden automatisch in die Neuprogrammierung eingeschrieben.

13. BESTIMMEN, wie hoch der Anteil des biochemischen Gleichgewichts ist:
    A. im Nervensystem
    B. im Psycho-Endokrino-Immunsystem
    C. in den Neurotransmittern
    D. bei den Aminosäuren
    E. bei den Peptiden
    F. Sonstiges (s. Anhang III)

14. BESTIMMEN, ob ein Anti-Wesensintelligenz-Code auf den Nullpunkt gesetzt oder aufgelöst werden muss.

Wir haben ganz allgemein das Gefühl, durch unsere Familie, unser Umfeld oder unseren Gen-Code eingeschränkt zu sein, und bezweifeln, dass wir uns davon befreien können.

15. BESTIMMEN, ob der kollektive Widerstand, der die intellektuelle Entfaltung blockiert, auf den Nullpunkt gesetzt oder aufgelöst werden muss.

Diese Angabe wird automatisch in die Neuprogrammierung eingeschlossen.

16. BESTIMMEN, ob die Person weiß, wie sie mit der Wesensintelligenz in Kontakt bleiben kann.

17. BESTIMMEN, ob die Person glaubt, dass sie intelligenter werden kann.

18. BESTIMMEN, ob die Person intelligenter werden kann, ohne sich dafür zu rechtfertigen.

Polarisiertes Denken, wie z. B. das Denken des Gen-Codes mit zwei Helices, kann verhindern, dass wir verschiedene Möglichkeiten des rationalen Modells erkennen.

19. BESTIMMEN, ob das Denken der Person sich an das neue Programm anpassen kann.

Dadurch, dass wir diese neuen intellektuellen Aspekte neu programmieren, können wir künftig ganzheitlich denken, statt eine Vorstellung in einzelne Fragmente aufzuspalten.

20. BESTIMMEN, ob die Person in der Lage ist, zirkulär und ganzheitlich zu denken und die neuen, unter Punkt 1 dieses Protokolls ermittelten Aspekte in diese Betrachtungsweise einzubeziehen.

Diese Angabe wird automatisch in die Neuprogrammierung eingeschlossen.

21. BESTIMMEN, ob die Intelligenz sich so weiterentwickeln kann, dass die Person kreative und wirkungsvolle Ersatzlösungen für ihre Probleme findet.

Die Liste der mentalen Muster steht in Anhang V.

22. BESTIMMEN, ob ein Glaubenssatz die Person an ihrer intellektuellen Entfaltung hindert.

    Wenn JA, ERMITTELN, welcher.

23. BESTIMMEN, ob die Person glaubt, dass sie intelligenter werden darf, oder ob sie glaubt, dass diese Fähigkeit einer Elite vorbehalten ist.

Mithilfe der Kinesiologie testen, in welchem Alter und unter welchen Umständen.

24. BESTIMMEN, ob die Person auf intellektuelles Wachstum verzichtet hat.

    Wenn JA, BESTIMMEN, zu welchem Zeitpunkt (Jahr, Monat) und unter welchen Umständen.

Diese Angabe wird automatisch in die Neuprogrammierung eingeschlossen.

25. BESTIMMEN, ob zwischen den beiden Hemisphären des Gehirns eine Brücke errichtet werden soll.

Möglicherweise mussten Sie vor seiner Installation weitere Angaben in das Programm aufnehmen. Wenn Sie Angaben aus anderen Protokollen aufnehmen müssen, testen Sie, um herauszufinden, welche(s) Protokoll(e) dafür infrage kommt bzw. kommen und welche Punkte dieser Protokolle in die Neuprogrammierung mit einzubeziehen sind.

26. BESTIMMEN, ob es nötig ist, vor der Installation des Programms noch weitere Angaben darin aufzunehmen.
    Wenn JA,
    A. TESTEN, wie viele Angaben aufzunehmen sind;
    B. in Anhang III NACHLESEN und die Anweisungen BEFOLGEN, um zu ermitteln, welche Angaben aufzunehmen sind;
    C. ZURÜCK zum Protokoll und WEITER zum nächsten Punkt.

Zweiter Teil des Protokolls

2. Teil – INSTALLATION DER NEUPROGRAMMIERUNG

Die Installation der Neuprogrammierung berücksichtigt sämtliche Angaben, die im ersten Teil gefunden wurden.

Während man die Anweisung vor sich hinspricht, wird jedes der aufgezählten Elemente in die Neuprogrammierung einbezogen. Im Tonfall eines Gebets oder der Hypnose sprechen.

1. SPRICH: *Ich ordne an, dass sich dieses neue Programm für alle Leben und Dimensionen im Kern der Hauptzelle der Zirbeldrüse ansiedelt.*

2. SPRICH: *Ich ordne an, dass dieses Programm, ausgehend von der Zirbeldrüse,*
   A. die innersekretorischen Drüsen;
   B. das Gehirn, das Herz, die Milz, das Nervensystem und die Peptide;
   C. die Zellen, die intra- und extrazelluläre Flüssigkeit, die Atome und die quantischen Elemente (Quarks, Myonen und Fäden etc.);
   D. alle Helices, alle Chakren, alle energetischen Körper und die Seele;
   E. eine andere Stelle durchläuft (s. Anhang III).

Um zu erfahren, welche Stelle genau, Abschnitt 16 in Anhang III lesen.

3. SPRICH: *Ich ordne der RNA an, sich wieder zu vernetzen und dieses neue Programm zu unterstützen.*

Der ursprüngliche DNA-Plan ist das Schema, das jeder genetischen Mutation vorausging.

4. SPRICH: *Ich ordne den Tripletts an, wieder ihren Platz in der Ordnung des vollkommenen, ursprünglichen Programms einzunehmen, auch wenn es zu Umkehrungen des Codes gekommen sein sollte.*

5. SPRICH: *Ich ordne der Geschwindigkeit der Photonen und der Spiralstruktur der DNA an, sich anzupassen.*

6. SPRICH: *Ich ordne die Erneuerung der Verbindungen im callösen Körper entsprechend dem ursprünglichen Plan an.*

Zur Definition von Telomer und Telomerase siehe Anhang I.

7. SPRICH: *Ich ordne die vollkommene Unversehrtheit von Telomer und Telomerase an.*

Die Liste der Systeme befindet sich in Anhang VII.

8. SPRICH: *Ich ordne an, dass die Rückstände alter Programme auf den Nullpunkt gesetzt und/oder über die geeigneten Systeme ausgeschieden werden.*

9. SPRICH: *Ich ordne an, dass dieses neue Programm versiegelt wird.*

Zur Definition der Merkaba siehe Anhang I.

10. SPRICH: *Ich ordne an, dass die Merkaba versiegelt wird.*

11. SPRICH: *Ich ordne an, dass DNA und RNA durch keinerlei Strahlung beeinträchtigt werden.*

12. SPRICH: *Ich ordne an, dass dieses neue Programm sich hier und jetzt bis auf Widerruf vollständig im verlängerten Rückenmark ansiedelt.*

13. SPRICH: *Ich ordne an, dass diese Neuprogrammierung rundherum toleriert wird, vollständig erfolgt und am Nullpunkt ansetzt.*

ZENTRALER PUNKT der Neuprogrammierung

14. SPRICH: *Ich ordne an, dass sich die Kraft, die Harmonie und die Richtigkeit dieser Neuprogrammierung in der DNA ansiedeln und sie vollständig aktiviert wird.*

Dritter Teil des Protokolls

3. Teil – ABSCHLUSS DES PROTOKOLLS

Möglicherweise verlangt das Programm weitere Angaben für die korrekte Codierung der Installation.

15. BESTIMMEN, ob es für die Wirksamkeit, Verträglichkeit und Integration der Neuprogrammierung nötig ist, weitere Angaben einzuschließen.
WENN JA,
   A. ERMITTELN, wie viele Angaben eingeschlossen werden müssen;
   B. in Anhang III NACHLESEN und die Anweisungen BEFOLGEN, um zu ermitteln, welche Angaben einzuschließen sind;
   C. ZURÜCK zum Protokoll und WEITER zu Nr. 16.

Das Protokoll wird abgeschlossen.

16. SPRICH: *Ich ordne an, dass diese Neuprogrammierung gemäß dem ursprünglichen Plan in der Frequenz der Liebe toleriert und integriert wird, auch wenn die Helices in der Vergangenheit deaktiviert waren.*

Das Protokoll wird endgültig bestätigt.

17. SPRICH: *Ich ordne an, dass diese Erneuerung bis auf Widerruf durch (Name der zu behandelnden Person) vollständig versiegelt ist.*

Der Bericht von Gaétane A. ist typisch für die Kommentare, die ich zu diesem Protokoll erhalten habe.

"Vor drei Monaten habe ich in meiner DNA das Protokoll zur Wesensintelligenz installiert. Seither haben mehrere Personen auf Bemerkungen von mir reagiert und jeweils meine Intelligenz betont ... Ich lächele still vor mich hin und denke an das Protokoll ... Bravo! Ich werde es sicher noch einmal wiederholen, weil mir noch Platz für eine erneute Aufstockung dieser Frequenzen zur Verfügung steht."

PROTOKOLL NR. 23

DAS BEWUSSTE AUFSTEIGEN

Die Definition vom Aufstieg

Die große planetarische Aktivierung, der wir derzeit beiwohnen und die uns zu einem Höhepunkt im Jahr 2012 führt, deutet darauf hin, dass auch wir einen Aufstieg erleben werden. Es ist eine erweiterte Perspektive unserer jetzigen Wirklichkeit, eine Beschleunigung hin zum multidimensionalen Leben, die eine Veränderung auf der Ebene unserer jetzigen Biologie mit sich bringt.

Manche beschreiben diesen Zustand als eine Veränderung auf der Schwingungsebene der Körperzellen, die sich auf die Frequenz der Selbstliebe einschwingen. Wir könnten Zugang zu den parallelen Welten bekommen, ohne den Kontakt zu der Welt zu verlieren, in der wir uns jetzt befinden.

Ein bewusstes Aufsteigen

Es gibt zweierlei Wege des Aufsteigens. Der erste - das einfache Aufsteigen - ist das Aufsteigen Christi in den Himmel. Auf den Tod folgt die Auferstehung, der physische Körper stirbt und verwandelt sich in einen Lichtkörper.

Der zweite Weg ist der des bewussten Aufsteigens. Der Lichtkörper gleicht sich dem physischen Körper an, ohne dass Letzterer stirbt. Wenn wir die Absicht formulieren, dass wir bewusst aufsteigen wollen, beginnt unser Körper, sich zu verändern und sucht nach neuen Wegen, sich mit dieser Entscheidung in Einklang zu bringen. Um aufzusteigen, muss der Körper sich unbedingt weiterentwickeln. Unter anderem muss er energetisch autonom werden. Der Prozess des Aufstiegs verläuft "stufenweise", und es ist durchaus möglich, dass manche Teile unseres Körpers bereits aufgestiegen sind. Durch die Neuprogrammierung unseres Gen-Codes und durch Transmutation können wir diese Entwicklung fördern. Wir müssen also unser Mitochondrium darüber informieren, dass es seine Energie nicht aus der Nahrung schöpfen muss. Das Mitochondrium ist in der Lage, verschiedene Formen von Energie, die sich von den in der Nahrung befindlichen unterscheiden, umzuwandeln. Auf der Ebene unseres Planeten entspräche das der Entscheidung, statt Erdöl künftig Sonnenenergie zu nutzen.

Mitochondrium und Transmutation

Während meiner Lehrtätigkeit hatte ich das Glück, eine Frau kennenzulernen, die einer Bewegung von Menschen angehört, die die Energie der Luft - auch Prana genannt - nutzen, um sich zu ernähren. Diese Frau hat mir immer wieder gesagt, dass diese Technik nichts mit Nahrung zu tun hat, sondern darin besteht, Prana in nährende Energie umzuwandeln.

Nach reiflicher Überlegung habe ich beschlossen, das Mitochondrium genauer unter die Lupe zu nehmen. Dabei habe ich entdeckt, dass es sich um einen Organismus im Zytoplasma der Zelle handelt, der Adenosintriphosphat (ATP) synthetisiert. Es ist die Hauptenergiequelle der Zelle, die sie dank ATP "elektromagnetisch" ernährt. Sie nimmt die Energie aus dem Sauerstoff und aus der Nahrung auf, um sie dann über einen kleinen elektromagnetischen Impuls an das ATP zu übermitteln. ATP wandelt diese Strömung in Energie um, um die Zelle zu ernähren. Da das Mitochondrium keine Nahrung als solche an das ATP übermittelt, sondern vielmehr einen elektromagnetischen Impuls, hatte ich die Idee, es neu zu programmieren und die Energie dann an das ATP weiterzuleiten. So könnten wir unsere Bedürfnisse befriedigen, ohne Nahrung zu brauchen: Wir müssten die Energie lediglich umwandeln. Damit würden unsere Zellen unsterblich. Wir könnten zum Vergnügen weiter essen, aber unser Körper würde sich radikal verwandeln, weil er nicht mehr durch die Verdauungstätigkeit beansprucht wäre.

Es gibt, wie gesagt, die Menschen, die Prana in Energie umwandeln.

Meine Idee war, dass wir unseren Aktionsradius erweitern und unser Mitochondrium neu codieren könnten, damit es die Energie des Prana, aber auch die des Lichts, des Winds, der atomaren Energie, der Essenz usw. umwandelt. Weil alles Energie ist, können wir auch weniger positive Elemente nutzen, um das Mitochondrium zu ernähren. Denken wir daran, dass der Müll, den wir verbrennen, auch eine Energiequelle ist. Wir haben also das Mitochondrium einer Person neu programmiert, die sich in jungen Jahren mit Hepatitis C angesteckt hatte, damit sie die Energie der Krankheit nutzen konnte. Wir können auch die negative Magnetkraft von Emotionen nutzen. Eine solche Sichtweise ermöglicht es uns, alles zu nutzen, was wir darstellen, statt zu glauben, man müsse eine höhere spirituelle Ebene erreicht haben, um Energie umwandeln zu können.

Wir alle haben schon Geschichten von Menschen gehört, die sehr alt geworden sind, obwohl sie krank waren und sich nur dürftig ernährt haben. Diese Menschen scheinen von einer Leidenschaft beseelt, die sie am Leben erhält. Die Natur liefert uns viele Beispiele für Transmutation: Grashalme, die aus dem Asphalt ragen, Pflanzen rings um Tschernobyl. Dass wir reine, biologische Lebensmittel bevorzugen sollten und nicht solche, die kontaminiert sind, muss nicht eigens betont werden, aber im Idealfall wären wir eben in der Lage, diese umzuwandeln.

Wir werden also ein für jeden geeignetes Programm aufbauen, bei dem mithilfe von Kinesiologie *getestet* wird, was das Mitochondrium jeweils benötigt. Natürlich sind die Kombinationen individuell verschieden. Nachstehend also die Liste, die sich unter Punkt 1 von Protokoll 23 findet. Festzuhalten ist, dass "Prana" unter der Rubrik "freie Energie" steht.

BESTIMMEN, ob man ein Programm installieren kann, um das Mitochondrium einer Person so zu verändern, dass es seine Energie nicht nur aus der Nahrung und aus dem Sauerstoff bezieht, sondern auch aus:

1. dem individualisierten Ganzen

2. der freien Energie (Solarenergie und Photonen, Schwerkraft, Prana, magnetische oder sonstige Energie) am Nullpunkt
3. der Klangenergie am Nullpunkt
4. der Energie von Licht und/oder Dunkelheit am Nullpunkt
5. der magnetischen Energie einer positiven und/oder negativen Emotion am Nullpunkt
6. der magnetischen Energie (Süd- und/oder Nordpol)
7. der Visualisierung am Nullpunkt
8. der atomaren Energie
9. der Endorphine, die in Bewegung oder in Glücksmomenten ausgeschüttet werden
10. der tellurischen Energie an höchster Stelle am Nullpunkt
11. der Energie der Elemente am Nullpunkt: Feuer, Erde, Luft, Wasser
12. der Energie der Natur am Nullpunkt: Pflanzen, Tiere, Mineralien usw.
13. der sexuellen Energie am Nullpunkt: männlich und weiblich
14. sonstigen Elementen: Wärme, Kälte, Schmerz usw.

Ich habe die Beobachtung gemacht, dass dieses Protokoll eine Vielzahl körperlicher Veränderungen bewirkt. Das Mitochondrium muss sich jedoch an diese Veränderungen anpassen. Damit meine Schüler nicht zu viele Symptome entwickeln, habe ich das Protokoll so umgestaltet, dass der Prozess auf physischer wie psychischer Ebene möglichst angenehm verläuft. Wichtig ist, dass diese Veränderungen am Nullpunkt erfolgen und toleriert werden, um eine chaotische Reaktion des Mitochondriums durch Zellexplosion oder Zelltod zu vermeiden. Auch Sie werden die Erfahrung machen, dass Ihr Körper und Ihr Verhältnis zum Essen sich allmählich verändern.

PROTOKOLL ZUR NEUPROGRAMMIERUNG NR. 23

Die Transmutation am Nullpunkt

Erster Teil des Protokolls

Der erste Teil dient dazu, den Gegenstand des Protokolls und die Angaben zu identifizieren, die in die Neuprogrammierung einzubeziehen sind.

1. Teil – VORBEREITUNG

Vor Beginn der Abfrage spricht man die Absicht laut aus: ***Ich beschließe, am Nullpunkt zu sein, auch wenn ich nicht weiß, wie.*** Mithilfe der Kinesiologie (oder jeder anderen Testmethode) die Antwort ermitteln. Die so erhaltenen Angaben werden entsprechend der Intention automatisch von der angeborenen Körperintelligenz und dem Bewusstsein des Gen-Codes aufgenommen.

1. BESTIMMEN, ob man ein Programm installieren kann, um das Mitochondrium einer Person so zu verändern, dass es seine Energie nicht nur aus der Nahrung und aus Sauerstoff bezieht,
   A. ganz allgemein ODER
   B. im Hinblick auf eine bestimmte Situation, die in dieser Sitzung festzuhalten ist.

   Wenn JA, BESTIMMEN, um welche Situation genau es sich handelt.

Testen Sie jedes einzelne Element (1 bis 14). Die hier ermittelten Angaben dienen dem Aufbau des neuen Programms. Sie werden automatisch in die Neuprogrammierung eingeschlossen.

BESTIMMEN, welche(s) der nachfolgenden Elemente in das Programm eingeschrieben werden soll:

1. das individualisierte Ganze
2. die freie Energie (Solarenergie und Photonen, Schwerkraft, Prana, magnetische oder sonstige Energie) am Nullpunkt
3. die Klangenergie am Nullpunkt
4. die Energie von Licht und/oder Dunkelheit am Nullpunkt

Zu Punkt 5 Anhang IV konsultieren, um die gesuchte Emotion zu finden.

Bei Punkt 7 kann es um einen imaginären Ort des Friedens oder der Ruhe oder irgendein anderes Bild gehen.

Denken Sie bei Punkt 10 etwa an Sedona in den USA, an den Mont Saint-Michel in Frankreich oder an den Mont Mégantic in Québec usw.

Wenn Sie bei Punkt 14 ermitteln müssen welche, konsultieren Sie Anhang III.

5. die magnetische Energie einer positiven und/oder negativen Emotion am Nullpunkt
6. die magnetische Energie (Süd- und/oder Nordpol)
7. die Visualisierung am Nullpunkt
8. die atomare Energie
9. die Endorphine, die in Bewegung oder in Glücksmomenten ausgeschüttet werden
10. die tellurische Energie an höchster Stelle am Nullpunkt
11. die Energie der Elemente am Nullpunkt: Feuer, Erde, Luft, Wasser
12. die Energie der Natur am Nullpunkt: Pflanzen, Tiere, Mineralien usw.
13. die sexuelle Energie am Nullpunkt: männlich und weiblich
14. sonstige Elemente: Wärme, Kälte, Schmerz usw.

Es gibt viele Gründe, warum man hier als Antwort ein NEIN erhält. Man muss nicht nach Erklärungen suchen, sondern nur die Tatsache als solche akzeptieren.

2. BESTIMMEN, ob es für die Entwicklung der zu behandelnden Person sinnvoll ist, diese Neuprogrammierung jetzt vorzunehmen.
   Wenn NEIN,
   A. diese Neuprogrammierung nicht vornehmen.
   B. BESTIMMEN, wie viel Zeit (Tage, Wochen, Monate) vergehen soll, bevor man erneut bestimmt, ob diese Neuprogrammierung vorgenommen werden kann.

Möglicherweise ist das Programm in der uncodierten DNA installiert und an keiner bestimmten Stelle festgeschrieben.

Wenn JA, BESTIMMEN, ob das Programm an einer bestimmten Stelle festgeschrieben werden muss.

Wenn JA,

A. BESTIMMEN, in welchem Chromosom (1 bis 46 ...) und welchem Gen (1 bis 5000+) das neue Programm installiert werden soll und

B. BESTIMMEN, wie viele Tripletts (1 bis 30000+) dieses Programm umfasst.

Wenn NEIN, WEITER zum nächsten Punkt.

Der ursprüngliche DNA-Plan ist das Schema, das jeder genetischen Mutation vorausging. Wenn diese Information dort unterschwellig immer noch vorhanden ist, wird sie automatisch in die Neuprogrammierung eingeschlossen.

3. BESTIMMEN, ob dieses Programm bereits im ursprünglichen DNA-Plan enthalten war.

   Wenn JA,

   A. BESTIMMEN, ob es sich hier reproduzieren lässt.

   B. BESTIMMEN, ob man eine Brücke installieren soll.

Es geht um ein Thema oder ein anderes Programm, das jenes, das wir installieren wollen, neutralisieren könnte.

4. BESTIMMEN, ob es ein schädliches Programm und/oderThema gibt, das in Resonanz (Echo) oder Dualität (Polarität) steht und mit dem neuen Programm interferieren könnte.

   Jedes Wort des letzten Satzes TESTEN.

Die Speicher der alten Programme könnten mit dem neuen Programm interferieren.

5. BESTIMMEN, ob an eines oder mehrere alte Programme Speicher angeschlossen sind, die die Integration dieses neuen Programms in die DNA verhindern könnten. Wenn JA, wie viele solcher Speicher gibt es?

Um toleriert zu werden, muss sich das neue Programm dem biologischen und dem Stoffwechselmuster der Person anpassen können.

6. BESTIMMEN, ob die Biologie und der Stoffwechsel der Person sich diesem neuen Programm anpassen können.

Der ermittelte Prozentsatz wird automatisch in die Neuprogrammierung eingeschlossen.

7. ERMITTELN, zu welchem Prozentsatz sich das neue Programm an die menschliche Energie anpasst.

Die Information wird automatisch in die Neuprogrammierung eingeschlossen.

8. ERMITTELN, ob das Nervensystem die infolge des neuen Programms unterschwellig vorhandene Energie toleriert und versteht.

Die Wörter testen.

Mit zunehmendem Alter wird das Mitochondrium schwächer und reagiert eher mit Nekrose oder Zelltod.

9. ERMITTELN, ob das Mitochondrium dieses neue Programm verstehen kann, ohne mit Nekrose (chaotische Zellexplosion und Zellzerstörung) bzw. Zelltod (Zelle wird von innen heraus aufgebrochen und von Makrophagen verdaut) zu reagieren.

Testen Sie jedes einzelne Element (A bis D). Die hier ermittelten Angaben dienen dem Aufbau des neuen Programms. Sie werden automatisch in die Neuprogrammierung eingeschlossen.

10. BESTIMMEN, ob unter anderem die energetischen Körper (emotional und/oder mental und/oder spirituell und/oder sonstige), das Denken, die Empfangsstellen der Zellen und die quantischen Elemente in der Lage sind,
    A. sich diesem neuen Programm anzupassen;
    B. sich der unter Punkt 1 ermittelten neuen Energie anzupassen;
    C. die Schwingungsenergie des Mitochondriums auf diese neue Art und Weise zu erhalten;
    D. die durch die alte Funktionsweise erzeugte, überschüssige elektrische und/oder radioaktive Energie auszuschalten.

11. BESTIMMEN, ob das Mitochondrium die neue Energie an die Zellen und Drüsen weitergeben kann.

12. BESTIMMEN, ob die Systeme die neue Energie ab jetzt nutzen können, um sich zu regenerieren.

Der Übergang von Nahrung zu neuer Energie muss nach einem Rhythmus erfolgen, den der Organismus verträgt, um jede unerfreuliche Reaktion zu vermeiden.

13. BESTIMMEN, ob die Übergangsphase von Nahrung zu neuer Energie vollkommen vertragen wird.

Diese neue Energie könnte verfügbar sein, ohne dass es das Mitochondrium mitbekommt und sie nutzen könnte.

14. BESTIMMEN, ob das Mitochondrium die neue Energie wahrnimmt.

Diese Information wird automatisch in die Neuprogrammierung eingeschlossen.

15. BESTIMMEN, ob das Mitochondrium Zugang zu dieser neuen Energie hat.

Die Installierung geschieht automatisch.

16. BESTIMMEN, ob ein quantisches Teilchen installiert werden muss, um diese neue Energie im zellulären Bewusstsein umzuwandeln.

17. BESTIMMEN, ob das Mitochondrium versiegelt ist.

18. BESTIMMEN, ob das neue Programm gut im physischen und in den energetischen Körpern (emotional, mental, spirituell oder sonstige) verankert ist.

Möglicherweise mussten Sie vor seiner Installation weitere Angaben in das Programm aufnehmen. Wenn Sie Angaben aus anderen Protokollen aufnehmen müssen, testen Sie, um herauszufinden, welche(s) Protokoll(e) dafür infrage kommt bzw. kommen und welche Punkte dieser Protokolle in die Neuprogrammierung mit einzubeziehen sind.

19. BESTIMMEN, ob es nötig ist, vor der Installation des Programms noch weitere Angaben darin aufzunehmen.
    Wenn JA,
    A. TESTEN, wie viele Angaben aufzunehmen sind;
    B. in Anhang III NACHLESEN und die Anweisungen BEFOLGEN, um zu ermitteln, welche Angaben aufzunehmen sind;
    C. ZURÜCK zum Protokoll und WEITER zum nächsten Punkt.

Zweiter Teil des Protokolls

2. Teil – INSTALLATION DER NEUPROGRAMMIERUNG

Die Installation der Neuprogrammierung berücksichtigt sämtliche Angaben, die im ersten Teil gefunden wurden.

Während man die Anweisung vor sich hinspricht, wird jedes der aufgezählten Elemente in die Neuprogrammierung einbezogen. Im Tonfall eines Gebets oder der Hypnose sprechen.

1. SPRICH: *Ich ordne an, dass sich dieses neue Programm für alle Leben und Dimensionen im Kern der Hauptzelle der Zirbeldrüse ansiedelt.*

2. SPRICH: *Ich ordne an, dass dieses Programm, ausgehend von der Zirbeldrüse,*
   A. *die innersekretorischen Drüsen;*
   B. *das Gehirn, das Herz, die Milz, das Nervensystem und die Peptide;*
   C. *die Zellen, die intra- und extrazelluläre Flüssigkeit, die Atome und die quantischen Elemente (Quarks, Myonen und Fäden etc.);*
   D. *alle Helices, alle Chakren, alle energetischen Körper und die Seele;*
   E. *eine andere Stelle durchläuft* (s. Anhang III).

Um zu erfahren, welche Stelle genau, Abschnitt 16 in Anhang III lesen.

Der ursprüngliche DNA-Plan ist das Schema, das jeder genetischen Mutation vorausging.

3. SPRICH: *Ich ordne der RNA an, sich wieder zu vernetzen und dieses neue Programm zu unterstützen.*

4. SPRICH: *Ich ordne den Tripletts an, wieder ihren Platz in der Ordnung des vollkommenen, ursprünglichen Programms einzunehmen, auch wenn es zu Umkehrungen des Codes gekommen sein sollte.*

5. SPRICH: *Ich ordne der Geschwindigkeit der Photonen und der Spiralstruktur der DNA an, sich anzupassen.*

6. SPRICH: *Ich ordne die Erneuerung der Verbindungen im callösen Körper entsprechend dem ursprünglichen Plan an.*

Zur Definition von Telomer und Telomerase siehe Anhang I.

7. SPRICH: *Ich ordne die vollkommene Unversehrtheit von Telomer und Telomerase an.*

Die Liste der Systeme befindet sich in Anhang VII.

8. SPRICH: *Ich ordne an, dass die Rückstände alter Programme auf den Nullpunkt gesetzt und/oder über die geeigneten Systeme ausgeschieden werden.*

9. SPRICH: *Ich ordne an, dass dieses neue Programm versiegelt wird.*

Zur Definition der Merkaba siehe Anhang I.

10. SPRICH: *Ich ordne an, dass die Merkaba versiegelt wird.*

11. SPRICH: *Ich ordne an, dass DNA und RNA durch keinerlei Strahlung beeinträchtigt werden.*

12. SPRICH: *Ich ordne an, dass dieses neue Programm sich hier und jetzt bis auf Widerruf vollständig im verlängerten Rückenmark ansiedelt.*

13. SPRICH: *Ich ordne an, dass diese Neuprogrammierung rundherum toleriert wird, vollständig erfolgt und am Nullpunkt ansetzt.*

ZENTRALER PUNKT der Neuprogrammierung

14. SPRICH: *Ich ordne an, dass sich die Kraft, die Harmonie und die Richtigkeit dieser Neuprogrammierung in der DNA ansiedeln und sie vollständig aktiviert wird.*

Dritter Teil des Protokolls

3. Teil – ABSCHLUSS DES PROTOKOLLS

Möglicherweise verlangt das Programm weitere Angaben für die korrekte Codierung der Installation.

15. BESTIMMEN, ob es für die Wirksamkeit, Verträglichkeit und Integration der Neuprogrammierung nötig ist, weitere Angaben einzuschließen.
WENN JA,
   A. ERMITTELN, wie viele Angaben eingeschlossen werden müssen;
   B. in Anhang III NACHLESEN und die Anweisungen BEFOLGEN, um zu ermitteln, welche Angaben einzuschließen sind;
   C. ZURÜCK zum Protokoll und WEITER zu Nr. 16.

Das Protokoll wird abgeschlossen.

16. SPRICH: *Ich ordne an, dass diese Neuprogrammierung gemäß dem ursprünglichen Plan in der Frequenz der Liebe toleriert und integriert wird, auch wenn die Helices in der Vergangenheit deaktiviert waren.*

Das Protokoll wird endgültig bestätigt.

17. SPRICH: *Ich ordne an, dass diese Erneuerung bis auf Widerruf durch (Name der zu behandelnden Person) vollständig versiegelt ist.*

KAPITEL 3

Die Koexistenz

Die Koexistenz der verschiedenen Ebenen der Entfaltung

Der Nullpunkt, der sowohl Entfaltung als auch Stagnation einschließt, ermöglicht es uns zu bestellen, neue Formen zu kreieren, sich wiederholende Szenarien zu beenden. Normalerweise stimmt er uns heiterer, indem er uns die Gewissheit gibt, dass unsere Bestellungen wirksam sein werden.

Mir ist aufgefallen, dass sich Menschen, die mich aufsuchen und sich diese Macht über sich wieder aneignen, oft beruflich oder sonst irgendwie entfalten. Sie durchlaufen eine erfolgreiche Phase, oft gefolgt von einer Zeit des Rückschritts. Eine Person beispielsweise hatte promoviert und neigte dazu, die Euphorie zu polarisieren, indem sie die weniger ekstatischen Gefühle links liegen ließ. Spaltet man den negativen Aspekt eines glücklichen Ereignisses ab, das eine Entfaltung ermöglicht hat, wird diese dadurch beeinträchtigt. Wenn nämlich der negative Pol einer Emotion nicht in das Gefühl der Entfaltung integriert ist, wird die Entfaltung durch ihn gebremst. Das ist wie bei einem aufsässigen Kind, das Sie nicht auf ein Fest eingeladen haben und das jetzt einen Riesenradau veranstaltet. Wenn Sie sich nicht um dieses Kind kümmern, wird es Ihr Fest sprengen.

Dem quantischen Modell zufolge koexistiert jede positive Entscheidung mit einer Vielzahl von Möglichkeiten, von denen sich einige diametral gegenüberstehen. Wenn ich mich dafür entscheide, meinem Körper zu vertrauen, muss ich diese Entscheidung neben meinen vorherigen Gesundheitszustand, meine Angst vor Krankheit, eine latente Krebserkrankung, meine blühende Gesundheit, meine Ängste, meinen Erfolg, meine Heilungen und mein Scheitern stellen.

Wenn die Entfaltung polarisiert ist, beeinflusst sie sämtliche Aspekte von uns. Dadurch kommen unsere dunklen Seiten in gleicher Weise zum Zuge. Wir können jedoch all diese Anteile nebeneinander bestehen lassen. Nehmen wir das Beispiel von Éric L. (Name geändert), der eine Computerfirma leitete. Éric bekam einen Auftrag, der ihn anfangs euphorisch stimmte. Seine Firma war gut auf die neue Verantwortung vorbereitet. Im Laufe der darauffolgenden Monaten aber hatte Éric einen schweren Unfall, und da er wegen seiner Arbeit oft unterwegs war, verschlechterte sich die Beziehung zu seiner Frau. Ein Jahr später machte Éric eher einen verstörten Eindruck und hatte Zweifel, ob er so weitermachen könnte. Die Anteile, die nicht in seine Entfaltung eingeschlossen waren, hatten ihn anfällig gemacht. Sie waren seine Achillessehne und machten ihn verletzlicher gegenüber seinen Mitbewerbern. Die vielen Höhen und Tiefen hatten ihm so zugesetzt, dass er das Projekt inzwischen mit anderen Augen sah.

Indem wir in einer Phase der Entfaltung sämtliche Aspekte von uns selbst koexistieren lassen, vermeiden wir Spannungen mit dem Umfeld oder der Familie. Wie wir in dem Protokoll sehen werden, mit dessen Hilfe wir unseren interstitiellen Raum auf unser tieferes Wesen einschwingen können, ist es möglich, mit dieser Erfahrung zu leben, ohne den anderen unbedingt mitzuziehen. Es ist leichter, verschiedene Wachstumsgeschwindigkeiten nebeneinander bestehen zu lassen, als den anderen davon zu überzeugen, sich nach unserem Tempo weiterzuentwickeln.

Wenn ich die Vorstellung vom Nullpunkt vermittle, bin ich immer erstaunt, dass meine Schüler den Nullpunkt als etwas Polarisiertes betrachten, als würde es die negative Magnetkraft einer Emotion nur geben, um die positive Ladung einer Intention zu polarisieren. Gewiss ist sie in einem solchen Fall nützlich. Aber im Zusammenhang mit der Koexistenz ist sie noch dynamischer. In den Kursen über Spiritualität werden die Teilnehmer aufgefordert, die ursprüngliche Einheit wiederzufinden und das Ganze, die Einheit, das Tao anzustreben. Jetzt, da alle meine Helices aktiviert sind und ich am Nullpunkt arbeiten kann, kann ich mich gar nicht mehr vom Ganzen abspalten. Wir strampeln uns dabei ab, uns all das vom Hals zu schaffen, was uns unglücklich macht. Dabei ist es unabdingbar, dass wir die Ursache dafür erkennen, dieses Unglück annehmen und uns damit vertraut machen. Außerdem können wir es nutzen, um uns ein besseres Leben am Nullpunkt zu erschaffen, wozu wir jedoch eine dritte Phase durchlaufen müssen, die der Koexistenz nämlich, in der alle Elemente der Materie nebeneinander bestehen. Da ich Materie bin, agiere ich wie Materie, und ich werde nur dann Wohlbefinden erreichen, wenn ich alles, was mich ausmacht, koexistieren lasse.

Koexistenz, wonach alles berechtigt ist, gleichzeitig nebeneinander zu bestehen wie am Nullpunkt, ist eine faszinierende Vorstellung. In einer Phase der Entfaltung ist es wünschenswert, dass unsere langsameren Anteile neben den schnelleren bestehen. Wir neigen dazu, erstere auszuschließen, aus Furcht, sie könnten unser Tempo verlangsamen. In Wirklichkeit aber halten sie die Wachstumsenergie am Nullpunkt im Gleichgewicht, wenn wir sie in den Prozess integrieren. Andernfalls ergeht es uns ewig wie in dem chinesischen Sprichwort, wonach alles, was aufsteigt, auch wieder herunterkommt. Dank dieses neuen Paradigmas können wir dagegen wachsen, kontinuierlich und in einer aufsteigenden Kreisbewegung nach dem Vorbild der Spirale.

Wir befinden uns damit im Modus des Empfangens. Wir empfangen alles, was uns ausmacht, und akzeptieren sämtliche Aspekte unserer Persönlichkeit. Wir versuchen nicht mehr, irgendeinen Charakterzug oder irgendeine Verletzung auszumerzen. Wir akzeptieren alles, was den Stoff unseres Seins bildet. Vielleicht fürchten wir, dass wir negative Entscheidungen treffen, indem wir unsere "Schattenseite" einschließen. Es sei hier daran erinnert, dass die Koexistenz die Phase ist, die auf den Nullpunkt folgt. Das Ziel ist nicht, sich auf der einen oder der anderen Seite zu polarisieren.

Wir können keine neuen Szenarien entwickeln, ohne dass alle Aspekte von uns selbst nebeneinander bestehen. Nehmen wir das Beispiel von Antoine G. (Name geändert), der von seiner Familie zurückgewiesen wurde. Heute arbeitet er in einer Firma innerhalb eines Teams von Mitarbeitern aus mehreren Fachbereichen. Zu Beginn seiner Karriere lief alles wie am Schnürchen. Ihm wurde Verantwortung übertragen, er wurde Teamchef und seine berufliche Entfaltung gestaltete sich harmonisch. Auf dem Gipfel des Erfolgs bekam er allmählich den Neid seiner Kollegen zu spüren, die sich gegen ihn verbündeten. Wieder tauchte er in das ursprüngliche Familienmuster ein. Als er klein war, blieb Antoine nichts anderes übrig, als sich abzusondern; inzwischen hatte er jedoch Techniken zur Stressbewältigung und Kommunikation gelernt und war besser gewappnet. Also stieß er einen Prozess an, um die Konflikte mit seinen Kollegen beizulegen. Nach etlichen Sitzungen, Beschlüssen und Konsultationen waren die Schwierigkeiten zwar aus dem Weg geräumt, doch Antoine hatte nach wie vor ein ungutes Gefühl. Um einen Zustand echter Harmonie zu erreichen, muss er das ungute Szenario seiner Kindheit neben seinem Erfolg bestehen lassen.

Lassen wir uns von der Natur inspirieren, um dieses Prinzip zu begreifen: Wasser kommuniziert über die Wolken mit dem Himmel, der Himmel kommuniziert über den Regen mit der Erde, die Erde kommuniziert über die Wurzeln mit den Bäumen usw. All diese verschiedenen, aber miteinander verbundenen Elemente existieren gemeinsam. So verhält es sich auch mit dem unendlich Großen und dem unendlich Kleinen. Dieses Idealprogramm wollen wir in unseren Gen-Code übertragen.

Der magnetische Überfluss

Oft hören wir von Zeiten der Entfaltung, auf die Phasen der Einschränkung folgten. Wir haben Menschen kennengelernt, die im Anschluss an eine Periode, in der sie im Überfluss lebten, alles verloren haben. Geschichten über Lottogewinner, die wenige Jahre, nachdem sie reich geworden sind, erklären, sie seien vorher viel glücklicher gewesen, gibt es zuhauf. Wenn ich den Aufsteig einer prominenten Persönlichkeit verfolge, interessiert es mich immer, ob dieser Aufstieg magnetischer Natur ist oder aber zum Scheitern verurteilt. Man muss nur lesen, was über Michael Jackson geschrieben wurde, um dieses Phänomen zu verstehen, oder ganz einfach die Geschichte von Romeo und Julia, die durch den Tod einem großen Glück entrissen wurden.

Magnetischer Überfluss bezieht sich nicht nur auf Geld, weil auch sie eine Energie in Bewegung ist. Der Ausdruck "den Jackpot knacken" ist ein perfektes Beispiel für polarisierten Überfluss und steht für eine energetische Bewegung außerhalb des normalen Lebensflusses. Beim magnetischen Überfluss besteht alles nebeneinander. Starke und schwache Momente, die alle auf ihre Weise so reichhaltig sind wie diejenigen, die große Reichtümer hervorbringen.

Wir neigen dazu, unser Leben in Einzelteile zu zerlegen. Nehmen wir an, unser Leben wäre ein großer Kuchen. Ein Stück des Kuchens steht für Momente des Erfolgs, ein anderes für Momente der Erschöpfung und geringer Produktivität. In solchen Momenten neigen wir nun dazu, nur das eine Kuchenstück zu sehen. Das Stück mit dem Erfolg gibt es nicht mehr. Nach den Gesetzen der Koexistenz ist unsere Erschöpfung jedoch nur ein kleines Stück aus dem reichhaltigen Kuchen, das mit einem anderen Stück, nämlich dem des Erfolgs, koexistieren kann.

Im Frühjahr 2001, an einem paradiesisch schönen Tag, fuhr mein Mann Bruno im Kajak auf einem Fluss mit Stromschnellen. Als er am meisten Spaß hatte, mitten auf dem tobenden Fluss, ließ er dieses Glück mit dem Leiden auf der Erde koexistieren, damit Letzteres den Nullpunkt besser erreichen könnte. Zwei Jahre später, bei einer anderen Tour, kenterte er im tosenden Wasser und verlor sein Kajak. Im Bewusstsein um seine Erfahrung am Nullpunkt ließt er sein Gefühl des Scheiterns mit seiner persönlichen Kraft koexistieren. In den nachfolgenden 48 Stunden hat er an sich gearbeitet und sein Kajak dann sehr schnell wiedergefunden. Es lässt sich unmöglich feststellen, welches dieser beiden Ereignisse das ausschlaggebende war, denn wenn wir alle Aspekte von uns auf magnetische Weise nebeneinander bestehen lassen, lassen wir den Bereich des Überflusses niemals hinter uns. Ich muss noch anfügen, dass er sein Kajak im Jahr 2001 gemietet hatte und er 2003 stolzer Besitzer eines eigenen, schwedischen Modells war. Sein Überfluss wächst von Jahr zu Jahr, auf finanzieller Ebene genauso wie in allen anderen Bereichen. Je mehr wir unser Magnetfeld stärken, indem wir alles, was uns ausmacht, koexistieren lassen, desto mehr sind wir in der Lage, diesen Elan auf unsere Entfaltung zu übertragen, ohne Gegenschläge einstecken zu müssen.

Einem Freund, der gerade ein Haus bezogen hatte und sich besorgt fragte, ob er in den kommenden Jahren die Hypothek würde abbezahlen können, antwortete ich einmal, dass er sich keine Sorgen zu machen brauchte, weil dieses neue Haus die konkrete Manifestation seiner Intention wäre und diese seine Ängste einschließen würde. Drei Jahre später bekamen seine Frau und er eine stattliche Gehaltserhöhung, die ihnen viele Reisen ermöglichte. Außerdem konnten sie ihr Haus renovieren lassen. Das sind Zeichen für magnetischen Überfluss, bei dem das Ehepaar Schritt für Schritt, Intention für Intention, seinen Erfolg aufgebaut hat, indem es seine Sorgen und Ängste annahm, sobald diese auftauchten. Am schwierigsten ist es, sich damit abzufinden, dass finanzielle Unsicherheit, Angst vor Krankheit und ganz allgemein Schwäche zum Rad des Überflusses gehören. Mir erscheint es einfacher, sich Koexistenz als ein Rad oder einen in einzelne Stücke zerteilten Kuchen vorzustellen statt als quantische Wirklichkeiten in parallelen Universen, doch das dahinterstehende Konzept bleibt dasselbe.

PROTOKOLL NR. 24

Koexistenz am Nullpunkt

Die quantische Theorie geht vom gleichzeitigen Vorhandensein vielfältiger Möglichkeiten aus. Ausgehend von dieser Vorstellung installieren wir in der DNA ein Programm, das es uns erlaubt, uns in Momenten der Entfaltung neu zu konzentrieren, um bestimmte Aspekte der Situation nicht zu übergehen.

Es ist schon vorgekommen, dass ich zunächst das "Allgemeine Protokoll zur Durchführung einer Neuprogrammierung" installieren musste (s. *Die 13. Helix*, Protokoll Nr. 6), bevor ich zum Protokoll der Koexistenz übergehen konnte. Das liegt daran, dass die Teilnehmer meiner Kurse so starke Traumata erlitten hatten, dass ihnen das Programm abhanden gekommen war, durch das sie überhaupt erst Entfaltung hätten erleben können. Sie konnten nur noch schlicht überleben.

Hinweis: Wenn ich innerhalb einer Sitzung mehrere Protokolle installieren muss, gehe ich jedes Protokoll bis zum zweiten Teil durch und spreche die Anweisungen zur Installierung nur ein einziges Mal, nämlich am Ende des Prozesses. In diesem Fall führe ich zum Beispiel den ersten Teil von Protokoll Nr. 6 aus *Die 13. Helix* sowie den ersten Teil von Protokoll Nr. 24 im vorliegenden Buch aus und installiere dann beide Programme gleichzeitig, indem ich die Anweisungen im zweiten und dritten Teil der Protokolle nur ein einziges Mal formuliere.

Wir sollten uns angewöhnen, sämtliche Aspekte unseres Daseins nebeneinander bestehen zu lassen, um dadurch neue Erfahrungen zu machen, neue Ebenen des Vertrauens zu erreichen und, die Erfahrung habe ich machen dürfen, mehr inneren Frieden. Um diese Vorstellungen leichter verständlich zu machen, habe ich das nachfolgende Protokoll entwickelt. Dank ihm können wir in unserer DNA ein Programm installieren, das es uns erlaubt, am Nullpunkt zentriert zu sein und in Zeiten unserer Entfaltung all unsere Anteile gleichzeitig koexistieren zu lassen.

PROTOKOLL ZUR NEUPROGRAMMIERUNG NR. 24

Wachstum am Nullpunkt

Erster Teil des Protokolls

Der erste Teil dient dazu, den Gegenstand des Protokolls und die Angaben zu identifizieren, die in die Neuprogrammierung einzubeziehen sind.

1. Teil – VORBEREITUNG

Vor Beginn der Abfrage spricht man die Absicht laut aus: ***Ich beschließe, am Nullpunkt zu sein, auch wenn ich nicht weiß, wie.*** Mithilfe der Kinesiologie (oder jeder anderen Testmethode) die Antwort ermitteln. Die so erhaltenen Angaben werden entsprechend der Intention automatisch von der angeborenen Körperintelligenz und dem Bewusstsein des Gen-Codes aufgenommen.

Möglicherweise ist die Person derzeit im Zwiespalt, weil sie sich nicht vorstellen kann, einen weiteren wichtigen Übergang zu erleben. Wenn Sie weitere Protokolle installieren müssen, testen Sie unter Heranziehung von Band I. Beispielsweise könnte man Protokoll Nr. 6 installieren, damit die Person Zugang zum Programm für die kontinuierliche Entwicklung hat.

1. BESTIMMEN, ob die Person derzeit eine Wachstumsphase durchläuft.
   Wenn JA, WEITER zu Punkt 2.

   Wenn NEIN,
   BESTIMMEN, ob sie weiß, dass sie sich entfalten und weiterentwickeln kann.

   Wenn NEIN, ERMITTELN, ob andere Protokolle installiert werden müssen, damit sie weiterhin neue Entwicklungen in ihrem Leben erfahren darf.

   Wenn JA, welche?

   Wenn NEIN, weiter zu Punkt 2.

Wir wollen in das Programm die Vorstellung einschließen, dass diejenigen Aspekte unseres Seins, die sich weiterentwickeln können, mit denjenigen koexistieren, die dazu nicht in der Lage sind.

2. BESTIMMEN, ob die Person in der Phase der Entfaltung zentriert und am Nullpunkt sein kann, während sie auf allen Ebenen mit all ihren Aspekten koexistiert:
   A. ganz allgemein ODER
   B. im Hinblick auf die Entwicklung, die sie gerade erlebt.

Dieses Programm ermöglicht es, alle negativen und positiven Aspekte unseres Lebens in die Entwicklung einzuschließen.

3. BESTIMMEN, ob man in der DNA ein Programm installieren soll, damit die Person in der Phase der Entfaltung zentriert und am Nullpunkt ist und dabei auf allen Ebenen mit all ihren Aspekten koexistiert.

Es gibt viele Gründe, warum man hier als Antwort ein NEIN erhält. Man muss nicht nach Erklärungen suchen, sondern nur die Tatsache als solche akzeptieren.

4. BESTIMMEN, ob es für die Entwicklung der zu behandelnden Person sinnvoll ist, diese Neuprogrammierung jetzt vorzunehmen.
   Wenn NEIN,
   A. diese Neuprogrammierung nicht vornehmen.
   B. BESTIMMEN, wie viel Zeit (Tage, Wochen, Monate) vergehen soll, bevor man erneut bestimmt, ob diese Neuprogrammierung vorgenommen werden kann.

Möglicherweise ist das Programm in der uncodierten DNA installiert und an keiner bestimmten Stelle festgeschrieben.

Wenn JA, BESTIMMEN, ob das Programm an einer bestimmten Stelle festgeschrieben werden muss.
Wenn JA,
A. BESTIMMEN, in welchem Chromosom (1 bis 46 ...) und welchem Gen (1 bis 5000+) das neue Programm installiert werden soll und

B. BESTIMMEN, wie viele Tripletts (1 bis 30000+) dieses Programm umfasst.

Wenn NEIN, WEITER zum nächsten Punkt.

Der ursprüngliche DNA-Plan ist das Schema, das jeder genetischen Mutation vorausging. Wenn diese Information dort unterschwellig immer noch vorhanden ist, wird sie automatisch in die Neuprogrammierung eingeschlossen.

5. BESTIMMEN, ob dieses Programm bereits im ursprünglichen DNA-Plan enthalten war.

   Wenn JA,

   A. BESTIMMEN, ob es sich hier reproduzieren lässt.

   B. BESTIMMEN, ob man eine Brücke installieren soll.

Es geht um ein Thema oder ein anderes Programm, das jenes, das wir installieren wollen, neutralisieren könnte.

6. BESTIMMEN, ob es ein schädliches Programm und/oderThema gibt, das in Resonanz (Echo) oder Dualität (Polarität) steht und mit dem neuen Programm interferieren könnte.

   Jedes Wort des letzten Satzes TESTEN.

Die Speicher der alten Programme könnten mit dem neuen Programm interferieren.

7. BESTIMMEN, ob an eines oder mehrere alte Programme Speicher angeschlossen sind, welche die Integration dieses neuen Programms in die DNA verhindern könnten. Wenn JA, wie viele solcher Speicher gibt es?

Diese Information wird automatisch in die Neuprogrammierung eingeschlossen.

8. BESTIMMEN, ob die Person eine **permanente** Entfaltung am Nullpunkt erleben kann.

9. ERMITTELN, ob die Person sagen kann, dass es normal ist, in der Phase der Entfaltung zentriert und am Nullpunkt zu sein, während sie mit all ihren Anteilen koexistiert.

10. ERMITTELN, ob Vergangenheit, Gegenwart und Zukunft der Person in der Phase der Entfaltung vollkommen am Nullpunkt koexistieren können.

Wenn die Person eine Phase der tiefgreifenden Veränderung durchläuft, sind möglicherweise die energetischen Zentren betroffen.

11. ERMITTELN, ob die Chakren sich richtig herum drehen und gut verankert sind.

Diese Angabe wird automatisch in die Neuprogrammierung eingeschlossen.

12. ERMITTELN, ob die energetischen Körper (emotional und/oder mental und/oder spirituell und/oder sonstige) durch diese Entfaltung in Unordnung geraten sind.

13. BESTIMMEN, ob in einer Phase der Entfaltung alle Helices, energetischen Körper (emotional und/oder mental und/oder spirituell und/oder sonstige), Chakren, quantischen Elemente oder Sonstiges der Person:
   A. in Harmonie sind
   B. in derselben Frequenz schwingen
   C. untereinander kommunizieren
   D. sich gegenseitig unterstützen
   E. sich im selben Universum befinden
   F. sich im selben Raum befinden
   G. sich in derselben Zeit befinden
   H. Sonstiges (s. Anhang III)

Der ermittelte Prozentsatz wird durch die Intention automatisch in die Neuprogrammierung eingeschlossen.

14. ERMITTELN, zu welchem Prozentsatz die Person in der Phase der Entfaltung unversehrt ist, und zwar auf der Ebene:
   A. der Wirbelsäule
   B. des Rückenmarks
   C. der Gehirnhäute
   D. der Pumpe für die Hirn-Rückenmarksflüssigkeit

E. der Milz
F. des Herzens
G. der Nerven
I. von Sonstigem (s. Anhang III)

Generationenübergreifende Muster können uns beeinflussen.

15. BESTIMMEN, ob es ein familiäres Muster und/oder einen generationenübergreifenden Speicher gibt, der die Person daran hindert, in der Phase der Entfaltung mit all ihren Anteilen zentriert und am Nullpunkt zu sein.
    Wenn JA,
    A. BESTIMMEN, wie viele Generationen es/er zurückreicht.
    B. BESTIMMEN, ob man es/ihn als magnetische Negativladung in die DNA aufnehmen muss.

Teile von uns sind möglicherweise nicht in der Lage, in der Bewegung mitzugehen. Damit sich unsere Entfaltung nicht verlangsamt, spalten wir diese Teile manchmal von uns ab.

16. ERMITTELN, ob sich aufgrund der Entfaltung Teile von der Person abgespalten haben ODER welcher Prozentsatz der Person aufgrund der Entfaltung abgespalten ist.
    Wenn JA,
    BESTIMMEN, ob es sinnvoll ist, all diese Abspaltungen in die Gegenwart an den Nullpunkt zurückzuholen und sie in der DNA zu verankern oder sie zur zentralen Seele zu lenken.

Diese Abspaltungen werden automatisch in die Neuprogrammierung eingeschlossen.

17. ERMITTELN, ob diese Abspaltungen eine magnetische Anziehung ausüben, die die Person aus ihrer Mitte holt.

18. ERMITTELN, ob die Person eine Entfaltung erleben kann, indem sie mit Nachstehendem zentriert und am Nullpunkt sein kann:
    A. Hoffnung
    B. Vertrauen
    C. Sicherheit
    D. Überzeugung
    E. einer friedlichen Autorität
    F. dem Glauben an sich selbst
    G. dem Glauben an ihre Essenz
    H. Sonstigem (s. Anhang III)

Diese Information wird automatisch in die Neuprogrammierung eingeschlossen.

19. BESTIMMEN, ob die Entfaltung am Nullpunkt einen Schock bewirkt.
    Wenn JA,
    BESTIMMEN, im Zusammenhang mit welcher Emotion (s. Anhang IV).

Testen Sie jedes einzelne Element (A bis H). Die hier ermittelten Angaben dienen dem Aufbau des neuen Programms. Sie werden automatisch in die Neuprogrammierung eingeschrieben.

20. BESTIMMEN, ob die nachstehenden Elemente auch einwandfrei funktionieren, wenn die Person dort eine Entfaltung erlebt:
    A. ihre fünf Sinne
    B. ihr Gehirn
    C. ihr Nervensystem
    D. ihre Peptide
    E. ihre Organe
    F. ihre innersekretorischen Drüsen
    G. die Zellrezeptoren
    H. Sonstiges (s. Anhang III)

Erlebt die Person eine Entfaltung, ohne am Nullpunkt zu sein, können sich alle möglichen magnetischen oder sonstigen Störungen einstellen.

21. BESTIMMEN, ob der Strom der negativen und/oder positiven Ionen gegenläufig ist.

22. BESTIMMEN, ob die Entfaltung eine Polarisierung des Magnetfelds der Person bewirkt.

23. BESTIMMEN, ob die Person in der Phase einer Entfaltung zentriert am Nullpunkt sein kann und gleichzeitig mit all ihren Leben in allen Dimensionen koexistiert.

Diese Information wird automatisch in die Neuprogrammierung eingeschlossen.

24. BESTIMMEN, ob die Person in der Phase der Entfaltung auf den nachstehenden Ebenen in Harmonie sein kann:
    A. sozial
    B. beruflich
    C. zwischenmenschlich
    D. familiär
    E. spirituell
    F. sonstige (s. Anhang III)

Wenn wir saturiert sind, brauchen wir diese Erfahrung nicht mehr zu machen, um daran zu wachsen. Diese Information wird automatisch in die Neuprogrammierung eingeschlossen.

25. BESTIMMEN, ob die Person übersättigt ist durch das Ungleichgewicht, das darauf beruht, dass sie in der Phase einer Entfaltung nicht zentriert am Nullpunkt ist, während sie mit all ihren Anteilen koexistiert.

26. BESTIMMEN, ob die Person über das Programm verfügt, mit dessen Hilfe sie begreift, dass in der Phase der Entfaltung alles, was existiert, verstärkt wird und dass sie die Entfaltung an den Nullpunkt setzen kann.

Wir wollen sichergehen, dass die Entfaltung tatsächlich am ***Nullpunkt*** *ist.*

27. ERMITTELN, ob die Person in Gegenwart einer negativen Magnetladung mit der positiven Magnetkraft der Entfaltung koexistieren kann.

28. ERMITTELN, ob die Person die Energie der Entfaltung in ihren Alltag integrieren kann, um
    A. sich zu regenerieren
    B. sich zu erholen
    C. sich zu heilen
    D. wieder in Harmonie zu leben
    E. am Nullpunkt zu koexistieren
    F. Sonstiges (s. Anhang III)

Wenn Sie unter Punkt B, F und G genaue Angaben benötigen, konsultieren Sie die Anhänge. Die ermittelten Informationen werden automatisch in die Neuprogrammierung eingeschlossen.

29. ERMITTELN, ob die Entfaltung ein Ungleichgewicht erzeugt:
    A. hormonell
    B. auf der Ebene der Systeme (s. Anhang VII)
    C. auf der Ebene der Organe
    D. auf der Ebene der Zellrezeptoren
    E. nervlich
    F. emotional (s. Anhang IV)
    G. sonstige (s. Anhang III)

Das Protokoll für die positive Magnetkraft findet sich in Band I, Die 13. Helix.

30. ERMITTELN, ob es nötig ist, die positive Magnetkraft zu installieren, die die Person derzeit dank der Entfaltung erfährt (Protokoll Nr. 12).

31. ERMITTELN, ob die Person die Frequenz der positiven Magnetkraft der erfolgreichen Entfaltung zusammen mit folgenden Elementen schwingen lassen kann:
    A. der Angst vor dem Scheitern
    B. der Unzufriedenheit
    C. dem Glauben, dass es dieses Mal immer noch nicht funktioniert
    D. einer emotionalen Verletzung (s. Anhang IV)
    E. einer mentalen Verletzung (s. Anhang V)
    F. einem sonstigen negativen Aspekt (s. Anhang III)

Wenn wir die Energie unserer Entfaltung in unsere Umgebung projizieren, können wir ein Ungleichgewicht erzeugen.

32. ERMITTELN, ob die Person in der Phase der Entfaltung die Energie, die ihr zukommt, für sich selbst bewahren kann, und sie nicht ungezielt abgibt.

Diese Angabe wird automatisch in die Neuprogrammierung eingeschlossen.

33. ERMITTELN, ob die Person Zugang zu der durch die Entfaltung erzeugten Kraft hat und ob sie die wohltuende Wirkung in ihrem Alltag und für ihre Gesundheit nutzen kann.

Der Anteil wird automatisch in die Neuprogrammierung eingeschlossen.

34. ERMITTELN, zu welchem Prozentsatz die Person sich dem Prozess der Entfaltung hingeben kann.

Oft brauchen wir Herausforderungen, damit wir Fortschritte machen. Diese Angabe wird automatisch in die Neuprogrammierung eingeschlossen.

35. ERMITTELN, ob die Person eine Entfaltung erleben kann, die nicht die Reaktion auf einen Konflikt ist.

36. ERMITTELN, ob die Person weiß, dass sie folgende Dinge darf:
A. über den Erfolg ihrer Entfaltung reden
B. sich entfalten, auch wenn jemand in ihrer Umgebung sich nicht entfaltet
C. ihren Erfolg feiern
D. Sonstiges (s. Anhang III)

Wenn Sie unter Punkt F eine genaue Angabe benötigen, lesen Sie in Anhang III am Ende dieses Buches nach.

37. ERMITTELN, ob die Person eine Entfaltung erleben und dabei auf folgenden Ebenen in Sicherheit sein will:
A. mental
B. emotional
C. physisch
D. psychisch
E. spirituell
F. sonstige (s. Anhang III)

Alle Angaben werden automatisch in die Neuprogrammierung eingeschlossen.

38. ERMITTELN, ob Nachstehendes für die Person in einer Phase der Entfaltung möglich ist:
    A. sich selbst treu bleiben
    B. flexibel sein
    C. Zeit für sich haben
    D. gesund sein
    E. sich entspannen
    F. sich lieben
    G. sich klar und auf gesunde Weise abgrenzen
    H. geliebt werden
    I. sich verzeihen
    J. glücklich sein oder eine beliebige sonstige Empfindung haben (s. Anhang V – rechte Spalte)

39. ERMITTELN, ob die Person in einer Phase der Entfaltung auf ihre Bedürfnisse achten kann.

Möglicherweise mussten Sie vor seiner Installation weitere Angaben in das Programm aufnehmen. Wenn Sie Angaben aus anderen Protokollen aufnehmen müssen, testen Sie, um herauszufinden, welche(s) Protokoll(e) dafür infrage kommt bzw. kommen und welche Punkte dieser Protokolle in die Neuprogrammierung mit einzubeziehen sind.

40. BESTIMMEN, ob es nötig ist, vor der Installation des Programms noch weitere Angaben darin aufzunehmen.
    Wenn JA,
    A. TESTEN, wie viele Angaben aufzunehmen sind;
    B. in Anhang III NACHLESEN und die Anweisungen BEFOLGEN, um zu ermitteln, welche Angaben aufzunehmen sind;
    C. ZURÜCK zum Protokoll und WEITER zum nächsten Punkt.

Zweiter Teil des Protokolls

2. Teil – INSTALLATION DER NEUPROGRAMMIERUNG

Die Installation der Neuprogrammierung berücksichtigt sämtliche Angaben, die im ersten Teil gefunden wurden.

1. SPRICH: *Ich ordne an, dass sich dieses neue Programm für alle Leben und Dimensionen im Kern der Hauptzelle der Zirbeldrüse ansiedelt.*

Während man die Anweisung vor sich hinspricht, wird jedes der aufgezählten Elemente in die Neuprogrammierung einbezogen. Im Tonfall eines Gebets oder der Hypnose sprechen.

2. SPRICH: *Ich ordne an, dass dieses Programm, ausgehend von der Zirbeldrüse,*
   A. *die innersekretorischen Drüsen;*
   B. *das Gehirn, das Herz, die Milz, das Nervensystem und die Peptide;*
   C. *die Zellen, die intra- und extrazelluläre Flüssigkeit, die Atome und die quantischen Elemente (Quarks, Myonen und Fäden etc.);*
   D. *alle Helices, alle Chakren, alle energetischen Körper und die Seele;*
   E. *eine andere Stelle durchläuft* (s. Anhang III).

Um zu erfahren, welche Stelle genau, Abschnitt 16 in Anhang III lesen.

3. SPRICH: *Ich ordne der RNA an, sich wieder zu vernetzen und dieses neue Programm zu unterstützen.*

Der ursprüngliche DNA-Plan ist das Schema, das jeder genetischen Mutation vorausging.

4. SPRICH: *Ich ordne den Tripletts an, wieder ihren Platz in der Ordnung des vollkommenen, ursprünglichen Programms einzunehmen, auch wenn es zu Umkehrungen des Codes gekommen sein sollte.*

5. SPRICH: *Ich ordne der Geschwindigkeit der Photonen und der Spiralstruktur der DNA an, sich anzupassen.*

6. SPRICH: *Ich ordne die Erneuerung der Verbindungen im callösen Körper entsprechend dem ursprünglichen Plan an.*

Zur Definition von Telomer und Telomerase siehe Anhang I.

7. SPRICH: *Ich ordne die vollkommene Unversehrtheit von Telomer und Telomerase an.*

Die Liste der Systeme befindet sich in Anhang VII.

8. SPRICH: *Ich ordne an, dass die Rückstände alter Programme auf den Nullpunkt gesetzt und/oder über die geeigneten Systeme ausgeschieden werden.*

9. SPRICH: *Ich ordne an, dass dieses neue Programm versiegelt wird.*

Zur Definition der Merkaba siehe Anhang I.

10. SPRICH: *Ich ordne an, dass die Merkaba versiegelt wird.*

11. SPRICH: *Ich ordne an, dass DNA und RNA durch keinerlei Strahlung beeinträchtigt werden.*

12. SPRICH: *Ich ordne an, dass dieses neue Programm sich hier und jetzt bis auf Widerruf vollständig im verlängerten Rückenmark ansiedelt.*

13. SPRICH: *Ich ordne an, dass diese Neuprogrammierung rundherum toleriert wird, vollständig erfolgt und am Nullpunkt ansetzt.*

ZENTRALER PUNKT der Neuprogrammierung

14. SPRICH: *Ich ordne an, dass sich die Kraft, die Harmonie und die Richtigkeit dieser Neuprogrammierung in der DNA ansiedeln und sie vollständig aktiviert wird.*

Dritter Teil des Protokolls

3. Teil – ABSCHLUSS DES PROTOKOLLS

Möglicherweise verlangt das Programm weitere Angaben für die korrekte Codierung der Installation.

15. BESTIMMEN, ob es für die Wirksamkeit, Verträglichkeit und Integration der Neuprogrammierung nötig ist, weitere Angaben einzuschließen.
    WENN JA,
    A. ERMITTELN, wie viele Angaben eingeschlossen werden müssen;
    B. in Anhang III NACHLESEN und die Anweisungen BEFOLGEN, um zu ermitteln, welche Angaben einzuschließen sind;
    C. ZURÜCK zum Protokoll und WEITER zu Nr. 16.

Das Protokoll wird abgeschlossen.

16. SPRICH: *Ich ordne an, dass diese Neuprogrammierung gemäß dem ursprünglichen Plan in der Frequenz der Liebe toleriert und integriert wird, auch wenn die Helices in der Vergangenheit deaktiviert waren.*

Das Protokoll wird endgültig bestätigt.

17. SPRICH: *Ich ordne an, dass diese Erneuerung bis auf Widerruf durch (Name der zu behandelnden Person) vollständig und versiegelt ist.*

Folgendes schrieb mir Hélène C. im Anschluss an diese Neuprogrammierung:

"Die restliche Woche hatte ich irrsinnig viel Arbeit, aber ich fühlte mich sehr präsent und innerlich sehr ruhig. Bei aller Traurigkeit und Not war ich doch in meiner Mitte und konnte meine Konzentration dahin lenken, wo sie gebraucht wurde."

KAPITEL 4

Der interstitielle Hohlraum

Die Leere des Universums

Das Universum besteht fast ausschließlich aus Leere. Milliarden Kilometer Leere liegen zwischen den Planeten unserer Galaxie, und noch einige Milliarden mehr zwischen den Galaxien untereinander. Der Mikrokosmos reflektiert den Makrokosmos bis ins kleinste Teil. Tatsächlich bestehen die Atome aus Elektronen, die um einen Kern kreisen, aber in ihnen ist vor allem auch Raum. Wie wir selbst, besteht die Welt um uns herum im Wesentlichen aus Leere. Das Verhältnis von Materie und Leere im Universum beträgt 10^{-30} kg/m^3, was zwei oder drei Atomen in einem Klassenzimmer entspricht. Immer wenn ich diese unendlich großen oder unendlich kleinen Zahlen sehe, fasziniert mich das Zusammenspiel von Mensch und Universum aufs Neue.

In seinem Buch *Heilung durch Quantenenergie* stellt Deepak Chopra eine Verbindung zwischen dieser Leere und der Leere in den Zellen her. Dem Autor zufolge gibt es in der Materie mehr leeren als ausgefüllten Raum, und in dieser Leere soll die Intelligenz angesiedelt sein. Leere ist hier auch nicht als "Nichts" aufzufassen, sondern eher als Resonanzkiste. Wir werden ausgehend vom Universum geschaffen und nach denselben Parametern geformt. Darum ist auch so viel Raum in unserem physischen Körper. Würden wir ihn komplett beseitigen, bliebe nur noch Masse in der Größe eines Golfballs übrig. So groß also ist diese Leere, denn wenn sich die Dichte des Körpers auf eine so kleine Masse reduzieren lässt, muss man daraus folgern, dass der Rest Leere ist.

PROTOKOLL NR. 25

Zugang zum interstitiellen Hohlraum

Nachdem wir uns Gedanken über die Leere in der Materie gemacht haben, stelle ich eine Beziehung zwischen dieser Leere und dem interstitiellen Hohlraum bzw. der zwischenräumlichen Leere in unserem Körper her. Als Interstitium oder Zwischenraum bezeichnet man "einen kleinen, leeren Raum zwischen den Teilen einer Sache". Ich bin zu dem Schluss gekommen, dass dieses interstitielle Vakuum, das auf der Ebene der Zellen und zwischen den subatomischen Teilchen vorhanden ist, aus denen die Zellen bestehen, sich mit dem Hohlraum einer Gitarre vergleichen lässt: der Raum, in dem sich die Schwingungen der Saiten ausbreiten.

Im Fall einer Gitarre oder auch einer Geige sind die Größe des Resonanzkörpers und des entsprechenden Hohlraums mit ausschlaggebend für die Qualität und die Schönheit des vom Instrument hervorgebrachten Klangs. Übertragen auf uns heißt das, dass wir uns unseren Hohlraum zu eigen machen können, um bewusst über die Frequenz zu entscheiden, in der er schwingt. Es wäre interessant, sich zu fragen, welches seine derzeitige Frequenz ist, weil er sich von Natur aus auf eine bestimmte Längenwelle einpendelt. Wir können die Dichte und den physischen Aspekt unseres Körpers wahrnehmen, ohne jedoch den Hohlraum zu orten. Die meisten Therapien zielen auf die Materie. Wir diagnostizieren Pathologien, Entzündungszustände, Allergien, Toxizitäten und Krankheiten, die wir mehr oder weniger erfolgreich zu beheben versuchen. Erst allmählich begreifen wir, dass das Standardmodell im Bereich der Physik oder der Medizin nicht wirksamer ist. Wir müssen dringend neue Wege entdecken. In dieser Hinsicht könnte die Bedeutung der interstitiellen Leere in faszinierender Weise greifen. Der Hohlraum kann in einer bestimmten Frequenz schwingen und diese Frequenz auf die Materie übertragen. Wir können nun also eine Bresche schlagen und unsere Anstrengungen auf die Syntonisierung der interstitiellen Leere konzentrieren, auf einer Frequenz entsprechend der der optimalen Gesundheit, statt ständig auf Angriffe oder auf die Degeneration des Körpers zu reagieren.

In einem globalen Kontext kann man die Leere betrachten als Bestandteil all dessen, was existiert. Als ich mithilfe der Kinesiologie Kontakt zu dieser großen interstitiellen Leere in unserem Körper hergestellt hatte, habe ich eine unglaubliche magnetische Energie verspürt. Mir wurde klar, dass man diesen Hohlraum als verfügbare Kraft begreifen muss. Mir wurde sogar bewusst, dass die Brücke, über die wir mit den multiplen Universen kommunizieren können, von denen in Protokoll Nr. 29 die Rede ist, dank der Macht der Intention im interstitiellen Raum installiert werden kann. Plötzlich verspürte ich die gleiche Freude wie in dem Moment, als ich die Macht der negativen Magnetladung entdeckt hatte (Protokoll Nr. 11 in *Die 13. Helix*). Damals hatte ich, wie Ali Baba, den Sesam-öffne-Dich gefunden, der Zugang zur Höhle mit den vierzig Räubern verschafft. Ich begriff, dass der interstitielle Raum vielfältige Möglichkeiten eröffnet.

Dieser Hohlraum mit dem riesigen Potenzial ist die Stelle, an der unsere angeborene Intelligenz sitzt. Um Quantensprünge zu vollbringen, sollten wir besser in Kontakt mit unserem interstitiellen Raum sein. Wenn wir auf neuen Frequenzen schwingen können, dann nicht aufgrund unserer Körperdichte, sondern eben dank unseres interstitiellen Hohlraums. Er erlaubt uns, die verschiedenen Frequenzen der parallelen Welten zu syntonisieren.

Das unglaubliche Potenzial dieses Hohlraums in uns zu begreifen, das ungenutzt, aber verfügbar ist, war eine echte Offenbarung für mich. Uns ist das genetische Programm abhanden gekommen, durch das wir mit dieser latenten Energie in Kontakt sein können, aber schon bald werden wir in der Lage sein, es wieder zu nutzen.

Das nachfolgende Protokoll verschafft uns Zugang zum interstitiellen Raum unseres Körpers. In dem darauffolgenden Protokoll können wir dann die Frequenz bestimmen, in der wir ihn syntonisieren wollen. Wir müssen also zunächst Protokoll Nr. 25 installieren und gehen dann über zu Protokoll Nr. 26.

PROTOKOLL ZUR NEUPROGRAMMIERUNG NR. 25

Zugang zum interstitiellen Hohlraum

Erster Teil des Protokolls

Der erste Teil dient dazu, den Gegenstand des Protokolls und die Angaben zu identifizieren, die in die Neuprogrammierung einzubeziehen sind.

1. Teil – VORBEREITUNG

Vor Beginn der Abfrage spricht man die Absicht laut aus: ***Ich beschließe, am Nullpunkt zu sein, auch wenn ich nicht weiß, wie.*** Mithilfe der Kinesiologie (oder jeder anderen Testmethode) die Antwort ermitteln. Die so erhaltenen Angaben werden entsprechend der Intention automatisch von der angeborenen Körperintelligenz und dem Bewusstsein des Gen-Codes aufgenommen.

1. **BESTIMMEN, ob man ein Programm installieren kann, damit die Person den interstitiellen Hohlraum in ihrem Körper kennenlernen und erfahren darf,**
   A. ganz allgemein ODER
   B. im Hinblick auf eine bestimmte Situation, die in diese Sitzung einzuschreiben ist.
   Wenn JA, BESTIMMEN, um welche Situation es sich handelt.

Es gibt viele Gründe, warum man hier als Antwort ein NEIN erhält. Man muss nicht nach Erklärungen suchen, sondern nur die Tatsache als solche akzeptieren.

2. **BESTIMMEN, ob es für die Entwicklung der zu behandelnden Person sinnvoll ist, diese Neuprogrammierung jetzt vorzunehmen.**
   Wenn NEIN,
   A. diese Neuprogrammierung nicht vornehmen.
   B. BESTIMMEN, wie viel Zeit (Tage, Wochen, Monate) **vergehen soll, bevor man erneut bestimmt, ob diese Neuprogrammierung vorgenommen werden kann.**

Möglicherweise ist das Programm in der uncodierten DNA installiert und an keiner bestimmten Stelle festgeschrieben.

Wenn JA, BESTIMMEN, ob das Programm an einer bestimmten Stelle festgeschrieben werden muss.
Wenn JA,
A. BESTIMMEN, in welchem Chromosom (1 bis 46 ...) und welchem Gen (1 bis 5000+) das neue Programm installiert werden soll und
B. BESTIMMEN, wie viele Tripletts (1 bis 30000+) dieses Programm umfasst.
Wenn NEIN, WEITER zum nächsten Punkt.

Der ursprüngliche DNA-Plan ist das Schema, das jeder genetischen Mutation vorausging. Wenn diese Information dort unterschwellig immer noch vorhanden ist, wird sie automatisch in die Neuprogrammierung eingeschlossen.

3. BESTIMMEN, ob dieses Programm bereits im ursprünglichen DNA-Plan enthalten war.
Wenn JA,
A. BESTIMMEN, ob es sich hier reproduzieren lässt.
B. BESTIMMEN, ob man eine Brücke installieren soll.

Es geht um ein Thema oder ein anderes Programm, das jenes, das wir installieren wollen, neutralisieren könnte.

4. BESTIMMEN, ob es ein schädliches Programm und/oderThema gibt, das in Resonanz (Echo) oder Dualität (Polarität) steht und mit dem neuen Programm interferieren könnte.
Jedes Wort des letzten Satzes TESTEN.

Die Speicher der alten Programme könnten mit dem neuen Programm interferieren.

5. BESTIMMEN, ob an eines oder mehrere alte Programme Speicher angeschlossen sind, welche die Integration dieses neuen Programms in die DNA verhindern könnten. Wenn JA, wie viele solcher Speicher gibt es?

Die Körperdichte ohne diesen Raum entspricht der eines Golfballs.

6. BESTIMMEN, ob die Person weiß, dass die Materie zu mindestens 70 Prozent aus Leere besteht.

Der unter Punkt A ermittelte Prozentsatz wird automatisch in die Neuprogrammierung eingeschrieben. Möglicherweise haben wir einen Teil unserer selbst verloren, ohne dass uns das bewusst ist.

7. A. ERMITTELN, zu welchem Prozentsatz der Person der interstitielle Hohlraum in ihrem Körper bewusst ist.
   B. ERMITTELN, ob die Person Zugang zum interstitiellen Hohlraum ihres Körpers hat.
   C. Liegt eine Nichtwahrnehmung des interstitiellen Hohlraums vor?

8. A. BESTIMMEN, zu welchem Prozentsatz die Person ein Bewusstsein für ihre Körperdichte hat.
   B. BESTIMMEN, ob die Person Zugang zu ihrer Körperdichte hat.
   C. Liegt eine Nichtwahrnehmung der Körperdichte vor?

Möglicherweise ist der interstitielle Raum des Gehirns nicht vollkommen integriert. Diese Angabe wird automatisch in die Neuprogrammierung eingeschrieben.

9. BESTIMMEN, ob die Qualität des interstitiellen Hohlraums im Gehirn maximal ist.

10. ERMITTELN, ob die Person weiß, dass sie eine neue Frequenz im interstitiellen Hohlraum ihres Körpers installieren **kann**.

Möglicherweise liegt eine Schwere auf der Ebene der Schwingungen vor. Diese Angabe wird automatisch in die Neuprogrammierung eingeschlossen.

11. BESTIMMEN, ob die Person ihren interstitiellen Hohlraum erleichtern kann.

Diese Überreste existieren auf der Schwingungsebene und sind nichtphysikalischer Natur.

12. BESTIMMEN, ob der interstitielle Hohlraum von den Schwingungen bestimmter pathologischer Überreste beeinträchtigt wird.
    Wenn JA, von welchen (s. Anhang III, Nr. 6 – freie Radikale)?

13. BESTIMMEN, ob ihr interstitieller Hohlraum von der Schwingung bestimmter Pathologien beeinträchtigt wird.
    Wenn JA, von welchen (s. Anhang III, Nr. 5 – Infektionen).

Diese Angabe wird automatisch in die Neuprogrammierung eingeschlossen.

14. BESTIMMEN, ob die Person ihren interstitiellen Hohlraum auf den Nullpunkt setzen kann.

Um unter Punkt 5 die Emotion zu ermitteln, s. Anhang IV.

15. ERMITTELN, ob die Person den nötigen Gen-Code besitzt, um:
    A. Kontakt zum interstitiellen Hohlraum ihres Körpers herzustellen, ohne krank zu sein;
    B. Kontakt zum interstitiellen Hohlraum ihres Körpers herstellen kann, ohne verletzlich oder Sonstiges zu sein (sonstige Emotion).

Möglicherweise mussten Sie vor seiner Installation weitere Angaben in das Programm aufnehmen. Wenn Sie Angaben aus anderen Protokollen aufnehmen müssen, testen Sie, um herauszufinden, welche(s) Protokoll(e) dafür infrage kommt bzw. kommen und welche Punkte dieser Protokolle in die Neuprogrammierung mit einzubeziehen sind.

16. BESTIMMEN, ob es nötig ist, vor der Installation des Programms noch weitere Angaben darin aufzunehmen.
    Wenn JA,
    A. TESTEN, wie viele Angaben aufzunehmen sind;
    B. in Anhang III NACHLESEN und die Anweisungen BEFOLGEN, um zu ermitteln, welche Angaben aufzunehmen sind;
    C. ZURÜCK zum Protokoll und WEITER zum nächsten Punkt.

Zweiter Teil des Protokolls

2. Teil – INSTALLATION DER NEUPROGRAMMIERUNG

Die Installation der Neuprogrammierung berücksichtigt sämtliche Angaben, die im ersten Teil gefunden wurden.

1. SPRICH: *Ich ordne an, dass sich dieses neue Programm für alle Leben und Dimensionen im Kern der Hauptzelle der Zirbeldrüse ansiedelt.*

Während man die Anweisung vor sich hinspricht, wird jedes der aufgezählten Elemente in die Neuprogrammierung einbezogen. Im Tonfall eines Gebets oder der Hypnose sprechen.

2. SPRICH: *Ich ordne an, dass dieses Programm, ausgehend von der Zirbeldrüse,*
   A. *die innersekretorischen Drüsen;*
   B. *das Gehirn, das Herz, die Milz, das Nervensystem und die Peptide;*
   C. *die Zellen, die intra- und extrazelluläre Flüssigkeit, die Atome und die quantischen Elemente (Quarks, Myonen und Fäden etc.);*
   D. *alle Helices, alle Chakren, alle energetischen Körper und die Seele;*
   E. *eine andere Stelle durchläuft* (s. Anhang III).

Um zu erfahren, welche Stelle genau, Abschnitt 16 in Anhang III lesen.

3. SPRICH: *Ich ordne der RNA an, sich wieder zu vernetzen und dieses neue Programm zu unterstützen.*

Der ursprüngliche DNA-Plan ist das Schema, das jeder genetischen Mutation vorausging.

4. SPRICH: *Ich ordne den Tripletts an, wieder ihren Platz in der Ordnung des vollkommenen, ursprünglichen Programms einzunehmen, auch wenn es zu Umkehrungen des Codes gekommen sein sollte.*

5. SPRICH: *Ich ordne der Geschwindigkeit der Photonen und der Spiralstruktur der DNA an, sich anzupassen.*

6. SPRICH: *Ich ordne die Erneuerung der Verbindungen im callösen Körper entsprechend dem ursprünglichen Plan an.*

Zur Definition von Telomer und Telomerase siehe Anhang I.

7. SPRICH: *Ich ordne die vollkommene Unversehrtheit von Telomer und Telomerase an.*

Die Liste der Systeme befindet sich in Anhang VII.

8. SPRICH: *Ich ordne an, dass die Rückstände alter Programme auf den Nullpunkt gesetzt und/oder über die geeigneten Systeme ausgeschieden werden.*

9. SPRICH: *Ich ordne an, dass dieses neue Programm versiegelt ist.*

Zur Definition der Merkaba siehe Anhang I.

10. SPRICH: *Ich ordne an, dass die Merkaba versiegelt ist.*

11. SPRICH: *Ich ordne an, dass DNA und RNA durch keinerlei Strahlung beeinträchtigt werden.*

12. SPRICH: *Ich ordne an, dass dieses neue Programm sich hier und jetzt bis auf Widerruf vollständig im verlängerten Rückenmark ansiedelt.*

13. SPRICH: *Ich ordne an, dass diese Neuprogrammierung rundherum toleriert wird, vollständig erfolgt und am Nullpunkt ansetzt.*

ZENTRALER PUNKT der Neuprogrammierung

14. SPRICH: *Ich ordne an, dass sich die Kraft, die Harmonie und die Richtigkeit dieser Neuprogrammierung in der DNA ansiedeln und sie vollständig aktiviert wird.*

Dritter Teil des Protokolls

3. Teil – ABSCHLUSS DES PROTOKOLLS

Möglicherweise verlangt das Programm weitere Angaben für die korrekte Codierung der Installation.

15. BESTIMMEN, ob es für die Wirksamkeit, Verträglichkeit und Integration der Neuprogrammierung nötig ist, weitere Angaben einzuschließen.
    WENN JA,
    A. ERMITTELN, wie viele Angaben eingeschlossen werden müssen;
    B. in Anhang III NACHLESEN und die Anweisungen BEFOLGEN, um zu ermitteln, welche Angaben einzuschließen sind;
    C. ZURÜCK zum Protokoll und WEITER zu Nr. 16.

Das Protokoll wird abgeschlossen

16. SPRICH: *Ich ordne an, dass diese Neuprogrammierung gemäß dem ursprünglichen Plan in der Frequenz der Liebe toleriert und integriert wird, auch wenn die Helices in der Vergangenheit deaktiviert waren.*

Das Protokoll wird endgültig bestätigt.

17. SPRICH: *Ich ordne an, dass diese Erneuerung bis auf Widerruf durch (Name der zu behandelnden Person) vollständig und versiegelt ist.*

PROTOKOLL NR. 26

Den interstitiellen Raum mit der Frequenz des tieferen Wesens syntonisieren

Wenn wir uns den Hohlraum in uns erst bewusst gemacht haben, können wir ihn mit einer unendlichen Zahl an Tönen schwingen lassen. Wir verfügen also über ein großartiges Potenzial. Jetzt gilt es zu bestimmen, welche Melodie wir spielen wollen. Wenn wir eine Gitarrensaite anschlagen, breitet sich die Schwingung der Note von selbst aus, ohne dass wir irgendetwas dazu tun müssen. Ich betone: Weil der interstitielle Raum hohl ist, müssen wir auch nichts tun, damit er widerhallt: Die Schwingungen breiten sich als Reaktion auf unsere Bestellungen in diesem Hohlraum aus.

Ich habe dieses Protokoll für eine Freundin entwickelt, deren Mann ein bisschen "hinterherhinkte". Wir alle kennen Paare, bei denen einer von beiden eine spirituelle, künstlerische oder sonstige Entwicklung durchläuft, während der andere allem Anschein nach auf der Stelle tritt. Nachdem wir die Situation vorurteilsfrei bewertet hatten, kamen wir zu dem Schluss, dass meine Freundin polarisiert war. Ihr Wachstumstempo war "gut" und das ihres Mannes "schlecht". Wendet man nun das Quantenmodell auf diese Beobachtung an, stellt man fest, dass sie die Normen der Materie auf die Probe stellt, da gemäß diesem Modell alles koexistiert. Einen überlegenen oder unterlegenen Partner gibt es nicht. Die Entfaltung meiner Freundin und die scheinbare Langsamkeit ihres Mannes sind beides Bestandteile der Wirklichkeit. Dank dieser Feststellung hatten wir einen Ansatzpunkt, um das Standardmuster des Paares zu untersuchen.

Ausgehend vom Prinzip der sich verkettenden Umstände haben wir die Situation analysiert. In der Physik gibt es das wunderbare "Gesetz der Übertragung". Befinden sich magnetische Kräfte oder Magnetfelder nebeneinander, so laufen diesem Gesetz zufolge Informationen zwischen ihnen hin und her. Befinden sich zwei Elemente nebeneinander und schwingen in verschiedenen Frequenzen, syntonisiert das langsamere seine Frequenz durch den Übertragungseffekt mit der des anderen. Stellt man zum Beispiel in einem Raum mehrere Pendeluhren auf, schwingen sich die langsameren wie unter dem Einfluss unwiderstehlicher Kräfte allmählich auf die schnelleren ein. In der Mechanik ist der Antrieb eine Übertragungsvorrichtung.

Zurück zu meiner Freundin und deren Ehe. Wir haben uns die Frage gestellt, warum sie sich wünschte, dass ihr Mann seinen Rhythmus an sie anpasst. Schließlich ist nicht gesagt, dass ein schnelleres Vorwärtskommen tatsächlich vorteilhaft ist. Und warum sollten wir uns überhaupt an das schnellste Tempo halten? Vom Standpunkt des Nullpunkts aus betrachtet erscheint diese Regel extrem polarisiert. Die Quantenphysik hat gezeigt, dass sich bestimmte Regeln nicht in allen Situationen bewahrheiten. Trifft das auch auf das Gesetz der Übertragung zu? Kann man, weil alles koexistiert, behaupten, dass der Rhythmus meiner Freundin "göttlicher" ist als der ihres Mannes? Das Gesetz der Übertragung, durch das der Schnellere den Langsameren mitzieht, findet sich im Quantenmodell, das durch das Konzept der Koexistenz bestimmt wird, nicht unbedingt bestätigt. Es bietet vielfältige Möglichkeiten, die ständig schwanken, ohne dass eine davon "wahrer" wäre als die andere. Uns wurde klar, dass wir ein Mittel finden mussten, um dem Gesetz der Übertragung zuvorzukommen. Meine Freundin störte weniger das Entwicklungstempo ihres Mannes als vielmehr die Tatsache, dass sie selbst sich von seinem langsameren Rhythmus mitreißen ließ. Und er ärgerte sich darüber, dass er ihrem Rhythmus folgen sollte.

Beim Brainstorming, das dem nachstehenden Protokoll vorausging, sind meine Assistenten und ich auf folgende Emotion in Anhang IV gestoßen: "unbedingt von anderen kontrolliert werden müssen". Wir waren alle sehr überrascht, als wir feststellten, dass nicht nur wir die Geschwindigkeit des anderen kontrollieren, sondern im tiefsten Innern auch kontrolliert werden wollen. Wir sind hin- und hergerissen zwischen gegensätzlichen Bewegungen. Auch wenn uns klar ist, dass die Frequenz der uns nahestehenden Menschen passend für sie ist, wollen wir, dass sie in unserer Frequenz schwingen, damit wir uns nicht von der ihren mitreißen lassen. Oder wir wollen, dass sie auf einer höheren Frequenz schwingen, um uns davon mitreißen zu lassen.

Unbewusst tun wir alles, um dem Gesetz der Übertragung zu widerstehen: uns streiten, die Klingen kreuzen, miteinander konkurrieren, uns gegenseitig kritisieren, versuchen, den anderen zu überreden usw., damit wir unsere Frequenz aufrechterhalten und die des anderen kontrollieren bzw. uns von dessen Rhythmus mitreißen lassen können.

Wenn wir selbst für unsere Schwingungsrate verantwortlich sind, wird uns klar, dass es besser ist, die eigene Essenz und den individuellen Rhythmus beizubehalten, weil uns die Wellenlänge der anderen ebenso fremd ist wie umgekehrt die unsere ihnen.

Unsere individuelle Wesensfrequenz

Wenn das Wesen aller Menschen in ihrem interstitiellen Raum in Koexistenz mit dem der anderen schwingen würde, ohne dass sie sich gegenseitig mitziehen, würden wir das quantische Verhalten der parallelen Welten nachahmen. Es wäre, als würden wir in parallelen Welten leben und koexistieren, so wie die Materie auch.

Stellen wir uns vor, dass wir dank des vorangegangenen Protokolls Zugang zu unserem interstitiellen Hohlraum bekommen haben und uns dort auf die Frequenz unserer *Essenz* einschwingen, ohne einen anderen mitzuziehen und ohne von einem anderen kontrolliert zu werden. Wie wir in Protokoll Nr. 18 gesehen haben, ist unsere Essenz unser individuelles, tieferes Wesen, unabhängig von unserem Umfeld. Es ist unsere wesenseigene Signatur, ungeachtet unseres familiären Kontextes und unserer irdischen Verkörperung. Ich bin sicher, dass unsere Essenz einer der Gründe ist, weswegen wir Vorbehalte gegen das Klonen von Menschen haben. Wir mögen imstande sein, den Gen-Code eines Menschen im Labor nachzubilden, aber es ist unwahrscheinlich, dass wir durch eine solche Abschrift auch sein Wesen übertragen können.

Die Natur ist ein Zusammenspiel von Elementen, von denen jedes einzelne eine eigene Essenz besitzt. Wenn wir unseren interstitiellen

Hohlraum mit unserer Essenz syntonisieren und unsere eigene Frequenz aussenden, heben wir die der anderen nicht auf, sondern existieren Seite an Seite mit jeweils unterschiedlicher Schwingungsrate, jeder mit seiner eigenen Quintessenz.

Indem wir in das Gesetz der Übertragung eingreifen und in der DNA ein Programm installieren, das es uns erlaubt, unsere Essenz in unseren interstitiellen Hohlraum zu übertragen, ohne den anderen mitzuziehen, bewirken wir die maximale Erhöhung unserer individuellen Frequenz. Dadurch sorgen wir für eine exponentielle Stärkung unserer persönlichen Signatur und machen es dem anderen möglich, sein tieferes Wesen zur Geltung zu bringen, ohne dass es dadurch zu Konflikten kommt. Wenn wir auf der Grundlage des interstitiellen Hohlraums funktionieren und die wohltuende Wirkung verspüren, die sich dadurch einstellt, kommen wir ohne jede Überheblichkeit aus, was mich immer wieder verblüfft. Unser Ziel ist es, unsere Frequenz zur Geltung zu bringen, ohne die anderen zu verärgern oder Konkurrenzsituationen heraufzubeschwören.

Uabhängigkeit und Koexistenz der individuellen Frequenz

In einer Paarbeziehung ist keiner der Partner näher an der Vitalkraft als der andere, weil das Bewusstsein auf allen Ebenen mitschwingt, gleichzeitig und auf verschiedenen Frequenzen. Angesichts des großen Ganzen sind wir alle gleich. Eine Kreatur, die ihm näher stünde als eine andere, gibt es nicht. Es gibt keine Männer oder Frauen, die mehr Mensch sind als andere. Wir alle sind gleich, wenn es um die Essenz geht. Im Universum besteht alles zur gleichen Zeit nebeneinander. In der Natur haben alle Kreaturen Anspruch auf ihre Vitalkraft. Es gibt keinen spirituellen Führer, keine Erfahrung, die dem großen Ganzen näher wäre als ein anderer bzw. eine andere, weil in der Schöpfung alles, was geschaffen wurde, gleichzeitig existiert.

Seit mein Mann und ich dieses Programm in unserer DNA installiert haben, haben wir eine neue Bewusstseinsebene erreicht. Es bereitet uns Freude zu sehen, wie der andere sein tieferes Wesen ausdrückt und in Schwingung versetzt. Wir haben viel weniger Konflikte, und dieser neue Zustand bringt eine andere Dynamik in unser Leben. Wenn wir zusammen sind und beide unsere Essenz zur Geltung bringen, ohne den anderen mitzuziehen, wirkt sich das sehr angenehm aus. Bei Diskussionen versuchen wir nicht mehr, den anderen zu ändern, sondern sehen ihn als Ganzes. Es bleibt auch kein bitterer Nachgeschmack, weil keiner von uns beiden die eigene Schwingungsfrequenz im interstitiellen Hohlraum aufgibt, um mit dem anderen zu kommunizieren. Statt den anderen zu verändern, wollen wir in seiner Gegenwart nur noch unsere eigene Frequenz aufrechterhalten und es ihm ermöglichen, umgekehrt das Gleiche zu tun. Endlich können wir jeder für sich auftreten, obwohl wir zu zweit sind. Wenn es uns gelingt, unsere Essenz in unserem interstitiellen Hohlraum zum Schwingen zu bringen, können wir unseren Groll darin einschließen und ausprobieren, wie wir uns gemeinsam wohler fühlen.

Bei einem Seminar über *Die Quantenvision der 13. Helix* haben wir diese Erfahrung mit einer kleinen Gruppe gemacht, in der alle dieselbe Intention hatten. Nachdem die Teilnehmer die Protokolle Nr. 25 und 26 installiert hatten, haben sie die Augen geschlossen und ihre Essenz im interstitiellen Hohlraum ihres Körpers zum Schwingen gebracht, ohne zu versuchen, die anderen dabei mitzuziehen oder sich selbst mitziehen zu lassen. Überrascht stellten wir fest, was für eine Harmonie sich dadurch einstellte. Es wäre ein Wendepunkt für die internationale Diplomatie, wenn die Nationen, statt sich immer den mächtigsten anzuschließen, ihre Individualität zum Ausdruck bringen und miteinander koexistieren würden. Wenn jeder sein inneres Wesen mit dem des anderen syntonisieren und es neben dem des anderen bestehen lassen würde, ohne ihn mitzuziehen, würde vielleicht endlich Frieden auf Erden herrschen!

Wenn wir die Frequenz unserer Essenz in unserem interstitiellen Hohlraum zum Schwingen bringen, können wir die Beziehungen zu den uns nahestehenden Menschen anders gestalten. Nehmen wir an, wir würden alle unsere individuelle Frequenz aussenden, ohne uns gegenseitig mitzuziehen: Es entstünde eine Harmonie, die so wertvoll wie rar wäre. Das erinnert mich an die Harmonien in der Musik. Dabei handelt es sich um einen dritten Ton, der beim gleichzeitigen Spiel zweier anderer Noten entsteht und diese überlagert. Es ist ohne Weiteres vorstellbar, dass sich künftig spontan und ganz natürlich Gemeinschaften bilden, in denen die individuelle Frequenz jedes Einzelnen respektiert wird. Man muss nicht länger einer Sache oder einer Religion anhängen, um in Harmonie miteinander zu leben. Wenn wir vollkommen selbstständig bleiben und unsere Frequenz zum Schwingen bringen, fühlen wir uns automatisch von Menschen angezogen, die in einer Frequenz schwingen, die mit der unseren in Einklang steht. Erkennen werden wir dies auf der Ebene der DNA.

Wenn ich wegen einer Neuprogrammierung von jemandem aufgesucht werde, habe ich bemerkt, dass ich sehr viel überzeugendere Ergebnisse erziele, wenn ich meinen interstitiellen Hohlraum in der Frequenz meines tieferen Wesens schwingen lasse. Statt denjenigen überzeugen zu wollen, gestatte ich ihm, seine eigene Essenz zu syntonisieren, indem ich meine zur Geltung bringe. Wenn wir versuchen, den anderen davon zu überzeugen, dass unsere Sicht der Dinge die ethischere, angemessenere und überhaupt die überlegene ist, verleugnen wir die quantische Wirklichkeit, in der zu leben derjenige beschlossen hat. Statt ihn für meine Sache zu gewinnen, verstärke ich meine Essenz lieber innerlich als äußerlich und mache so meinen Einfluss geltend, der mit dem des anderen koexistiert. Auf diese Weise können wir uns ohne Weiteres auch abgrenzen, ohne uns zu überanstrengen.

Als ich an der Vorstellung vom interstitiellen Hohlraum und am Bild vom Resonanzkasten arbeitete, hatte ich zunächst die Vermutung, man könne darin die Töne anderer paralleler Welten oder anderer spiritueller Dimensionen zum Schwingen bringen. Mit der Zeit kam ich jedoch zu der Einsicht, dass keine Frequenz stärker oder angemessener ist als die unseres individuellen Wesens. Unsere Essenz ist uns leicht zugänglich; sie ist Teil dessen, was uns ausmacht. Es gilt also, ein Programm zu installieren, das die Frequenz unserer Essenz mit der unseres interstitiellen Hohlraums in Einklang bringt.

Eine Grenze für die Stärke der Schwingung, die man seiner Essenz verleiht, gibt es nicht. Letztere ist der Energiepunkt der zu uns gehörigen Materie. Sie ist konstant, und sie ist unser persönlicher Bezugspunkt unter allen quantischen Möglichkeiten im Kosmos. Wir werden versuchen, diese Frequenz zu verstärken, um zu erfahren, wie wir Beziehungen anders gestalten können, und eine neue Quelle des Überflusses kennenlernen und auf diese Weise einen wirklichen Quantensprung vollziehen. Was brauchen wir noch, wenn wir erst erfüllt sind von unserer Wesensessenz? Nichts, denn nichts ist metaphysischer oder spiritueller, als seine Lebensenergie im Inneren maximal in Schwingung zu versetzen und zur Geltung zu bringen, ohne die anderen zu beeinflussen.

Seit ich das Protokoll Nr. 26 installiert habe, bin ich beeindruckt, wie weitreichend meine Entdeckung ist. Ich probiere Neues aus und spüre, dass mein Körper mit dieser Erfahrung mitgeht. In dem Maße, in dem ich mein kosmisches und quantisches Bewusstsein erweitert habe, habe ich auch mein Bewusstsein für mich selbst gestärkt.

PROTOKOLL ZUR NEUPROGRAMMIERUNG NR. 26

Den interstitiellen Hohlraum mit der Frequenz seines tieferen Wesens syntonisieren

Erster Teil des Protokolls

Der erste Teil dient dazu, den Gegenstand des Protokolls und die Angaben zu identifizieren, die in die Neuprogrammierung einzubeziehen sind.

1. Teil – VORBEREITUNG

Vor Beginn der Abfrage spricht man die Absicht laut aus: ***Ich bestelle, am Nullpunkt zu sein, auch wenn ich nicht weiß, wie.*** Mithilfe der Kinesiologie (oder jeder anderen Testmethode) die Antwort ermitteln. Die so erhaltenen Angaben werden entsprechend der Intention automatisch von der angeborenen Körperintelligenz und dem Bewusstsein des Gen-Codes aufgenommen.

1. BESTIMMEN, ob die Person Zugang zum interstitiellen Hohlraum ihres Körpers hat. Wenn NEIN, zunächst Protokoll Nr. 25 installieren.

2. BESTIMMEN, ob man ein Programm installieren kann, damit die Person den interstitiellen Hohlraum in ihrem Körper mit der Frequenz ihres tieferen Wesens syntonisieren kann,
   A. ganz allgemein ODER
   B. im Hinblick auf eine bestimmte Situation, die in diese Sitzung einzuschreiben ist.

   Wenn JA, BESTIMMEN, um welche Situation es sich handelt.

Es gibt viele Gründe, warum man hier als Antwort ein NEIN erhält. Man muss nicht nach Erklärungen suchen, sondern nur die Tatsache als solche akzeptieren.

3. BESTIMMEN, ob es für die Entwicklung der zu behandelnden Person sinnvoll ist, diese Neuprogrammierung jetzt vorzunehmen.
   Wenn NEIN,
   A. diese Neuprogrammierung nicht vornehmen.
   B. BESTIMMEN, wie viel Zeit (Tage, Wochen, Monate) vergehen soll, bevor man erneut bestimmt, ob diese Neuprogrammierung vorgenommen werden kann.

Möglicherweise ist das Programm in der uncodierten DNA installiert und an keiner bestimmten Stelle festgeschrieben.

   Wenn JA, BESTIMMEN, ob das Programm an einer bestimmten Stelle festgeschrieben werden muss.
   Wenn JA,
   A. BESTIMMEN, in welchem Chromosom (1 bis 46 ...) und welchem Gen (1 bis 5000+) das neue Programm installiert werden soll und
   B. BESTIMMEN, wie viele Tripletts (1 bis 30000+) dieses Programm umfasst.
   Wenn NEIN, WEITER zum nächsten Punkt.

Der ursprüngliche DNA-Plan ist das Schema, das jeder genetischen Mutation vorausging. Wenn diese Information dort unterschwellig immer noch vorhanden ist, wird sie automatisch in die Neuprogrammierung eingeschlossen.

4. BESTIMMEN, ob dieses Programm bereits im ursprünglichen DNA-Plan enthalten war.
   Wenn JA,
   A. BESTIMMEN, ob es sich hier reproduzieren lässt.
   B. BESTIMMEN, ob man eine Brücke installieren soll.

Es geht um ein Thema oder ein anderes Programm, das jenes, das wir installieren wollen, neutralisieren könnte.

5. BESTIMMEN, ob es ein schädliches Programm und/oderThema gibt, das in Resonanz (Echo) oder Dualität (Polarität) steht und mit dem neuen Programm interferieren könnte.
   Jedes Wort des letzten Satzes TESTEN.

Die Speicher der alten Programme könnten mit dem neuen Programm interferieren.

6. BESTIMMEN, ob an eines oder mehrere alte Programme Speicher angeschlossen sind, welche die Integration dieses neuen Programms in die DNA verhindern könnten. Wenn JA, wie viele solcher Speicher gibt es?

Möglicherweise muss die Person in bestimmten Momenten und unter bestimmten Umständen die Frequenz einer anderen spirituellen Dimension oder einer anderen Welt syntonisieren, um ihr tieferes Wesen zur Geltung zu bringen.

7. BESTIMMEN, ob die Person weiß, dass sie, wenn sie das Bedürfnis danach hat, ihren interstitiellen Hohlraum automatisch am Nullpunkt mit der **Information** anderer Welten syntonisieren kann, die in Resonanz mit der Frequenz ihres tieferen Wesens schwingen.

Auch wenn unser interstitieller Hohlraum in der Frequenz unseres tieferen Wesens schwingt, können wir bei Bedarf gleichzeitig eine andere Frequenz koexistieren lassen.

8. BESTIMMEN, ob die Person weiß, dass sie ihre Essenz am Nullpunkt gleichzeitig mit folgenden Elementen koexistieren lassen kann:
   A. einer anderen spirituellen Dimension
   B. einer parallelen Welt
   C. einer anderen Frequenz am Nullpunkt

Wenn wir versuchen, andere auf unsere Frequenz zu bringen, fühlen sie sich möglicherweise nicht wohl, weil diese Frequenz nicht der ihren entspricht. Aus diesem Grund wollen wir nicht länger dem Gesetz der Übertragung folgen.

9. BESTIMMEN, ob die Person weiß, dass niemand anderer als sie selbst sich in der Frequenz ihres tieferen Wesens wohl fühlen kann.

Testen Sie jedes einzelne Element (A bis I). Die hier ermittelten Angaben dienen dem Aufbau des neuen Programms. Sie werden automatisch in die Neuprogrammierung eingeschrieben.

10. BESTIMMEN, ob die Person, wenn sie ihren interstitiellen Raum mit ihrem tieferen Wesen syntonisiert, in der Lage ist, Folgendes zu tun:
    A. ihre eigene, individuelle Frequenz innerhalb ihrer Paarbeziehung, ihrer Familie oder jeder sonstigen Gruppe beibehalten;
    B. ihre Essenz in Gegenwart anderer ohne negative Reaktion schwingen lassen;
    C. ihre Frequenz in Gegenwart anderer aussenden;
    D. ihr tieferes Wesen im Moment einer sexuellen Beziehung schwingen lassen;
    E. es anderen erlauben, in ihrer Gegenwart eine andere als die eigene Frequenz zu syntonisieren;
    F. ihre Essenz in Gegenwart anderer schwingen lassen, ohne ihre eigene Frequenz zu verlassen;
    G. ihre individuelle Frequenz schwingen lassen und gleichzeitig dem großen Ganzen angehören;
    H. es den anderen ermöglichen, ihren interstitiellen Hohlraum mit ihrer Essenz zu syntonisieren, während sie ihre eigene Essenz syntonisiert;
    I. Sonstiges (s. Anhang III).

Testen Sie jedes einzelne Element (A bis L). Die hier ermittelten Angaben dienen dem Aufbau des neuen Programms. Sie werden automatisch in die Neuprogrammierung eingeschrieben.

11. BESTIMMEN, ob die Person ihren interstitiellen Hohlraum mit ihrer Essenz syntonisieren kann und dabei:
    A. anderen gegenüber offen bleibt
    B. professionell bleibt
    C. weiß, wer sie ist
    D. zufrieden ist
    E. ihre Kreativität zum Ausdruck bringt
    F. sich mit den anderen in Harmonie befindet
    G. sich selbst liebt
    H. auf der Schwingungsebene in Sicherheit ist
    I. geliebt und unterstützt wird, auch wenn sie ihre eigene, individuelle Frequenz beibehält
    J. in Verbindung mit Gott steht
    K. spürt, dass sie lebt
    L. sonstige Emotion (s. Anhang IV), auch wenn sie ihre eigene, individuelle Frequenz beibehält

Manchmal sind wir möglicherweise der Ansicht, wir könnten von anderen nichts mehr bekommen und allein dastehen, wenn wir unsere individuelle Seite stärker leben. Doch wenn Individuen in der Gruppe ihre individuelle Frequenz zur Geltung bringen, ohne zu versuchen, die anderen mitzuziehen, haben sie mehr Freude und können engere Kontakte herstellen.

12. BESTIMMEN, ob die Person ihren interstitiellen Hohlraum mit ihrem Wesen syntonisieren kann,
    A. ohne die Frequenz anderer zu beeinflussen.
    B. ohne sich von der Frequenz anderer beeinflussen zu lassen.
    C. ohne von der Frequenz anderer abhängig zu werden.
    D. ohne die Frequenz anderer zu kontrollieren.
    E. ohne sich von der Frequenz anderer kontrollieren zu lassen.
    F. ohne in der Defensive zu sein.
    G. ohne sich von der Essenz anderer oder der einer bestimmten Gruppe mitziehen zu lassen.

H. ohne andere zu beschwören oder zu versuchen, sie zu überzeugen oder zu retten.
I. ohne zu versuchen, andere zu verändern.
J. ohne sich in den interstitiellen Hohlraum anderer einzumischen.
K. ohne von äußeren Frequenzen wie Satelliten, holografischen Verzerrungen, kosmischen, tellurischen oder sonstigen Frequenzen (s. Anhang VI) beeinflusst zu werden.
L. Sonstiges (s. Anhang III).

13. BESTIMMEN, ob die Person, wenn sie ihren interstitiellen Hohlraum mit der Frequenz ihres tieferen Wesens syntonisiert, in ihrer eigenen Frequenz bleiben und sie mit der Frequenz anderer koexistieren lassen kann(,)
    A. auch wenn der andere sich machtlos fühlt.
    B. in ihren Beziehungen (Paarbeziehung, freundschaftliche, berufliche oder sonstige Beziehungen).
    C. innerhalb einer ethnischen oder religiösen Gruppe oder eines beruflichen Teams, ihrer Familie oder einer Mannschaft usw.
    D. Sonstiges (s. Anhang III).

Sendet man die Frequenz seines tieferen Wesens nach außen, beeinflusst man in der Regel sein Umfeld, was für die anderen irritierend sein kann. Das kann man vermeiden, indem man die Frequenz in sein Inneres sendet, ohne zu versuchen, die anderen mitzuziehen.

14. BESTIMMEN, ob die Person mit der Kraft dieser neuen Erfahrung leben und ihr tieferes Wesen zur Geltung bringen kann, ohne ihr Umfeld zu verärgern.
    Jedes Wort des vorangegangenen Satzes TESTEN.

15. BESTIMMEN, ob die Person weiß, dass sie ihren interstitiellen Hohlraum mit der Frequenz ihrer Essenz am Nullpunkt syntonisieren darf.

Diese Angabe wird automatisch in die Neuprogrammierung eingeschlossen.

16. BESTIMMEN, ob die Person weiß, wie sie mit der Frequenz ihrer Essenz am Nullpunkt leben soll.

17. BESTIMMEN, ob die veränderte Frequenz des interstitiellen Hohlraums einen Schock in der Seele oder an einer anderen Stelle (wie etwa dem Herzen, der Milz, den energetischen Körpern – emotional und/oder mental und/oder spirituell und/oder sonstige) bewirken kann (s. Anhang III).

18. BESTIMMEN, ob eine Blockade die Person daran hindert, ihren interstitiellen Hohlraum mit der Frequenz ihrer Essenz zu syntonisieren.

Testen Sie jedes einzelne Element (A bis G). Die hier ermittelten Angaben dienen dem Aufbau des neuen Programms. Sie werden automatisch in die Neuprogrammierung eingeschlossen.

19. BESTIMMEN, ob die Person die Frequenz ihrer Essenz nicht nur mit dem interstitiellen Hohlraum ihres Körpers syntonisieren muss, sondern auch mit dem folgender Elemente:
A. ihres Gehirns
B. ihres Herzens
C. ihrer Milz
D. ihrer innersekretorischen Drüsen
E. aller quantischen Elemente
F. ihrer Wirbelsäule, ihrer Knochen
G. Sonstiges (s. Anhang III)

20. BESTIMMEN, ob ihr interstitieller Hohlraum die Schwingung der Frequenz ihrer Essenz aufrechterhalten kann.

Wenn wir unser tieferes Wesen in uns schwingen lassen, strahlen wir eine Energie am Nullpunkt aus. Projizieren wir diese Energie nach außen, können Reibungen mit der unserer Mitmenschen entstehen.

21. BESTIMMEN, ob die Person es akzeptiert, die Frequenz ihrer Essenz in ihrem Innern schwingen zu lassen, ohne zu versuchen, die sie umgebende Frequenz zu kontrollieren.

Es ist schwieriger, sich auf sich selbst zu konzentrieren, als zu versuchen, den anderen zu ändern.

22. BESTIMMEN, ob die Person in der Lage ist, die Frequenz ihrer Essenz im Innern zu syntonisieren, auch wenn sie sich mit der sie umgebenden Frequenz nicht in Harmonie befindet.

Manchmal sind Selbstkritik und mangelnde Selbstliebe so stark, dass es der Person schwerfällt, bei ihrer inneren Mitte zu bleiben, und sie sich lieber auf das Außen konzentriert.

23. BESTIMMEN, ob Selbstkritik oder mangelnde Selbstliebe die Person daran hindern, die Frequenz ihres tieferen Wesens in ihrem Innern schwingen zu lassen, und sie sie stattdessen nach außen befördert.

Diese Angabe wird automatisch in die Neuprogrammierung eingeschlossen.

24. BESTIMMEN, ob die Person für ihren eigenen interstitiellen Hohlraum verantwortlich sein kann, indem sie darüber entscheidet, welche Frequenz syntonisiert wird.

Sogar ein Unbehagen kann einen Leerraum enthalten, dessen Frequenz wir verändern können. Dadurch können wir dieses Unbehagen bewusster erleben.

25. BESTIMMEN, ob die Person weiß, dass sie die Frequenz ihrer Essenz in folgenden Leerräumen schwingen lassen kann:
    A. dem eines körperlichen Unbehagens
    B. dem eines emotionalen Unbehagens
    C. dem eines mentalen Unbehagens
    D. dem eines spirituellen Unbehagens
    E. Sonstiges (s. Anhang III)

Testen Sie jedes einzelne Element (A bis H). Die hier ermittelten Angaben dienen dem Aufbau des neuen Programms. Sie werden automatisch in die Neuprogrammierung eingeschlossen.

26. BESTIMMEN, ob die Person weiß, dass sie die Frequenz ihrer Essenz nutzen kann, um
    A. sich zu heilen.
    B. sich zu regenerieren.
    C. stolz auf sich zu sein.
    D. spirituell inspiriert zu sein.
    E. zu einem zirkulären Denken zu kommen.
    F. Überfluss herzustellen.
    G. gesund zu sein.
    H. Sonstiges (s. Anhang III)

27. BESTIMMEN, ob die veränderte Frequenz des interstitiellen Hohlraums einen Schock auf folgender Ebene bewirkt:
    A. der Seele
    B. der Milz
    C. des Herzens
    D. der energetischen Körper (emotional und/oder mental und/oder spirituell und/oder sonstige)
    E. der Helices
    F. Sonstiges (s. Anhang III)

28. BESTIMMEN, ob ihr interstitieller Hohlraum die Schwingung der Frequenz ihrer Essenz dauerhaft aufrechterhalten kann.

29. BESTIMMEN, ob die Person, um ihre eigene Frequenz im Innern ihres interstitiellen Hohlraums schwingen lassen zu können, sich in den folgenden Modus bringen muss:
    A. sozial (in Gegenwart anderer)
    B. therapeutisch (anderen helfen)
    C. pädagogisch (lehren)
    D. lenkend (elterlich oder Sonstiges)
    E. Sonstiges (s. Anhang III)

Möglicherweise mussten Sie vor seiner Installation weitere Angaben in das Programm aufnehmen. Wenn Sie Angaben aus anderen Protokollen aufnehmen müssen, testen Sie, um herauszufinden, welche(s) Protokoll(e) dafür infrage kommt bzw. kommen und welche Punkte dieser Protokolle in die Neuprogrammierung einzubeziehen sind.

30. BESTIMMEN, ob es nötig ist, vor der Installation des Programms noch weitere Angaben darin aufzunehmen.
    Wenn JA,
    A. TESTEN, wie viele Angaben aufzunehmen sind;
    B. in Anhang III NACHLESEN und die Anweisungen BEFOLGEN, um zu ermitteln, welche Angaben aufzunehmen sind;
    C. ZURÜCK zum Protokoll und WEITER zum nächsten Punkt.

Zweiter Teil des Protokolls

Die Installation der Neuprogrammierung berücksichtigt sämtliche Angaben, die im ersten Teil gefunden wurden.

Während man die Anweisung vor sich hinspricht, wird jedes der aufgezählten Elemente in die Neuprogrammierung einbezogen. Im Tonfall eines Gebets oder der Hypnose sprechen.

2. Teil – INSTALLATION DER NEUPROGRAMMIERUNG

1. SPRICH: *Ich ordne an, dass sich dieses neue Programm für alle Leben und Dimensionen im Kern der Hauptzelle der Zirbeldrüse ansiedelt.*

2. SPRICH: *Ich ordne an, dass dieses Programm, ausgehend von der Zirbeldrüse,*
    A. *die innersekretorischen Drüsen;*
    B. *das Gehirn, das Herz, die Milz, das Nervensystem und die Peptide;*
    C. *die Zellen, die intra- und extrazelluläre Flüssigkeit, die Atome und die quantischen Elemente (Quarks, Myonen und Fäden etc.);*
    D. *alle Helices, alle Chakren, alle energetischen Körper und die Seele;*
    E. *eine andere Stelle durchläuft* (s. Anhang III).

Um zu erfahren, welche Stelle genau, Abschnitt 16 in Anhang III lesen.

3. SPRICH: *Ich ordne der RNA an, sich wieder zu vernetzen und dieses neue Programm zu unterstützen.*

Der ursprüngliche DNA-Plan ist das Schema, das jeder genetischen Mutation vorausging.

4. SPRICH: *Ich ordne den Tripletts an, wieder ihren Platz in der Ordnung des vollkommenen, ursprünglichen Programms einzunehmen, auch wenn es zu Umkehrungen des Codes gekommen sein sollte.*

5. SPRICH: *Ich ordne der Geschwindigkeit der Photonen und der Spiralstruktur der DNA an, sich anzupassen.*

6. SPRICH: *Ich ordne die Erneuerung der Verbindungen im callösen Körper entsprechend dem ursprünglichen Plan an.*

Zur Definition von Telomer und Telomerase siehe Anhang I.

7. SPRICH: *Ich ordne die vollkommene Unversehrtheit von Telomer und Telomerase an.*

Die Liste der Systeme befindet sich in Anhang VII.

8. SPRICH: *Ich ordne an, dass die Rückstände alter Programme auf den Nullpunkt gesetzt und/oder über die geeigneten Systeme ausgeschieden werden.*

9. SPRICH: *Ich ordne an, dass dieses neue Programm versiegelt ist.*

Zur Definition der Merkaba siehe Anhang I.

10. SPRICH: *Ich ordne an, dass die Merkaba versiegelt ist.*

11. SPRICH: *Ich ordne an, dass DNA und RNA durch keinerlei Strahlung beeinträchtigt werden.*

12. SPRICH: *Ich ordne an, dass dieses neue Programm sich hier und jetzt bis auf Widerruf vollständig im verlängerten Rückenmark ansiedelt.*

13. SPRICH: *Ich ordne an, dass diese Neuprogrammierung rundherum toleriert wird, vollständig erfolgt und am Nullpunkt ansetzt.*

ZENTRALER PUNKT der Neuprogrammierung

14. SPRICH: *Ich ordne an, dass sich die Kraft, die Harmonie und die Richtigkeit dieser Neuprogrammierung in der DNA ansiedeln und sie vollständig aktiviert wird.*

Dritter Teil des Protokolls

3. Teil – ABSCHLUSS DES PROTOKOLLS

Möglicherweise verlangt das Programm weitere Angaben für die korrekte Codierung der Installation.

15. BESTIMMEN, ob es für die Wirksamkeit, Verträglichkeit und Integration der Neuprogrammierung nötig ist, weitere Angaben einzuschließen.
    WENN JA,
    A. ERMITTELN, wie viele Angaben eingeschlossen werden müssen;
    B. in Anhang III NACHLESEN und die Anweisungen BEFOLGEN, um zu ermitteln, welche Angaben einzuschließen sind;
    C. ZURÜCK zum Protokoll und WEITER zu Nr. 16.

Das Protokoll wird abgeschlossen.

16. SPRICH: *Ich ordne an, dass diese Neuprogrammierung gemäß dem ursprünglichen Plan in der Frequenz der Liebe toleriert und integriert wird, auch wenn die Helices in der Vergangenheit deaktiviert waren.*

Das Protokoll wird endgültig bestätigt.

17. **SPRICH:** ***Ich ordne an, dass diese Erneuerung bis auf Widerruf durch (Name der zu behandelnden Person) vollständig und versiegelt ist.***

Im Anschluss an das Seminar über *Die Quantenvision der 13. Helix* erhielt ich von Johanne G. folgende Stellungnahme:

"Ich würde gerne einige Überlegungen zu den Protokollen mitteilen, die wir im Laufe der vergangenen Tage ausprobiert haben.

Während des Seminars sind wir mit dem interstitiellen Hohlraum und unserer Essenz in Kontakt getreten. Ich habe eine jüngere Schwester, der ich sehr nahestehe. Wir verstehen uns ohne viele Worte und lieben uns sehr. Gestern haben wir uns eine Zeit lang unterhalten, bevor sie dann zu mir sagte, ich wäre auch sonst sehr verständnisvoll und mitfühlend, aber sie hätte jetzt zum ersten Mal das Gefühl, dass ich sie WIRKLICH verstehe! Wir stehen uns zwar nahe, sind aber dennoch ganz verschieden. Sie hat betont, sie hätte eine große Offenheit bei mir wahrgenommen, und ich hätte wirklich verstanden, was sie gerade erlebt. Wie wundervoll ist es doch, dass man seine Essenz im interstitiellen Hohlraum zum Schwingen bringen kann, ohne die Gemüter der anderen am Nullpunkt zu erregen!

Gerade habe ich sie nach Ende des Seminars angerufen, weil ich ganz aufgewühlt nach Hause kam. Wir haben uns lange unterhalten, und sie hat sich sehr gefreut, dass ich meine Schattenseite integrieren konnte. Das war nur dadurch möglich, dass ich bereits meinen interstitiellen Hohlraum und meine Essenz und auch meine zentrale Seele integriert hatte. Wir haben dann das Protokoll installiert, mit dessen Hilfe man die Frequenz der multiplen Welten syntonisiert. Und ich kann Dir sagen, dass die Reihenfolge perfekt für mich war. Dieses Protokoll zu installieren war regelrechter 'Rock'n'Roll', denn schließlich ist es für eine Seele, die sich schon als heilige Theresa, heiliger Johannes und Johanna von Orléans inkarniert hat, nicht selbstverständlich, die Schattenseite mit einzubeziehen ... Mit dem Nonnenkarma bin ich sehr vertraut ...

Meine Schwester hat mir gestanden, wie erleichtert sie ist, denn ihr war klar, dass sie die Schattenseite für uns beide übernehmen musste. Ich halte sie für einen ausgesprochen strahlenden Menschen, aber sie hat im Dunklen erfahren, was ich nicht sehen wollte, was mir Angst machte und was ich nicht verstanden habe. Ich war ja gezwungen, für sie mit Licht zu erzeugen ... Jetzt kann jede von uns endlich beide Polaritäten in ihre Essenz und in ihren interstitiellen Hohlraum integrieren, auf der eigenen Frequenz!

Ich habe lange Zeit geglaubt, es sei unser Ziel auf Erden, das Licht in der Materie zu verkörpern. Jetzt ist mir klar, dass wir die Materie auf den Nullpunkt setzen müssen.

Danke, Kishori, für diese wunderbare Unterweisung. Du hast etwas sehr Wichtiges vollbracht. Ich wünsche Dir, dass Du Deine Essenz in Deinem interstitiellen Hohlraum so stark wie möglich zum Schwingen bringen kannst, um zur Erleuchtung am Nullpunkt zu gelangen und Dein Buch zu vollenden."

PROTOKOLL NR. 27

Das tiefere Wesen reaktivieren

Wenn wir den Gesundheitszustand der Personen verbessern wollen, die uns aufsuchen, müssen wir zunächst ihre einzelnen energetischen Ebenen analysieren und versuchen, ihre Schwachpunkte, ihr Unwohlsein und ihre Mangelzustände zu entschlüsseln. Dann versuchen wir, diese Ebenen durch Naturheilkunde, Medizin, Reiki, Chiropraxis oder jede sonstige Methode neu zu harmonisieren.

Wenn es jedoch darum geht, die Essenz oder das tiefere Wesen eines Menschen oder eines Organismus' neu zu aktivieren, ist der Ansatz ein ganz anderer. Statt die Situation von außen zu betrachten, müssen wir mit der inneren Essenz von diesem Organismus in Kontakt treten, ohne dass wir dabei die eigene Essenz hinter uns lassen. Auf diese Weise bleiben wir innerlich bei uns und koexistieren gleichzeitig mit dem anderen.

Als ich erstmals diese Erfahrung machte, nahm ich an einem Seminar für Geobiologie teil. Die Geobiologie ist ein Bereich, in dem Rutengänger und Druiden ausgebildet werden. Jeder Teilnehmer musste sich mehrere Meter von einem Baum entfernt platzieren und sich diesem Baum dann langsam nähern, bis er von ihm das Signal erhielt, dass er in sein Energiefeld eingedrungen war. Um das Signal zu erkennen, konnten wir die Kinesiologie, ein Pendel, Ruten oder irgendein anderes Instrument zur Ermittlung von Schwingungen zu Hilfe nehmen (wie in *Die 13. Helix* erläutert). Als wir das Magnetfeld des Baumes erreicht hatten, mussten wir auf ein Signal warten, das uns anzeigte, dass wir bis zum nächsten energetischen Körper des Baumes weitergehen konnten. So haben wir uns von einem energetischen Körper des Baumes zum nächsten weiterbewegt, bis wir seinen physischen Körper erreicht hatten. Diese Erfahrung hat mich tief geprägt. Ich hatte wirklich den Eindruck, dass der Baum von seiner Essenz her mit mir kommunizierte.

Eine Woche später machte ich eine andere Erfahrung, durch die sich dieses neu erworbene Wissen mit dem verband, was ich in der intuitiven Medizin gelernt hatte. Wir waren in Long Island nahe New York bei einer Freundin, die nicht nur eine wunderbare Gastgeberin ist, sondern auch eine fabelhafte Köchin. Wir verspeisten soeben einen köstlichen Fisch, als einer der Gäste sich an einer Gräte verschluckte. Er konnte noch so viel Wasser trinken und Brot essen - es half nichts. Die Gräte hatte sich in seine Speiseröhre gebohrt und blieb dort stecken. Unser Freund verlor fast den Verstand vor Angst, keine Luft mehr zu bekommen, die anderen Gäste wollten ihn ins Krankenhaus bringen, kurzum: Es herrschte Panik. In Anbetracht der Situation, nahm ich den Gast zur Seite und stellte mithilfe der Kinesiologie fest, an welcher Stelle genau die Gräte steckte. Da ich noch ganz unter dem Eindruck der Begegnung mit dem Baum stand, nahm ich vorsichtig Kontakt zu der Gräte auf, um mit ihr zu kommunizieren. Und ich fand die Stelle! Es war, als wäre ich auf die Baumrinde gestoßen. Ich forderte die Gräte daraufhin auf, sich aus der Speiseröhre hinauszubewegen, und zur großen Überraschung meines Freundes rutschte sie weiter. Ich muss nicht eigens betonen, dass ich der Star des Abends war. Aber niemand staunte mehr als ich selbst. Ich hatte soeben eine neue Art der Kommunikation mit meinen Mitmenschen entdeckt.

Einen Monat später, als ich in Frankreich unterrichtete, traf ich Menschen, die in der Lage sind, einen bescheidenen Tafelwein in einen großen Wein zu verwandeln. Zuvor hatte ich bereits von Menschen gehört, die verseuchtes Wasser auf wundersame Weise aufbereitet hatten. Ich wusste also, dass man kontaminierte Materie oder Krankheit positiv beeinflussen kann. Als ich in einer heißen Quelle in den Pyrenäen badete, wurde mir klar, dass das Prinzip sehr einfach ist. Fast sah es so aus, als hätte mir das Quellwasser gezeigt, wie es geht. Man muss zunächst mit der Essenz des Organismus' kommunizieren und die Essenz dann reaktivieren. Einige Autoren wie der Arzt Masaru Emoto haben nachgewiesen, dass man die Molekularstruktur von Wasser durch Musik oder freundliche bzw. aggressive Worte verändern kann. Andere haben den wissenschaftlichen Nachweis dafür erbracht, dass Pflanzen leiden und lieben können. Diese Experimente bestätigen meine Erfahrung mit dem Baum: Die Natur reagiert auf uns und kommuniziert mit uns. Ich bin davon ausgegangen, dass die Person, die Wasser oder Wein verwandeln will, zunächst mit der Essenz dieses Elements Kontakt aufnehmen muss. Dann muss sie eine Bestellung am Nullpunkt aussprechen, um dem Organismus wieder seine Vitalität, seine Dynamik und seine Gesundheit zu verleihen oder, anders ausgedrückt, um seine Essenz zu reaktivieren. Die Essenz ist unabhängig von der Umgebung, sie ist unser eigentliches Wesen. Ob wir krank sind, traurig oder unglücklich - sie kann durch nichts verändert werden. So habe ich ein Protokoll entwickelt, mit dessen Hilfe wir Zugang zu der Fähigkeit bekommen, die Essenz zu reaktivieren.

Bevor Sie diese Neuprogrammierung vornehmen, müssen Sie unbedingt die beiden vorhergehenden Protokolle installieren, die sich mit dem interstitiellen Hohlraum (Protokoll Nr. 25) und der Syntonisierung unserer Essenz (Protokoll Nr. 26) befassen. Natürlich muss man in Kontakt mit seiner eigenen Essenz treten können, um einem Organismus neuen Schwung zu geben. Sobald wir unsere Essenz in Schwingung versetzen, ohne zu versuchen, den anderen mitzuziehen, strahlen wir eine vitalisierende Energie aus und können gegebenenfalls einen geschwächten Organismus neu mobilisieren.

PROTOKOLL ZUR NEUPROGRAMMIERUNG NR. 27

Zugang zu dem Vermögen, das tiefere Wesen neu zu aktivieren

Erster Teil des Protokolls

Der erste Teil dient dazu, den Gegenstand des Protokolls und die Angaben zu identifizieren, die in die Neuprogrammierung einzubeziehen sind.

1. Teil – VORBEREITUNG

Vor Beginn der Abfrage spricht man die Absicht laut aus: ***Ich bestelle, am Nullpunkt zu sein, auch wenn ich nicht weiß, wie.*** Mithilfe der Kinesiologie (oder jeder anderen Testmethode) die Antwort ermitteln. Die so erhaltenen Angaben werden entsprechend der Intention automatisch von der angeborenen Körperintelligenz und dem Bewusstsein des Gen-Codes aufgenommen.

1. BESTIMMEN, ob man ein Programm installieren muss, damit die Person Zugang zu dem Vermögen hat, die Essenz neu zu aktivieren,
   A. ganz allgemein ODER
   B. im Hinblick auf eine bestimmte Situation, die in diese Sitzung einzuschreiben ist.

   Wenn JA, BESTIMMEN, um welche Situation es sich handelt.

Es gibt viele Gründe, warum man hier als Antwort ein NEIN erhält. Man muss nicht nach Erklärungen suchen, sondern nur die Tatsache als solche akzeptieren.

2. BESTIMMEN, ob es für die Entwicklung der zu behandelnden Person sinnvoll ist, diese Neuprogrammierung jetzt vorzunehmen.
   Wenn NEIN,
   A. diese Neuprogrammierung nicht vornehmen.
   B. BESTIMMEN, wie viel Zeit (Tage, Wochen, Monate) vergehen soll, bevor man erneut bestimmt, ob diese Neuprogrammierung vorgenommen werden kann.

Möglicherweise ist das Programm in der uncodierten DNA installiert und an keiner bestimmten Stelle festgeschrieben.

Wenn JA, BESTIMMEN, ob das Programm an einer bestimmten Stelle festgeschrieben werden muss.
Wenn JA,
A. BESTIMMEN, in welchem Chromosom (1 bis 46 ...) und welchem Gen (1 bis 5000+) das neue Programm installiert werden soll und
B. BESTIMMEN, wie viele Tripletts (1 bis 30000+) dieses Programm umfasst.
Wenn NEIN, WEITER zum nächsten Punkt.

Der ursprüngliche DNA-Plan ist das Schema, das jeder genetischen Mutation vorausging. Wenn diese Information dort unterschwellig immer noch vorhanden ist, wird sie automatisch in die Neuprogrammierung eingeschlossen.

3. BESTIMMEN, ob dieses Programm bereits im ursprünglichen DNA-Plan enthalten war.
   Wenn JA,
   A. BESTIMMEN, ob es sich hier reproduzieren lässt.
   B. BESTIMMEN, ob man eine Brücke installieren soll.

Es geht um ein Thema oder ein anderes Programm, das jenes, das wir installieren wollen, neutralisieren könnte.

4. BESTIMMEN, ob es ein schädliches Programm und/oderThema gibt, das in Resonanz (Echo) oder Dualität (Polarität) steht und mit dem neuen Programm interferieren könnte.
   Jedes Wort des letzten Satzes TESTEN.

Die Speicher der alten Programme könnten mit dem neuen Programm interferieren.

5. BESTIMMEN, ob an eines oder mehrere alte Programme Speicher angeschlossen sind, welche die Integration dieses neuen Programms in die DNA verhindern könnten. Wenn JA, wie viele solcher Speicher gibt es?

6. BESTIMMEN, ob die Person, wenn sie Zugang zu dem Vermögen hat, die Essenz neu zu aktivieren, die nachstehenden Elemente neu mobilisieren kann:
   A. die Vitalkraft
   B. die energetischen Körper (emotional und/oder mental und/oder spirituell und/oder sonstige)
   C. das Konzeptionsgefäß (aus der Akupunktur)
   D. das Lenkergefäß (aus der Akupunktur)
   E. die Chakren
   F. **sonstige Stelle** (s. Anhang III)

Wenn Sie ermitteln müssen, welche genau, lesen Sie in Anhang III nach.

Um neu aktivieren zu können, muss man zunächst in Kontakt mit den energetischen Körpern sein.

7. BESTIMMEN, ob die Person, wenn sie Zugang zu dem Vermögen hat, die Essenz neu zu aktivieren, in der Lage ist anzuordnen, dass die energetischen Körper (emotional und/oder mental und/oder spirituell und/oder sonstige), sobald sie neu mobilisiert sind, die **Information** an den physischen Körper übertragen.

8. BESTIMMEN, ob die Person Zugang zu dem Vermögen bekommen kann, die Essenz eines Organs neu zu aktivieren, indem sie dort die Energie nachstehender Elemente neu codiert:
   A. des Gedächtnisses des reinen Wassers
   B. der reinen Luft
   C. der lebendigen Nahrungsmittel (Vitamine, Mineralien und Aminosäuren)
   D. des Nullpunkts
   E. der Selbstliebe
   F. **Sonstiges** (s. Anhang III)

Negative wie positive Emotionen sind magnetisch aufgeladen und können für unsere Intention, die Essenz neu zu aktivieren, benutzt werden.

9. BESTIMMEN, ob die Person, wenn sie Zugang zu dem Vermögen hat, die Essenz neu zu aktivieren, dank der Magnetkraft der Emotionen die Essenz eines Organismus' neu aktivieren kann, indem sie Zugang zur **Information** eines glücklichen bzw. unglücklichen Ereignisses hat.

Testen Sie jedes einzelne Element (A bis V). Die hier ermittelten Angaben dienen dem Aufbau des neuen Programms. Sie werden automatisch in die Neuprogrammierung eingeschrieben.

10. BESTIMMEN, ob die Person Zugang zu dem Vermögen hat, die Essenz neu zu aktivieren, und/oder diese bekommen kann und/oder (s. nachstehende Liste)
    A. denkt, sie könne es.
    B. weiß, dass sie es kann.
    C. dazu bereit ist.
    D. dafür offen ist.
    E. dafür Verantwortung übernehmen kann.
    F. das Recht dazu hat.
    G. es verdient.
    H. es akzeptiert.
    I. es will.
    J. es sich schuldig ist.
    K. dabei geliebt wird.
    L. dabei in Sicherheit ist.
    M. auch weiß, wie es geht.
    N. den Willen dazu hat.
    O. die nötige Leidenschaft dafür hat.
    P. glaubt, dass ihr das leichtfällt.
    Q. sich gleichzeitig respektieren kann.
    R. die nötige Energie dafür hat.
    S. glaubt, wertvoll genug dafür zu sein.
    T. sich gleichzeitig lieben kann.
    U. denkt, sich dafür nicht verausgaben zu müssen.
    V. Sonstiges (s. Anhang IV oder V)

Die Liste der Emotionen steht in Anhang IV.

11. BESTIMMEN, ob der Gen-Code der Person es ihr ermöglicht, Zugang zu dem Vermögen zu haben, die Essenz neu zu aktivieren.

12. BESTIMMEN, ob die Person, wenn sie Zugang zu dem Vermögen hat, die Essenz neu zu aktivieren, die Aktivierung nachstehender Elemente anordnen kann:
    A. der Vitalkraft
    B. der Zellrezeptoren
    C. des Photonenlichts
    D. des Lebenshauchs
    E. Sonstiges (s. Anhang III)

13. BESTIMMEN, ob die Person, wenn sie Zugang zu dem Vermögen hat, die Essenz neu zu aktivieren, der DNA befehlen kann, die Essenz an sämtliche Zellen zu übertragen.

14. BESTIMMEN, ob die Person, wenn sie Zugang zu dem Vermögen hat, die Essenz neu zu aktivieren, den Organismus von dem Kreislauf befreien kann, in dem dieser gerade steckt, um seine Essenz neu zu aktivieren.

Diese Angabe wird automatisch in die Neuprogrammierung eingeschlossen.

15. BESTIMMEN, ob die Person einen Quantensprung vollziehen kann, um Zugang zur Wesensdynamik zu bekommen, bevor das Problem überhaupt auftritt.

16. BESTIMMEN, ob die Person, wenn sie Zugang zu dem Vermögen hat, die Essenz neu zu aktivieren, die Negativkraft einer Verletzung am Nullpunkt zum Schwingen bringen kann.

Diese Fähigkeit hatten wir, bevor unsere DNA bestimmten Mutationen unterlag.

17. BESTIMMEN, ob man den Speicher, der den Verlust der Fähigkeit enthält, die Essenz neu zu aktivieren, an den Nullpunkt setzen muss.

18. BESTIMMEN, ob die Person Zugang zu ihrer eigenen Essenz hat, wenn sie die Essenz eines Organismus' neu aktiviert.

Die Liste der Emotionen steht in Anhang IV.

19. BESTIMMEN, ob die Person die Angst oder jede andere Emotion in Verbindung damit, dass sie dieses Vermögen hat, auf den Nullpunkt setzen kann.

20. BESTIMMEN, ob die Person mit der Kraft, dem Erfolg, der Selbstliebe oder jeder anderen Emotion in Verbindung mit der Wiederherstellung dieser Fähigkeit leben kann.

21. BESTIMMEN, ob die Person den Zugang zum Vermögen, die Essenz neu zu aktivieren, aufrechterhalten und auf nachfolgenden Ebenen tolerieren kann:
    A. der physischen
    B. der emotionalen
    C. der mentalen
    D. der spirituellen
    E. sonstigen

Möglicherweise mussten Sie vor seiner Installation weitere Angaben in das Programm aufnehmen. Wenn Sie Angaben aus anderen Protokollen aufnehmen müssen, testen Sie, um herauszufinden, welche(s) Protokoll(e) dafür infrage kommt bzw. kommen und welche Punkte dieser Protokolle in die Neuprogrammierung mit einzubeziehen sind.

22. BESTIMMEN, ob es nötig ist, vor der Installation des Programms noch weitere Angaben darin aufzunehmen.
    Wenn JA,
    A. TESTEN, wie viele Angaben aufzunehmen sind;
    B. in Anhang III NACHLESEN und die Anweisungen BEFOLGEN, um zu ermitteln, welche Angaben aufzunehmen sind;
    C. ZURÜCK zum Protokoll und WEITER zum nächsten Punkt.

Zweiter Teil des Protokolls

2. Teil – INSTALLATION DER NEUPROGRAMMIERUNG

Die Installation der Neuprogrammierung berücksichtigt sämtliche Angaben, die im ersten Teil gefunden wurden.

1. SPRICH: *Ich ordne an, dass sich dieses neue Programm für alle Leben und Dimensionen im Kern der Hauptzelle der Zirbeldrüse ansiedelt.*

Während man die Anweisung vor sich hinspricht, wird jedes der aufgezählten Elemente in die Neuprogrammierung einbezogen. Im Tonfall eines Gebets oder der Hypnose sprechen.

2. SPRICH: *Ich ordne an, dass dieses Programm, ausgehend von der Zirbeldrüse,*
   A. *die innersekretorischen Drüsen;*
   B. *das Gehirn, das Herz, die Milz, das Nervensystem und die Peptide;*
   C. *die Zellen, die intra- und extrazelluläre Flüssigkeit, die Atome und die quantischen Elemente (Quarks, Myonen und Fäden etc.);*
   D. *alle Helices, alle Chakren, alle energetischen Körper und die Seele;*
   E. *eine andere Stelle durchläuft* (s. Anhang III).

Um zu erfahren, welche Stelle genau, Abschnitt 16 in Anhang III lesen.

3. SPRICH: *Ich ordne der RNA an, sich wieder zu vernetzen und dieses neue Programm zu unterstützen.*

Der ursprüngliche DNA-Plan ist das Schema, das jeder genetischen Mutation vorausging.

4. SPRICH: *Ich ordne den Tripletts an, wieder ihren Platz in der Ordnung des vollkommenen, ursprünglichen Programms einzunehmen, auch wenn es zu Umkehrungen des Codes gekommen sein sollte.*

5. SPRICH: *Ich ordne der Geschwindigkeit der Photonen und der Spiralstruktur der DNA an, sich anzupassen.*

6. SPRICH: *Ich ordne die Erneuerung der Verbindungen im callösen Körper entsprechend dem ursprünglichen Plan an.*

Zur Definition von Telomer und Telomerase siehe Anhang I.

7. SPRICH: *Ich ordne die vollkommene Unversehrtheit von Telomer und Telomerase an.*

Die Liste der Systeme befindet sich in Anhang VII.

8. SPRICH: *Ich ordne an, dass die Rückstände alter Programme auf den Nullpunkt gesetzt und/oder über die geeigneten Systeme ausgeschieden werden.*

9. SPRICH: *Ich ordne an, dass dieses neue Programm versiegelt ist.*

Zur Definition der Merkaba siehe Anhang I.

10. SPRICH: *Ich ordne an, dass die Merkaba versiegelt ist.*

11. SPRICH: *Ich ordne an, dass DNA und RNA durch keinerlei Strahlung beeinträchtigt werden.*

12. SPRICH: *Ich ordne an, dass dieses neue Programm sich hier und jetzt bis auf Widerruf vollständig im verlängerten Rückenmark ansiedelt.*

13. SPRICH: *Ich ordne an, dass diese Neuprogrammierung rundherum toleriert wird, vollständig erfolgt und am Nullpunkt ansetzt.*

ZENTRALER PUNKT der Neuprogrammierung

14. SPRICH: *Ich ordne an, dass sich die Kraft, die Harmonie und die Richtigkeit dieser Neuprogrammierung in der DNA ansiedeln und sie vollständig aktiviert wird.*

Dritter Teil des Protokolls

3. Teil – ABSCHLUSS DES PROTOKOLLS

Möglicherweise verlangt das Programm weitere Angaben für die korrekte Codierung der Installation.

15. BESTIMMEN, ob es für die Wirksamkeit, Verträglichkeit und Integration der Neuprogrammierung nötig ist, weitere Angaben einzuschließen.
   WENN JA,
   A. ERMITTELN, wie viele Angaben eingeschlossen werden müssen;
   B. in Anhang III NACHLESEN und die Anweisungen BEFOLGEN, um zu ermitteln, welche Angaben einzuschließen sind;
   C. ZURÜCK zum Protokoll und WEITER zu Nr. 16.

Das Protokoll wird abgeschlossen.

16. SPRICH: *Ich ordne an, dass diese Neuprogrammierung gemäß dem ursprünglichen Plan in der Frequenz der Liebe toleriert und integriert wird, auch wenn die Helices in der Vergangenheit deaktiviert waren.*

Das Protokoll wird endgültig bestätigt.

17. SPRICH: *Ich ordne an, dass diese Erneuerung bis auf Widerruf durch (Name der zu behandelnden Person) vollständig und versiegelt ist.*

Wenn dieses Programm installiert ist, fällt es dem Programmierer leichter, die Erläuterungen von Protokoll Nr. 31 - Beispiel Nr. 3 mit der Überschrift: Reaktivierung des tieferen Wesens und der Eigenliebe - zu verstehen und anzuwenden.

KAPITEL 5

Zentrale Seele und Multidimensionalität

Die Definition der zentralen Seele

Wenn wir uns in einem Körper befinden, haben wir eine Seele, die uns mit der zentralen oder der elterlichen Seele verbindet. Jedes einzelne unserer Leben ist eine Projektion der zentralen Seele in eine Dimension oder eine Raum-Zeit-Umgebung. Sie ist frei von allen zeitlichen Definitionen und liegt im Zentrum aller Inkarnationen, die gleichzeitig auf verschiedenen Strahlen verlaufen. Die zentralen Seelen sind individualisierte Bruchstücke des großen Ganzen, mit dem sie ständig kommunizieren.

Innerhalb jedes Strahls verläuft jedes einzelne Leben getrennt von den übrigen. Die **Information** zu allen ist in der zentralen Seele gespeichert. Es ist, als gäbe es einen Zentralspeicher für sämtliche Erfahrungen dieser einzelnen Leben.

Aufgrund ihrer Individualität wählt die zentrale Seele die Art von Inkarnation, die sie gern erfahren möchte. Unsere Seele hat die Aufsicht über dieses Leben, damit es sein Ziel erfüllt und sich zuletzt wieder mit ihr vereinigt. Andere Funktionen hat sie nicht.

Damit diese Vorstellung verständlicher wird, habe ich das unten abgebildete Schema entworfen, das eine Art Sonne mit ihren Strahlen darstellt. Das Zentrum der Sonne entspricht unserer zentralen Seele, und jeder Strahl steht für eines unserer Leben. Diese zentrale Seele ist unsere einzigartige Signatur, und sie gehört zu jeder unserer Inkarnationen. All unsere Leben gehen aus der zentralen Seele hervor, die in direkter Verbindung zum großen Ganzen steht.

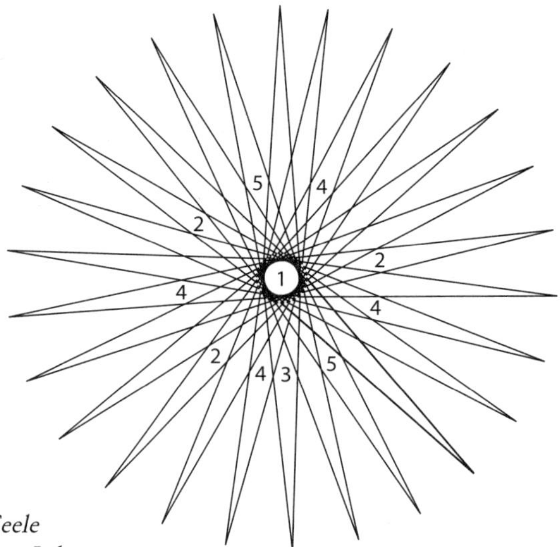

1 - zentrale Seele
2 - vergangenes Leben
3 - gegenwärtiges Leben
4 - künftiges Leben
5 - Inkarnation in einer anderen Dimension

Der Strahl, der für ein erst kürzlich vergangenes Leben steht, befindet sich nicht zwangsläufig neben dem, der unser gegenwärtiges Leben darstellt. Unser gegenwärtiges Leben ist nicht unbedingt dasjenige, das unserem nächsten Leben vorausgeht.

Alle Strahlen, die die zentrale Sphäre umgeben, koexistieren wie die Materie auf der quantischen Ebene. Diese Strahlen verlaufen nicht immer vollkommen gerade. Sie können eine leichte Kurve beschreiben und so über das Strahlenbündel einer anderen Inkarnation verlaufen. Dann spricht man davon, dass die Zeitlinien sich kreuzen. Könnten wir dieses Schema zudem mit einer Brille der sechsten Dimension betrachten, würden wir eine Sphäre und ein Raster sehen. Und wenn wir sie von einem Fenster der elften Dimension aus betrachten würden, in der die Stränge miteinander verwoben sind, würde es uns noch schwerer fallen, die Interaktionen zwischen den einzelnen Achsen und unsere Position in Bezug auf ein anderes Leben linear zu beschreiben. Wir nehmen Raum und Zeit zwar als linear wahr, doch das sind sie nicht. Wie dem auch sei: Entscheidend ist, dass all diese Leben miteinander in Verbindung stehen.

PROTOKOLL NR. 28

Zentrale Seele und Koexistenz

Früher, als wir noch über zwei Helices funktionierten, nahmen unsere vergangenen Leben uns in Beschlag. Unsere Funktionsweise mit dreizehn Helices am Nullpunkt erlaubt es uns, mit all unseren Inkarnationen - den gegenwärtigen wie den vergangenen und den künftigen - zu interagieren. Sie kreisen um unsere zentrale Seele; sie existieren nicht alle gleichzeitig auf der Erde, aber sie koexistieren mit unserer gegenwärtigen Inkarnation. Unsere zentrale Seele ist ein inkarniertes Fragment des großen Ganzen. Als es unsere einzigartige Signatur in seine Schöpfung einschloss, geschah dies nicht nur auf der Erde. Alle Erfahrungen aus den parallelen Welten sind verfügbar und existieren gleichzeitig. Bestimmte Themen unserer zentralen Seele wiederholen sich von einer Inkarnation zur nächsten. Man erkennt sie, indem man das Leben beobachtet: Hindernisse, an denen wir uns immer wieder stoßen, gehören zur zentralen Seele. Überwinden wir eines davon, macht sich dieser Erfolg auch in unseren anderen Leben bemerkbar. Diese beeinflussen uns auch, wenn wir uns dafür entscheiden, alle Aspekte von uns nebeneinander bestehen zu lassen. Sämtliche Leben, die unsere Signatur tragen, können uns steuern und inspirieren.

Die Quantenmechanik hat meine Art zu denken verändert und mich gelehrt, Vorstellungen zu entwickeln, die einer neuen, eher zirkulären Denkweise entsprechen. Beim Verfassen des vorliegenden Buches hatte ich eine Offenbarung bezüglich der Koexistenz all meiner Inkarnationen und der Rückkehr zur ursprünglichen Einheit. Mir wurde klar, dass, wenn die Zeit nicht linear verläuft, wie Einstein nachgewiesen hat, jede unserer Inkarnationen gleichzeitig existieren kann. Das heißt, dass wir heute Zugang zu allem haben, was wir gewesen sind und sein werden.

Auf der Grundlage dieses neuen Paradigmas habe ich ein Protokoll zur Neuprogrammierung entwickelt, mit dessen Hilfe wir zu unserer zentralen Seele zurückkehren können und gleichzeitig alle unsere positiven und negativen Inkarnationen in allen Raum-Zeit-Dimensionen nebeneinander am Nullpunkt bestehen lassen können.

Wir hören oft, dass die Zeit nicht linear ist. 2003 gelang es Schweizer Forschern der Genfer Universität, im Labor sogar nachzuweisen, dass die Zeit nicht existiert. Da wir jedoch auf der Erde leben, nehmen wir die Wirklichkeit dreidimensional wahr, und diese Wirklichkeit ist in eine linear verlaufende Zeit einbeschrieben. Um die Vorstellung von der nichtlinearen Zeit und den sich kreuzenden Zeitlinien besser zu verstehen, stellen wir uns vor, dass jeder einzelne Strahl eine Inkarnation von uns darstellt, losgelöst vom Universum und der Epoche. Diese Manifestationen von uns gibt es in der Vergangenheit, in der Gegenwart und in der Zukunft. Es sind Personifikationen unserer selbst, die sich auf der Erde oder in anderen Welten oder in anderen spirituellen Dimensionen befinden können. Alle unsere Inkarnationen existieren gleichzeitig und gehen aus dieser zentralen Quelle hervor. Diese multidimensionale Sicht von der Materie und von uns selbst innerhalb der Schöpfung veranlasst uns, nicht länger dem alten Bild von der Gegenwart anzuhängen, die auf die Vergangenheit folgt und der Zukunft vorausgeht.

Im Protokoll über die quantische Entscheidung haben wir uns klargemacht, dass, wenn wir uns unter mehreren Möglichkeiten für eine entscheiden, die nicht gewählten Möglichkeiten weiterhin in parallelen Universen existieren. Dieses Muster wiederholt sich hier. Wir leben dieses Leben, aber unsere übrigen Leben koexistieren auf anderen Strahlen, die auf unterschiedlichen Frequenzen schwingen.

Eine Schülerin beschwerte sich darüber, dass sie nicht völlig versiegelt wäre und sich gegen bedrohliche Kräfte zur Wehr setzen müsste. Beim Test mithilfe der Kinesiologie wurde mir klar, dass diese Teile eigentlich zu anderen Inkarnationen von ihr gehörten. Wir leben nicht nur fröhliche Leben, in denen wir als gute Samariter rings um unsere zentrale Seele agieren. Unsere Erfahrung innerhalb der Schöpfung bringt uns dazu, sämtliche Aspekte der Dualität einzuschließen. Wir erfahren alle guten und schlechten Aspekte der Schöpfung, ohne dass es ein richtiges Urteil darüber gäbe, das wir auf den Prüfstein stellen könnten. Eine andere Seminarteilnehmerin war schockiert, als ihr bewusst wurde, dass einige Aspekte ihrer zentralen Seele Inkarnationen widerspiegelten, die geistige Zurückgebliebenheit erkennen ließen. Es handelt sich um eine geistig sehr bewegliche Person, die sich stets bremsen muss. Sie erzählte mir auch, dass sie als Reaktion auf Verletzungen in der Kindheit das Profil "übermäßg großzügig" entwickelt hätte. Mithilfe von Protokoll Nr. 28 hätte sie endlich Zugang bekommen zu allem, was sie außerhalb von diesem Selbstbild noch darstellen könnte. So war sie in der Lage, ihre eingeschränkte Sicht zu erweitern und all ihre potenziellen Aspekte anzunehmen. Durch eine vereinfachende, allzu verstandesbetonte Sicht von uns legen wir uns demnach manchmal selbst in Ketten.

Ich lege Ihnen dringend nahe, noch einmal Kapitel 4 in *Die 13. Helix* zu lesen, in dem es um den Nullpunkt geht. Der Nullpunkt erlaubt es uns, sämtliche Aspekte von uns vorurteilsfrei zu betrachten. Um dahin zu gelangen, wollen wir alles annehmen, was uns ausmacht. Dadurch können wir unsere lichterfüllten Leben mit unseren dunkleren Inkarnationen "am Nullpunkt" koexistieren lassen. Da all unsere Leben miteinander verbunden sind, stelle man sich vor, wie stark unsere Magnetkraft erst sein wird, wenn wir allen Aspekten erlauben, am Nullpunkt miteinander verbunden zu sein. Sie könnten ihre quantischen Informationen wertfrei untereinander austauschen, und uns käme die wohltuende Wirkung ganz bewusst zugute. So können wir einerseits von der Weisheit unserer Persönlichkeiten profitieren und andererseits unser heutiges Verständnis vom Nullpunkt mit ihnen teilen.

Die Schöpfung kennt kein Urteil. Uns macht all das aus, was wir gewesen sind und sein werden. Diese Entdeckung ist sehr befreiend. Es gibt nichts, was einen mehr begeistern könnte als jemand, der aus dem Nullpunkt heraus strahlt und sämtliche Aspekte seines Seins verkörpert. Statt uns mit nur einer Inkarnation zu identifizieren und durch sie beschränkt zu sein, wissen wir, dass wir ein regelrechtes Mosaik aus verschiedenen Einzelelementen sind. Da wir in unserer DNA das neue Paradigma der Liebe am Nullpunkt installiert haben (Protokoll Nr. 10 in *Die 13. Helix*), können wir all diese Bestandteile künftig auch wertschätzen. Die Selbstliebe, die auf die zentrale Seele gerichtet ist, die direkt mit dem großen Ganzen kommuniziert, gibt uns die Gewissheit, dass wir, angefangen bei uns selbst, eins sind mit allem, was existiert.

Wenn wir uns der Koexistenz zuwenden, ist es zwingend erforderlich, vom Nullpunkt auszugehen. Nicht alle Erfahrungen, die wir in unseren Leben gemacht haben, sind positiv, aber alle sind magnetisch aufgeladen. Dank dieser Sichtweise wird sich unsere tiefere Identität künftig weiterentwickeln können. Wir bekommen Zugang zu Ressourcen aus anderen Leben, die unsere Signatur tragen, nebeneinander bestehen und miteinander verbunden sind. Unser gegenwärtiges Leben und unsere Verwirklichungen wirken sich auf alle übrigen Strahlen aus. Sämtliche Elemente in Zusammenhang mit unserer Signatur können interagieren, indem sie untereinander Informationen von überallher austauschen.

Auf der Erde fühlen wir uns vielleicht einsam und verlassen und weit weg von den übrigen Bewohnern des Kosmos'. Diese neue Perspektive macht uns zu Komplizen und Verbündeten aller Formen des *Alter ego*, unabhängig davon, ob wir mit diesen anderen koexistierenden Formen unseres Selbst in Kontakt treten oder nicht. Sie hören auch dann nicht auf zu existieren, wenn wir ihnen keine Beachtung schenken. Es wäre dennoch sehr schade, diese Chance nicht zu nutzen, vor allem, wenn uns erst klar geworden ist, dass sämtliche Inkarnationen ein Teil von uns sind und wir die mit ihnen verbundene **Information** syntonisieren können.

Wenn wir erfasst haben, dass all diese Strahlen, die unsere Manifestationen in sämtlichen Leben und Dimensionen darstellen, gleichzeitig existieren, können wir endlich die ursprüngliche Einheit erfahren. Wenn wir Zugang haben zu allem, was uns ausmacht, werden wir spüren, dass wir wirklich Teil des Kosmos' sind; unsere Einsamkeit wird ein Ende haben, denn unsere zentrale Seele wird mit dem großen Ganzen verbunden sein. Indem wir uns wieder mit der zentralen Seele verbinden und alle Inkarnationen von uns nebeneinander bestehen lassen, finden wir zurück zu unserer Verbindung mit dem großen Ganzen, das in direkter Beziehung zur Mitte (oder zur zentralen Seele) steht. Wir sind alles andere als verloren, weil wir eine zentrale Seele besitzen, die mit dem großen Ganzen unmittelbar verbunden ist. Durch sie haben wir Zugang zu ihm. Das große Ganze ist unter verschiedenen Aspekten in jeder zentralen Seele verkörpert, gewissermaßen als Brückenschlag. Davon abgesehen sind wir jedoch alle einzigartig. Deshalb ist auch die Schöpfung so interessant.

Woher kommt es, dass wir mit unserer Geburt all unsere sonstigen Inkarnationen vergessen, obwohl sie weiterhin existieren? Wenn sie nicht obsolet würden, könnten wir uns nicht auf unser gegenwärtiges Dasein einlassen und es voll und ganz auskosten. Das ist wie bei einem Forscher mit einem fahrigen Verhältnis zur Materie, der die quantische Welt nicht untersuchen kann, weil er zu weiträumig denkt. Wir würden die Dinge nicht unter dem Gesichtspunkt der Dualität sehen und hätten keine Ahnung von der Kraft der negativen Magnetladung.

Früher einmal habe ich gesagt, dass, wenn ich je eine Wesenheit channeln sollte, ich mir wünschte, es wäre ich selbst in einer anderen Welt. Schon damals hatte ich das Gefühl, gleichzeitig anderswo zu existieren. Dank der Rückkehr zur zentralen Seele, in der all unsere Inkarnationen koexistieren, müssen wir die Frequenz der übrigen Wesenheiten nicht syntonisieren.

Die Rückkehr zur zentralen Seele wird unsere galaktische und intergalaktische Einsamkeit beenden. Ich hätte dieses Protokoll mit gutem Grund auch "Die galaktische Eingliederung" nennen können. Niemand kann im Universum existieren, ohne mit der zentralen Seele verbunden zu sein, in welcher Galaxie auch immer er zu Hause ist. Nachdem wir dieses Programm installiert haben, können wir uns nicht nur wieder mit dem Kosmos verbinden, sondern werden uns auch nie mehr einsam fühlen. Wir werden mit dem großen Ganzen verbunden sein.

Diese Offenbarung hat mir ein tiefes Gefühl von innerem Frieden, Ordnung und Harmonie beschert. Meine vom Quantenschema inspirierte metaphysische Entwicklung bringt mich dazu, die Dualität zwischen meinen einzelnen Inkarnationen zu beenden und diese auf den Nullpunkt zu setzen. Ich möchte Zugang haben zu der **Information,** die zur Gesamtheit dessen gehört, was ich bin. Ich möchte alle Bestandteile meines Wesens integrieren und ihnen erlauben, bewusst nebeneinander zu bestehen. Ich möchte mich verbunden fühlen mit meiner zentralen Seele und mich wieder an das große Ganze anschließen, kraft der Verbindung, die es mit meiner zentralen Seele unterhält. Ich gewinne eine Vorstellung davon, dass die von den spirituellen Meistern gepriesene “Rückkehr zu den Ursprüngen” im Grunde das Bewusstsein für unsere Koexistenz mit dem großen Ganzen ist.

PROTOKOLL ZUR NEUPROGRAMMIERUNG NR. 28

Zentrale Seele und Koexistenz

Erster Teil des Protokolls

Der erste Teil dient dazu, den Gegenstand des Protokolls und die Angaben zu identifizieren, die in die Neuprogrammierung einzubeziehen sind.

1. Teil – VORBEREITUNG

Vor Beginn der Abfrage spricht man die Absicht laut aus: ***Ich beschließe, am Nullpunkt zu sein, auch wenn ich nicht weiß, wie.*** Mithilfe der Kinesiologie (oder jeder anderen Testmethode) die Antwort ermitteln. Die so erhaltenen Angaben werden entsprechend der Intention automatisch von der angeborenen Körperintelligenz und dem Bewusstsein des Gen-Codes aufgenommen.

Indem wir mit all unseren Inkarnationen koexistieren, können wir Zugang zu der ***Information*** *der anderen Leben bekommen.*

1. BESTIMMEN, ob man in der DNA ein Programm installieren muss, damit die Person zu ihrer zentralen Seele zurückkehren kann, während sie mit all ihren Inkarnationen am Nullpunkt koexistiert, in all ihren Leben und in allen räumlich-zeitlichen Dimensionen,
   A. ganz allgemein ODER
   B. im Hinblick auf eine bestimmte Situation, die in diese Sitzung einzuschreiben ist.

   Wenn JA, BESTIMMEN, um welche Situation es sich handelt.

Es gibt viele Gründe, warum man hier als Antwort ein NEIN erhält. Man muss nicht nach Erklärungen suchen, sondern nur die Tatsache als solche akzeptieren.

2. BESTIMMEN, ob es für die Entwicklung der zu behandelnden Person sinnvoll ist, diese Neuprogrammierung jetzt vorzunehmen.

   Wenn NEIN,
   A. diese Neuprogrammierung nicht vornehmen.
   B. BESTIMMEN, wie viel Zeit (Tage, Wochen, Monate) vergehen soll, bevor man erneut

bestimmt, ob diese Neuprogrammierung vorgenommen werden kann.

Möglicherweise ist das Programm in der uncodierten DNA installiert und an keiner bestimmten Stelle festgeschrieben.

Wenn JA, BESTIMMEN, ob das Programm an einer bestimmten Stelle festgeschrieben werden muss.
Wenn JA,

A. BESTIMMEN, in welchem Chromosom (1 bis 46 ...) und welchem Gen (1 bis 5000+) das neue Programm installiert werden soll und
B. BESTIMMEN, wie viele Tripletts (1 bis 30000+) dieses Programm umfasst.

Wenn NEIN, WEITER zum nächsten Punkt.

Der ursprüngliche DNA-Plan ist das Schema, das jeder genetischen Mutation vorausging. Wenn diese Information dort unterschwellig immer noch vorhanden ist, wird sie automatisch in die Neuprogrammierung eingeschlossen.

3. BESTIMMEN, ob dieses Programm bereits im ursprünglichen DNA-Plan enthalten war.
Wenn JA,
   A. BESTIMMEN, ob es sich hier reproduzieren lässt.
   B. BESTIMMEN, ob man eine Brücke installieren soll.

Es geht um ein Thema oder ein anderes Programm, das jenes, das wir installieren wollen, neutralisieren könnte.

4. BESTIMMEN, ob es ein schädliches Programm und/oder Thema gibt, das in Resonanz (Echo) oder Dualität (Polarität) steht und mit dem neuen Programm interferieren könnte.
Jedes Wort des letzten Satzes TESTEN.

Die Speicher der alten Programme könnten mit dem neuen Programm interferieren.

5. BESTIMMEN, ob an eines oder mehrere alte Programme Speicher angeschlossen sind, welche die Integration dieses neuen Programms in die DNA verhindern könnten. Wenn JA, wie viele solcher Speicher gibt es?

Möglicherweise haben wir schon einmal versucht, zur zentralen Seele zurückzukehren, und durch das Scheitern dieses Versuchs haben sich Teile von uns abgespalten.

6. A. BESTIMMEN, ob sich bei einer vorherigen Rückkehr zur zentralen Seele Teile von der Person abgespalten haben.
   B. BESTIMMEN, ob es angemessen ist, diese Teile der Person in die Gegenwart an den Nullpunkt zurückzuholen und in ihrer DNA zu verankern oder sie zu ihrer zentralen Seele zu lenken.

Das Protokoll Nr. 10 befindet sich in Band I, Die 13. Helix. *Wenn Sie es installieren müssen, gehen Sie nur den ersten Teil durch, und installieren Sie beide Protokolle (10 und 28) gleichzeitig im zweiten Teil.*

7. BESTIMMEN, ob Protokoll Nr. 10 installiert werden muss, damit die Person im Zusammenhang mit der zentralen Seele Zugang zu der neuen Art, am Nullpunkt zu denken, bekommt.

8. BESTIMMEN, ob die Person die in einer anderen Welt syntonisierten Wohltaten mit ihrer aktuellen Wirklichkeit in dieser Welt koexistieren lassen kann.

Diese Angabe wird automatisch in die Neuprogrammierung eingeschlossen.

9. BESTIMMEN, ob eine oder mehrere Inkarnationen die Koexistenz am Nullpunkt verhindern.

Die Liste der Emotionen steht in Anhang IV, die der mentalen Annahmen in Anhang V.

10. BESTIMMEN, ob ein oder mehrere emotionale und/oder mentale Themen aus einer oder mehreren Inkarnation(en) die Rückkehr zur zentralen Seele verhindern.

    Wenn JA, BESTIMMEN, um welches mentale Thema oder welche Emotion es sich handelt.

Manche Inkarnationen werden in Klöstern oder geschlossenen Gesellschaften gelebt. Sie sind sehr exklusiv und lassen die Person in einem isolierten, zurückgezogenen Zustand verharren.

11. BESTIMMEN, ob es ein Bündnis, ein Gelübde oder einen Schwur im Zusammenhang mit einer anderen Inkarnation gibt, das bzw. der die Rückkehr zur zentralen Seele verhindert.

    Wenn JA, BESTIMMEN, ob man dieses Bündnis, dieses Gelübde oder diesen Schwur auf den Nullpunkt setzen muss.

Möglicherweise handelt es sich um ein mentales Muster, das sich in mehreren Leben wiederholt hat.

12. BESTIMMEN, ob ein (von einer zur nächsten Inkarnation) wiederkehrendes Thema die Koexistenz der verschiedenen Inkarnationen verhindert.

Diese Angabe wird automatisch in die Neuprogrammierung eingeschlossen. Sie müssen nichts tun, um diese Schwingungsbrücke zu installieren.

13. BESTIMMEN, ob es nötig ist, eine Brücke einzurichten, um die Rückkehr zur zentralen Seele zu erleichtern.

Am Nullpunkt sind alle positiven und negativen Aspekte eingeschlossen.

14. BESTIMMEN, ob die Person fähig ist, am Nullpunkt mit allen Manifestationen ihrer zentralen Seele zu koexistieren, ohne im Guten oder Schlechten polarisiert zu sein.

Die Rückkehr erzeugt ein stärkeres Magnetfeld.

15. BESTIMMEN, ob der interstitielle Raum der Person die Magnetfrequenz der Rückkehr zur zentralen Seele aufrechterhalten kann.

16. BESTIMMEN, ob die Person Zugang zu den vielfältigen Entscheidungen hat, die zum Zeitpunkt der jetzigen Inkarnation nicht ausgewählt wurden.

Diese Angabe wird automatisch in das Programm eingeschrieben.
Punkt A: Die zentrale Seele steht in Kontakt mit dem großen Ganzen.
Punkt C: Die Rückkehr zur zentralen Seele ermöglicht es, die Isoliertheit der Menschen vom restlichen Universum aufzuheben.

17. BESTIMMEN, ob die Person durch die Rückkehr zur zentralen Seele
    A. zu ihrer ursprünglichen Einheit zurückfinden kann.
    B. eine galaktische/intergalaktische Wiedereingliederung vollziehen kann.
    C. ihre Isoliertheit beenden kann.
    D. in Kommunikation mit ihren anderen Inkarnationen stehen kann.
    E. in Kommunikation mit der zentralen Seele sein kann.
    F. diese Rückkehr verstehen kann.
    G. Energie aus der zentralen Seele schöpfen kann.
    H. Zugang zu einer größeren Bandbreite an Erfahrungen haben kann.
    I. Zugang zu einer neuen, wesentlichen Entwicklungsstufe am Nullpunkt haben kann.
    J. Sonstiges (s. Anhang III)

18. BESTIMMEN, ob das Ego durch diese Rückkehr zur zentralen Seele Gefahr läuft, abgespalten und/oder destabilisiert zu werden.

19. BESTIMMEN, ob das elektromagnetische Feld der Helices angepasst werden muss, um die Rückkehr zu erleichtern.

Diese Angabe wird automatisch in die Neuprogrammierung eingeschlossen.

20. BESTIMMEN, ob die Person den Nutzen dieser Rückkehr in ihren physischen Körper und ihre irdische Wirklichkeit integrieren kann.

Der ermittelte Anteil wird automatisch in die Neuprogrammierung eingeschlossen.

21. BESTIMMEN, zu welchem Prozentsatz die Person in der Lage ist, durch die Rückkehr neue Verknüpfungen herzustellen.

Testen Sie jedes einzelne Element (A bis E). Die hier ermittelten Angaben dienen dem Aufbau des neuen Programms. Sie werden automatisch in die Neuprogrammierung eingeschlossen.

22. BESTIMMEN, ob folgende Elemente durch die Rückkehr gegebenenfalls destabilisiert werden:
    A. die innersekretorischen Drüsen;
    B. Gehirn, Herz, Milz, Nervensystem und Peptide;
    C. die Zellen, die intra- und extrazelluläre Flüssigkeit, der interstitielle Hohlraum (Leere), die Atome und die quantischen Elemente (Quarks, Muonen, Stränge usw.);
    D. Helices, Chakren, energetische Körper (emotional und/oder mental und/oder spirituell und/oder sonstige) und die Seele;
    E. Sonstiges (s. Anhang III, Abschnitt 16)

23. ERMITTELN, ob die Rückkehr auf jeder Helix codiert werden kann.

24. ERMITTELN, ob die Person dank dieser Rückkehr zur zentralen Seele Zugang zu den multiplen Welten hat.

25. ERMITTELN, ob in der Steuerungszelle der Zirbeldrüse ein neues Quantenteilchen installiert werden muss, um die Rückkehr zur zentralen Seele zu fördern.

Das Multidimensionale und das Multitemporale müssen mit der gegenwärtigen Inkarnation in Harmonie sein.
Diese Angabe wird automatisch in die Neuprogrammierung eingeschlossen.

26. ERMITTELN, ob die Person mit dem Hier und Jetzt in Harmonie ist, auch wenn sie zur zentralen Seele zurückgekehrt und mit ihren anderen Inkarnationen in Kontakt getreten ist.

27. ERMITTELN, ob die emotionale Erinnerung vom Verlust des Paradieses auf den Nullpunkt gesetzt werden muss.

    Wenn JA, ERMITTELN, ob die Person sich dafür entscheiden kann, ihn durch die Möglichkeit zu ersetzen, auf der Erde inkarniert zu sein, während sie gleichzeitig mit der zentralen Seele in Kontakt steht.

28. ERMITTELN, ob diese Rückkehr zur zentralen Seele es der Person ermöglicht, in ihrem Alltag Abstand zu gewinnen.

29. ERMITTELN, ob der physische Körper vollkommen mit der zentralen Seele verbunden ist.

30. ERMITTELN, ob die Person mit der erfolgreichen Rückkehr zur zentralen Seele leben kann.

31. ERMITTELN, ob die Koexistenz der verschiedenen Inkarnationen der zentralen Seele völlig versiegelt ist.

32. ERMITTELN, ob die Person sich selbst lieben kann, während sie zur zentralen Seele zurückkehrt.

33. ERMITTELN, ob die Person den magnetischen Nutzen dieser Rückkehr spüren kann, wenn sie eine Bestellung ausspricht.

Statt in Büchern oder über spirituelles Channeln Inspiration zu suchen, könnten wir diese auch in anderen Leben, in dieser oder einer anderen Dimension finden.

34. ERMITTELN, ob die Person in Momenten des Zweifels die mit ihren anderen Leben verbundene **Information** channeln kann, um Abstand zu gewinnen.

Möglicherweise mussten Sie vor seiner Installation weitere Angaben in das Programm aufnehmen. Wenn Sie Angaben aus anderen Protokollen aufnehmen müssen, testen Sie, um herauszufinden, welche(s) Protokoll(e) dafür infrage kommt bzw. kommen und welche Punkte dieser Protokolle in die Neuprogrammierung mit einzubeziehen sind.

35. BESTIMMEN, ob es nötig ist, vor der Installation des Programms noch weitere Angaben darin aufzunehmen.
    Wenn JA,
    A. TESTEN, wie viele Angaben aufzunehmen sind;
    B. in Anhang III NACHLESEN und die Anweisungen BEFOLGEN, um zu ermitteln, welche Angaben aufzunehmen sind;
    C. ZURÜCK zum Protokoll und WEITER zum nächsten Punkt.

Zweiter Teil des Protokolls

Die Installation der Neuprogrammierung berücksichtigt sämtliche Angaben, die im ersten Teil gefunden wurden.

2. Teil – INSTALLATION DER NEUPROGRAMMIERUNG

1. SPRICH: *Ich ordne an, dass sich dieses neue Programm für alle Leben und Dimensionen im Kern der Hauptzelle der Zirbeldrüse ansiedelt.*

Während man die Anweisung vor sich hinspricht, wird jedes der aufgezählten Elemente in die Neuprogrammierung einbezogen. Im Tonfall eines Gebets oder der Hypnose sprechen.

2. SPRICH: *Ich ordne an, dass dieses Programm, ausgehend von der Zirbeldrüse,*
   A. *die innersekretorischen Drüsen;*
   B. *das Gehirn, das Herz, die Milz, das Nervensystem und die Peptide;*
   C. *die Zellen, die intra- und extrazelluläre Flüssigkeit, die Atome und die quantischen Elemente (Quarks, Myonen und Fäden etc.);*
   D. *alle Helices, alle Chakren, alle energetischen Körper und die Seele;*
   E. *eine andere Stelle durchläuft* (s. Anhang III).

Um zu erfahren, welche Stelle genau, Abschnitt 16 in Anhang III lesen.

3. SPRICH: *Ich ordne der RNA an, sich wieder zu vernetzen und dieses neue Programm zu unterstützen.*

Der ursprüngliche DNA-Plan ist das Schema, das jeder genetischen Mutation vorausging.

4. SPRICH: *Ich ordne den Tripletts an, wieder ihren Platz in der Ordnung des vollkommenen, ursprünglichen Programms einzunehmen, auch wenn es zu Umkehrungen des Codes gekommen sein sollte.*

5. SPRICH: *Ich ordne der Geschwindigkeit der Photonen und der Spiralstruktur der DNA an, sich anzupassen.*

6. SPRICH: *Ich ordne die Erneuerung der Verbindungen im callösen Körper entsprechend dem ursprünglichen Plan an.*

Zur Definition von Telomer und Telomerase siehe Anhang I.

7. SPRICH: *Ich ordne die vollkommene Unversehrtheit von Telomer und Telomerase an.*

Die Liste der Systeme befindet sich in Anhang VII.

8. SPRICH: *Ich ordne an, dass die Rückstände alter Programme auf den Nullpunkt gesetzt und/oder über die geeigneten Systeme ausgeschieden werden.*

9. SPRICH: *Ich ordne an, dass dieses neue Programm versiegelt ist.*

Zur Definition der Merkaba siehe Anhang I.

10. SPRICH: *Ich ordne an, dass die Merkaba versiegelt ist.*

11. SPRICH: *Ich ordne an, dass DNA und RNA durch keinerlei Strahlung beeinträchtigt werden.*

12. SPRICH: *Ich ordne an, dass dieses neue Programm sich hier und jetzt bis auf Widerruf vollständig im verlängerten Rückenmark ansiedelt.*

13. SPRICH: *Ich ordne an, dass diese Neuprogrammierung rundherum toleriert wird, vollständig erfolgt und am Nullpunkt ansetzt.*

ZENTRALER PUNKT der Neuprogrammierung

14. SPRICH: *Ich ordne an, dass sich die Kraft, die Harmonie und die Richtigkeit dieser Neuprogrammierung in der DNA ansiedeln und sie vollständig aktiviert wird.*

Dritter Teil des Protokolls

3. Teil – ABSCHLUSS DES PROTOKOLLS

Möglicherweise verlangt das Programm weitere Angaben für die korrekte Codierung der Installation.

15. BESTIMMEN, ob es für die Wirksamkeit, Verträglichkeit und Integration der Neuprogrammierung nötig ist, weitere Angaben einzuschließen.
    WENN JA,
    A. ERMITTELN, wie viele Angaben eingeschlossen werden müssen;
    B. in Anhang III NACHLESEN und die Anweisungen BEFOLGEN, um zu ermitteln, welche Angaben einzuschließen sind;
    C. ZURÜCK zum Protokoll und WEITER zu Nr. 16.

Das Protokoll wird abgeschlossen.

16. SPRICH: *Ich ordne an, dass diese Neuprogrammierung gemäß dem ursprünglichen Plan in der Frequenz der Liebe toleriert und integriert wird, auch wenn die Helices in der Vergangenheit deaktiviert waren.*

Das Protokoll wird endgültig bestätigt.

17. SPRICH: *Ich ordne an, dass diese Erneuerung bis auf Widerruf durch (Name der zu behandelnden Person) vollständig und versiegelt ist.*

PROTOKOLL NR. 29

Die multiplen Welten

Dank der Theorie der multiplen Welten wissen wir, dass es parallele Welten zur unsrigen gibt, die in anderen Frequenzen schwingen. Um diese Vorstellung zu verstehen, müssen wir die Materie von der anderen Seite her betrachten. Seit mehreren Jahren sind die Physiker davon überzeugt, dass es neben den uns vertrauten Dimensionen noch andere, unbekannte gibt. In der Tat legen ihre Forschungen den Schluss nahe, dass die Materie sich nicht nur in den Größenordnungen von Breite, Höhe, Tiefe und Zeit entwickelt. Auf der Ebene des unendlich Kleinen und des unendlich Großen reichen vier Dimensionen nicht aus, um den Kosmos zu beschreiben. Es gibt Dimensionen, die so verschwindend klein sind, dass wir sie nicht wahrnehmen, bzw. so riesig, dass wir keinen Zugang zu ihnen haben.

Der Begriff "Dimension" ist dabei verwirrend. Laut Stringtheorie sind die subatomischen Teilchen, die Schwerkraft und die elektromagnetischen Kräfte, um nur sie zu nennen, nur äußere Zeichen für das Vibrieren mikroskopischer Stränge in 26 verschiedenen Dimensionen. Auf dem Titelblatt der Zeitschrift *Scientific American* (November 2003) wird ein Zeit- und Raumdiagramm aus der Perspektive der sechsten Dimension abgebildet. Darauf erkennt man eine Art Lichtraster, das in Bewegung sein soll. Diese zusätzlichen Dimensionen machen es möglich, Materie und Wirklichkeit unter anderen Gesichtspunkten zu betrachten.

Eine Dimension ist "*eine kleine Raumschleife: Wenn man sie durchläuft, landet man immer wieder an derselben Stelle. Diese Art von kleiner Dimension könnte zusätzlich zu unseren herkömmlichen Dimensionen existieren, ohne dass dies unsere räumliche Wahrnehmung verändern würde. Nach menschlichen Maßstäben gäbe es lediglich drei große Dimensionen, aber nach einem winzig kleinen Maßstab gäbe es an jeder Stelle im Raum eine kleine Schleife: eine zusätzliche Dimension. Und es könnte sogar mehrere geben, mit mehr oder weniger komplizierter Geometrie, die alle ineinander verwoben wären. [...] Wenn Sie zum Beispiel mit der Hand einen großen Bogen beschreiben, bewegen Sie Ihre Hand nicht nur in den drei herkömmlichen, sondern auch durch all diese ineinander verwobenen Dimensionen. [...] Diese Dimensionen könnten also gewissermaßen Kopien oder Klone unserer Teilchen enthalten. [...] Die Forscher wissen heute, dass sich über 90 Prozent der Masse des Universums ihren Beobachtungen entzieht."* ("Sur la piste des ondes parallèles" ["Den parallelen Wellen auf der Spur"], *Science et Vie*, Juli 2002, S. 49-50 u. 53)

Auf der Ebene der Teilchen zeigt die Quantentheorie, dass die Materie durch andere Gesetze gesteuert wird und in ganz unterschiedlichen Frequenzen im Universum schwingt, die gleichzeitig in parallelen Welten existieren können. Diese multiplen Welten oder parallelen Universen sind durch die Schwerkraft miteinander verbunden. Wie beim Tunneleffekt und entsprechend diesem Szenario von einem "mehrfach ineinander verwobenen Universum" steht es in unserer Macht, die Frequenz dank einer verschwindend kleinen Wahrscheinlichkeit zu wechseln, und diese Wahrscheinlichkeit können wir mithilfe von Protokoll Nr. 29 maximal potenzieren.

Die Koexistenz paralleler Welten

Es ist interessant, dass ich eher über die Wissenschaft und nicht über die Spiritualität zur Koexistenz gekommen bin. Als ich noch jünger war und die heiligen Texte las, hatte ich den Eindruck, dass die großen Meister einer anderen Ebene angehören und ein Bewusstsein für eine Energie haben, die mir fremd war. Davon ist in Physikbüchern, wissenschaftlichen Zeitschriften und Fernsehsendungen jetzt ständig die Rede.

Die Mystiker wussten schon lange um diese Wirklichkeit. Um diesen verschiedenen Welten einen Sinn zu geben, sprachen sie von spirituellen Dimensionen. Ihnen zufolge leben wir in der dritten Dimension, während der Christus-Zustand beispielsweise angeblich zur vierten Dimension gehört. Die spirituellen Dimensionen definieren Bewusstseinszustände, die ebenfalls auf verschiedenen Frequenzen schwingen. Im Gegensatz zu den wissenschaftlichen Dimensionen haben diese nichts mit mathematischen Konzepten zu tun. Gewiss gibt es Welten, die mit der unsrigen koexistieren und außerhalb jeder spirituellen Dimension funktionieren, aber Physik und Metaphysik kommen einander immer näher.

In der mehrere Jahrhunderte alten *Bhagavad Gita* ist eine quantische Geschichte zum Gott Krishna enthalten. Krishna spielte draußen und hatte sich Erde in den Mund gestopft. Als seine Mutter Yashoda ihn aufforderte, den Mund zu öffnen, sah sie das ganze Universum vor sich. Sie sah nicht nur Planeten, sondern auch den Kosmos mit den Sternen, der Sonne und dem Mond sowie alle Kontinente, die Ozeane, die Wälder und Dörfer. Sie sah das Dorf, in dem sie lebte, und sie sah sich selbst, wie sie in den Mund von Krishna blickte. Viele heilige Texte vermitteln eine Vorstellung von der Koexistenz aller Dinge im Rahmen der Schöpfung. In Krishnas Mund sah Yashoda das Vorhandensein ihrer Ganzheit, und nicht nur einen "göttlichen" oder einen "politisch korrekten" Teil davon.

Um den Sinn der Koexistenz aller Universen überhaupt zu erkennen, musste ich zunächst das Konzept vom Nullpunkt vertiefen, das ich in meinem Buch *Die 13. Helix* ausführlich erläutert habe. Bei einem Seminar über Quantenphysik, an dem ich einmal teilnahm, präsentierte uns der promovierte Physiker Fred Alan Wolf geometrische Formen, die er an die Wand projizierte, und forderte uns auf, einen Punkt auf einer der Formen zu fixieren, und dann einen anderen. Alle Teilnehmer blickten auf dieselbe Abbildung, aber jeder sah etwas anderes. Uns wurde klar, dass auf der Abbildung mehrere Bilder nebeneinander zu sehen waren. Wie aber sollte man wissen, ob ein Bild realer war als ein anderes? Jede Schöpfung, jedes Universum besteht aus vielfältigen, koexistierenden Möglichkeiten. Stellen wir uns vor, es wäre Februar und wir wären auf Hawaii und würden aufs Meer schauen. Zum selben Zeitpunkt schneit es an einem anderen Ort auf der Erde so sehr, dass man die Hand vor Augen nicht sieht. Wenn Sie nun beschreiben müssten, wie die Erde im Februar aussieht, für welchen der beiden Eindrücke würden Sie sich entscheiden?

Dank der Theorie der multiplen Welten wissen wir nun, dass die Materie in verschiedenerlei Form in parallelen Universen koexistieren kann. Das heißt also, dass uns mehrere Möglichkeiten zur Verfügung stehen, wenn wir eine Entscheidung treffen. Im Protokoll über die quantische Entscheidung gehen wir in die Vergangenheit zurück, um uns auf der Grundlage dessen, dass alle früheren Möglichkeiten weiterhin in parallelen Universen bestehen, neu zu entscheiden. Im nachfolgenden Protokoll werden wir ein Programm installieren, dass es uns ermöglicht, jederzeit Zugang zu diesen Universen zu haben, in denen es uneingeschränkte Möglichkeiten gibt.

Manchmal, wenn ich etwas anordnen will, was ich mir wünsche, stelle ich mir vor, ich hätte Zugang zu sämtlichen Möglichkeiten und es käme nur darauf an, dass ich mich traue, eine Entscheidung zu treffen. Durch meine Seminare über die quantische Entscheidung wurde mir klar, dass nur wenige unter uns die Fähigkeit haben, sich vorzustellen, dass es unendlich viele verfügbare Optionen gibt.

Ich habe das Protokoll Nr. 29 entwickelt, damit wir alle Möglichkeiten erfassen können, die in parallelen Welten existieren, auch wenn wir nicht wissen, wie wir ihre Frequenz syntonisieren sollen. Mit diesem neuen Programm können wir die Bandbreite unserer Wahrnehmung erweitern. Wir werden ein Bewusstsein für andere spirituelle Dimensionen und die sich daraus ergebenden neuen Möglichkeiten entwickeln. Indem wir diese Dimensionen syntonisieren, bekommen wir Zugang zu verschiedenen Universen, in denen wir in anderen Frequenzen existieren; wir machen uns ihre wohltuende Wirkung zunutze und lassen die mit diesen Universen verbundene Information mit unserer gegenwärtigen Wirklichkeit koexistieren. Wir sind in der Lage, die Frequenzen dieser anderen Welten, die sich von der unseren leicht unterscheiden, zu syntonisieren.

In diesen parallelen Universen kann die Wirklichkeit verschiedene Formen annehmen. Der Raum, in dem ich mich derzeit befinde, existiert auch in einer parallelen Welt. In diesem Raum schreibe ich gerade auf meinem Computer, in dem nebenan jedoch, der diesem in jedem Punkt gleicht, trinke ich Tee mit einer Freundin; in einem weiteren, ebenfalls gleichen Raum, der aber in einer anderen Frequenz liegt, lese ich ein spannendes Buch. Die Frequenz, mit der wir den interstitiellen Raum unseres Körpers syntonisieren wollen, um Zugang zur Wirklichkeit eines parallelen Universums zu haben, können wir mithilfe der Kinesiolgie ermitteln.

Ein Beispiel: Eine meiner Schülerinnen hatte einen angesehenen Posten bei der Regierung. Sie war sehr verantwortungsbewusst, dabei aber merkwürdig desorganisiert. Große Projekte führte sie erfolgreich durch, während sie sich bei Kleinigkeiten sehr ungeschickt anstellte. Dasselbe Problem hatte sie auch in Bezug auf ihren Haushalt. Diese Frau, die wichtige Entscheidungen traf, verlor sich bei Renovierungsarbeiten in Details. Sie hatte eine sehr strenge Mutter gehabt, die keinerlei Unordnung duldete. Die Unordnung in ihren beruflichen und privaten Angelegenheiten war zweifellos ein Zeichen von Auflehnung gegen die Mutter. Nachdem wir die Ursache für das Problem ermittelt hatten, haben wir in ihrer DNA ein Programm installiert, durch das sie Zugang zu ihren vielfältigen ordentlichen und glücklichen Persönlichkeiten hatte, die gleichzeitig in anderen Universen existierten. Mit anderen Worten: Wir haben ihr Zugang zu anderen Wirklichkeiten verschafft, die in anderen Welten koexistierten.

PROTOKOLL ZUR NEUPROGRAMMIERUNG NR. 29

Die Frequenz der Information syntonisieren, die aus den multiplen Welten stammt, die in Resonanz mit der Frequenz des tieferen Wesens schwingen

Erster Teil des Protokolls

Der erste Teil dient dazu, den Gegenstand des Protokolls und die Angaben zu identifizieren, die in die Neuprogrammierung einzubeziehen sind.

1. Teil – VORBEREITUNG

Vor Beginn der Abfrage spricht man die Absicht laut aus: ***Ich beschließe, am Nullpunkt zu sein, auch wenn ich nicht weiß, wie.*** Mithilfe der Kinesiologie (oder jeder anderen Testmethode) die Antwort ermitteln. Die so erhaltenen Angaben werden entsprechend der Intention automatisch von der angeborenen Körperintelligenz und dem Bewusstsein des Gen-Codes aufgenommen.

Leidet die Person beispielsweise an Schlaflosigkeit, können wir Zugang zu der ***Information*** *eines anderen Lebens bekommen, in dem sie diese Schlafstörungen nicht hat.*

1. BESTIMMEN, ob es möglich ist, in der DNA ein Programm zu installieren, damit die Person die Frequenz der **Information** syntonisieren kann, die aus den multiplen Welten stammt, welche auch auf der Frequenz ihres tieferen Wesens schwingen,
   A. ganz allgemein ODER
   B. im Hinblick auf eine bestimmte Situation, die in diese Sitzung einzuschreiben ist.

   Wenn JA, BESTIMMEN, um welche Situation es sich handelt.

Es gibt viele Gründe, warum man hier als Antwort ein NEIN erhält. Man muss nicht nach Erklärungen suchen, sondern nur die Tatsache als solche akzeptieren.

2. BESTIMMEN, ob es für die Entwicklung der zu behandelnden Person sinnvoll ist, diese Neuprogrammierung jetzt vorzunehmen.

   Wenn NEIN,
   A. diese Neuprogrammierung nicht vornehmen.

B. BESTIMMEN, wie viel Zeit (Tage, Wochen, Monate) vergehen soll, bevor man erneut bestimmt, ob diese Neuprogrammierung vorgenommen werden kann.

Möglicherweise ist das Programm in der uncodierten DNA installiert und an keiner bestimmten Stelle festgeschrieben.

Wenn JA, BESTIMMEN, ob das Programm an einer bestimmten Stelle festgeschrieben werden muss.
Wenn JA,
A. BESTIMMEN, in welchem Chromosom (1 bis 46 ...) und welchem Gen (1 bis 5000+) das neue Programm installiert werden soll und
B. BESTIMMEN, wie viele Tripletts (1 bis 30000+) dieses Programm umfasst.
Wenn NEIN, WEITER zum nächsten Punkt.

Der ursprüngliche DNA-Plan ist das Schema, das jeder genetischen Mutation vorausging. Wenn diese Information dort unterschwellig immer noch vorhanden ist, wird sie automatisch in die Neuprogrammierung eingeschlossen.

3. BESTIMMEN, ob dieses Programm bereits im ursprünglichen DNA-Plan enthalten war.
Wenn JA,
A. BESTIMMEN, ob es sich hier reproduzieren lässt.
B. BESTIMMEN, ob man eine Brücke installieren soll.

Es geht um ein Thema oder ein anderes Programm, das jenes, das wir installieren wollen, neutralisieren könnte.

4. BESTIMMEN, ob es ein schädliches Programm und/oderThema gibt, das in Resonanz (Echo) oder Dualität (Polarität) steht und mit dem neuen Programm interferieren könnte.
Jedes Wort des letzten Satzes TESTEN.

Die Speicher der alten Programme könnten mit dem neuen Programm interferieren.

5. BESTIMMEN, ob an eines oder mehrere alte Programme Speicher angeschlossen sind, welche die Integration dieses neuen Programms in die DNA verhindern könnten. Wenn JA, wie viele solcher Speicher gibt es?

Dank unserer Entscheidungsfreiheit können wir uns die Wirklichkeiten aussuchen, die passend für uns sind.

6. BESTIMMEN, ob die Person sich gestatten kann, nur die **Information** der Welten auszusuchen, die in Resonanz mit der Frequenz ihres tieferen Wesens schwingen, auch wenn sie weiß, dass es andere gibt.

Wir sind isoliert und glauben nicht, dass wir es uns gestatten dürfen, andere Frequenzen zu syntonisieren.

7. ERMITTELN, ob die Person glaubt, dass sie lediglich die Frequenz unserer Welt syntonisieren darf.

Testen Sie jedes einzelne Element (A bis G). Die hier ermittelten Angaben dienen dem Aufbau des neuen Programms. Sie werden automatisch in die Neuprogrammierung eingeschrieben.

8. ERMITTELN, ob die Person, wenn sie gleichzeitig die Frequenz mehrerer Welten syntonisiert, die in Resonanz mit der Frequenz ihres Wesens schwingen, weiß, dass sie das auf den nachstehenden Ebenen auch darf:
   A. sozial
   B. familiär
   C. religiös
   D. genetisch
   E. beruflich
   F. aufgrund ihrer Rasse
   G. sonstiges (s. Anhang III)

Die Koexistenz ermöglicht es, die Isoliertheit der Menschen vom restlichen Universum aufzuheben.
Diese Angabe wird automatisch in die Neuprogrammierung eingeschrieben.

9. ERMITTELN, ob die Person, wenn sie Zugang zu der **Information** anderer Welten hat, die in Resonanz mit der Frequenz ihres tieferen Wesens schwingen, Nachfolgendes kann:
   A. in Kontakt mit der Wirklichkeit dieser Welt bleiben, während sie sich die einer anderen Welt zunutze macht
   B. ihren Platz in unserer Welt haben und daran teilnehmen
   C. auf irdischer Ebene verankert bleiben.
   D. den Nutzen dieser **Information** aus anderen Welten mit ihrer gegenwärtigen Wirklichkeit koexistieren lassen
   D. Sonstiges (s. Anhang III)

Die Leere ist die Verbindung zwischen dem Manifestierten und dem Nichtmanifestierten.

10. BESTIMMEN, ob die Person weiß, dass sie Zugang zu der **Information** einer anderen Welt haben kann, die in Resonanz mit der Frequenz ihres tieferen Wesens schwingt, indem sie ihre interstitielle Leere in der Frequenz der aus einer anderen Welt stammenden **Information** schwingen lässt.

Möglicherweise muss die Person in bestimmten Momenten und unter bestimmten Umständen die Frequenz einer anderen spirituellen Dimension oder einer anderen Welt syntonisieren, um ihr tieferes Wesen zur Geltung zu bringen.

11. BESTIMMEN, ob die Person weiß, dass sie, wenn sie das Bedürfnis danach hat, ihre interstitielle Leere automatisch am Nullpunkt mit der **Information** einer anderen Welten syntonisieren kann, die in Resonanz mit der Frequenz ihres tieferen Wesens schwingt.

Testen Sie jedes einzelne Element (A bis G). Die hier ermittelten Angaben dienen dem Aufbau des neuen Programms. Sie werden automatisch in die Neuprogrammierung eingeschrieben.

12. BESTIMMEN, ob die Person, wenn sie Zugang zu der **Information** einer anderen Welt hat, die in Resonanz mit der Frequenz ihres tieferen Wesens schwingt, zu Nachstehendem in der Lage ist:
    A. den Nutzen daraus für andere zugänglich machen
    B. diese Information visualisieren
    C. sie verstehen
    D. mit ihr koexistieren
    E. den Nutzen daraus für sich zugänglich machen
    F. frei in ihrer Entscheidung bleiben
    G. Sonstiges (s. Anhang III)

Testen Sie jedes einzelne Element (A bis G). Die hier ermittelten Angaben dienen dem Aufbau des neuen Programms. Sie werden automatisch in die Neuprogrammierung eingeschrieben.

13. ERMITTELN, ob die Person, wenn sie Zugang zu der **Information** einer anderen Wirklichkeit hat, die in Resonanz mit der Frequenz ihres tieferen Wesens schwingt, ihre nachstehenden Identitäten bewahren kann:
    A. beruflich
    B. in der Paarbeziehung
    C. sozial
    D. familiär
    E. sexuell (weiblich oder männlich)
    F. spirituell
    G. sonstige (s. Anhang III)

14. ERMITTELN, ob die Person, wenn sie Zugang zu der **Information** einer anderen Wirklichkeit hat, die in Resonanz mit der Frequenz ihres tieferen Wesens schwingt, und ihre Optionen vervielfältigt, zu Nachstehendem in der Lage ist
    A. geliebt werden
    B. wissen, wer sie ist
    C. akzeptiert werden

D. sich selbst lieben
E. Sontiges (s. Anhang III)

Unsere Vergangenheit ist identitätsstiftend für uns; wenn wir die Perspektive erweitern, könnten wir möglicherweise fürchten, unsere Individualität zu verlieren.

15. BESTIMMEN, ob die Person, wenn sie Zugang zu der **Information** einer anderen Welt hat, die in Resonanz mit der Frequenz ihres tieferen Wesens schwingt, glaubt, sie könne ihr Zugehörigkeitsgefühl verlieren und Nachstehendes vergessen:
    A. ihre Kindheitserinnerungen
    B. ihre politischen, religiösen, sozialen, familiären oder sonstigen Präferenzen
    C. ihre emotionalen Bindungen
    D. ihre Erinnerungen an einschneidende Ereignisse
    E. Sonstiges (s. Anhang III)

16. ERMITTELN, ob der Stress, der durch die Isoliertheit infolge des Kommunikationsabbruchs mit den anderen Welten entstanden ist, die in der Frequenz ihres tieferen Wesens schwingen, auf den Nullpunkt gesetzt werden muss.

17. ERMITTELN, ob die Miasmen, die durch die Isoliertheit infolge des Kommunikationsabbruchs mit den anderen Welten aktiviert wurden, die in der Frequenz ihres tieferen Wesens schwingen, auf den Nullpunkt gesetzt werden müssen.

18. ERMITTELN, ob die Person den Raum und die Zeit der quantischen Wirklichkeit, in der sie lebt, versiegeln kann, während sie Zugang zu der **Information** einer anderen Welt hat, die in Resonanz mit der Frequenz ihres tieferen Wesens schwingt.

19. ERMITTELN, ob die Person eine Öffnung gegenüber den Welten erlebt hat, die nicht in Resonanz mit der Frequenz ihres tieferen Wesens schwingen.
    Wenn JA,
    A. ERMITTELN, ob sie die nicht mit der Schwingung ihres tieferen Wesens übereinstimmenden Frequenzen in die dafür passenden Welten zurückschicken kann.
    B. ERMITTELN, ob sie bestellen kann, dass die Pforte geschlossen wird.
    C. ERMITTELN, ob sie bestellen kann, dass die Pforte aufgelöst wird.

Möglicherweise mussten Sie vor seiner Installation weitere Angaben in das Programm aufnehmen. Wenn Sie Angaben aus anderen Protokollen aufnehmen müssen, testen Sie, um herauszufinden, welche(s) Protokoll(e) dafür infrage kommt bzw. kommen und welche Punkte dieser Protokolle in die Neuprogrammierung mit einzubeziehen sind.

20. BESTIMMEN, ob es nötig ist, vor der Installation des Programms noch weitere Angaben darin aufzunehmen.
    Wenn JA,
    A. TESTEN, wie viele Angaben aufzunehmen sind;
    B. in Anhang III NACHLESEN und die Anweisungen BEFOLGEN, um zu ermitteln, welche Angaben aufzunehmen sind;
    C. ZURÜCK zum Protokoll und WEITER zum nächsten Punkt.

Zweiter Teil des Protokolls

2. Teil – INSTALLATION DER NEUPROGRAMMIERUNG

Die Installation der Neuprogrammierung berücksichtigt sämtliche Angaben, die im ersten Teil gefunden wurden.

1. SPRICH: *Ich ordne an, dass sich dieses neue Programm für alle Leben und Dimensionen im Kern der Hauptzelle der Zirbeldrüse ansiedelt.*

Während man die Anweisung vor sich hinspricht, wird jedes der aufgezählten Elemente in die Neuprogrammierung einbezogen. Im Tonfall eines Gebets oder der Hypnose sprechen.

2. SPRICH: *Ich ordne an, dass dieses Programm, ausgehend von der Zirbeldrüse,*
   A. *die innersekretorischen Drüsen;*
   B. *das Gehirn, das Herz, die Milz, das Nervensystem und die Peptide;*
   C. *die Zellen, die intra- und extrazelluläre Flüssigkeit, die Atome und die quantischen Elemente (Quarks, Myonen und Fäden etc.);*
   D. *alle Helices, alle Chakren, alle energetischen Körper und die Seele;*
   E. *eine andere Stelle durchläuft* (s. Anhang III).

Um zu erfahren, welche Stelle genau, Abschnitt 16 in Anhang III lesen.

3. SPRICH: *Ich ordne der RNA an, sich wieder zu vernetzen und dieses neue Programm zu unterstützen.*

Der ursprüngliche DNA-Plan ist das Schema, das jeder genetischen Mutation vorausging.

4. SPRICH: *Ich ordne den Tripletts an, wieder ihren Platz in der Ordnung des vollkommenen, ursprünglichen Programms einzunehmen, auch wenn es zu Umkehrungen des Codes gekommen sein sollte.*

5. SPRICH: *Ich ordne der Geschwindigkeit der Photonen und der Spiralstruktur der DNA an, sich anzupassen.*

6. SPRICH: *Ich ordne die Erneuerung der Verbindungen im callösen Körper entsprechend dem ursprünglichen Plan an.*

Zur Definition von Telomer und Telomerase siehe Anhang I.

7. SPRICH: *Ich ordne die vollkommene Unversehrtheit von Telomer und Telomerase an.*

Die Liste der Systeme befindet sich in Anhang VII.

8. SPRICH: *Ich ordne an, dass die Rückstände alter Programme auf den Nullpunkt gesetzt und/oder über die geeigneten Systeme ausgeschieden werden.*

9. SPRICH: *Ich ordne an, dass dieses neue Programm versiegelt ist.*

Zur Definition der Merkaba siehe Anhang I.

10. SPRICH: *Ich ordne an, dass die Merkaba versiegelt ist.*

11. SPRICH: *Ich ordne an, dass DNA und RNA durch keinerlei Strahlung beeinträchtigt werden.*

12. SPRICH: *Ich ordne an, dass dieses neue Programm sich hier und jetzt bis auf Widerruf vollständig im verlängerten Rückenmark ansiedelt.*

13. SPRICH: *Ich ordne an, dass diese Neuprogrammierung rundherum toleriert wird, vollständig erfolgt und am Nullpunkt ansetzt.*

ZENTRALER PUNKT der Neuprogrammierung

14. SPRICH: *Ich ordne an, dass sich die Kraft, die Harmonie und die Richtigkeit dieser Neuprogrammierung in der DNA ansiedeln und sie vollständig aktiviert wird.*

Dritter Teil des Protokolls

3. Teil – ABSCHLUSS DES PROTOKOLLS

Möglicherweise verlangt das Programm weitere Angaben für die korrekte Codierung der Installation.

15. BESTIMMEN, ob es für die Wirksamkeit, Verträglichkeit und Integration der Neuprogrammierung nötig ist, weitere Angaben einzuschließen.
    WENN JA,
    A. ERMITTELN, wie viele Angaben eingeschlossen werden müssen;
    B. in Anhang III NACHLESEN und die Anweisungen BEFOLGEN, um zu ermitteln, welche Angaben einzuschließen sind;
    C. ZURÜCK zum Protokoll und WEITER zu Nr. 16.

Das Protokoll wird abgeschlossen.

16. SPRICH: *Ich ordne an, dass diese Neuprogrammierung gemäß dem ursprünglichen Plan in der Frequenz der Liebe toleriert und integriert wird, auch wenn die Helices in der Vergangenheit deaktiviert waren.*

Das Protokoll wird endgültig bestätigt.

17. SPRICH: *Ich ordne an, dass diese Erneuerung bis auf Widerruf durch (Name der zu behandelnden Person) vollständig und versiegelt ist.*

Hier der Bericht von Irène D. über quantische Wirklichkeit und quantische Heilung:

"Je mehr ich experimentiere und begreife, wie Mikro- und Makrouniversum funktionieren, desto mehr ist es wie ein Bild, das sich in der ganzen Multidimensionalität allmählich auftut und sich wie ein Schmetterling im Gehirn und in allem niederlässt, was ich als ungeteilte Ganzheit bezeichnen kann, die ich bin.

Wie ein Bild: Ich stelle mir meine Netzhaut bildlich vor, die vermutlich aufgrund einer fortgeschrittenen Kurzsichtigkeit geschädigt ist - so die Diagnose des Augenarztes, die ich nicht anzweifle. Seither stelle ich mir vor, dass ich die angegriffenen Teile dieser Netzhaut - im Grunde an beiden Augen - wieder zusammensetze. Eines Morgens jedoch, im Anschluss an einen Workshop über quantische Wirklichkeit, sehe ich meine Netzhaut in ihrer subatomischen Beschaffenheit, also nicht die Netzhaut, sondern ihre quantische Wirklichkeit, das heißt Teilchen und Räume und Teilchen und Räume und Teilchen und Räume. Dahinein übertrage ich reine Energie - gibt es etwas anderes als reine Energie? -, also eher eine Schwingung, weil ja alles Schwingung ist, und diese Schwingung, die in einer anderen Dimension schwingt, beschießt die Teilchen, so dass diese neu programmiert werden: Jetzt seid ihr Teilchen im ursprünglichen Plan enthalten und schwingt im eigenen Takt und vertragt das gesamte Gesichtsfeld derjenigen, die euch verträgt und die das Bewusstsein dieser quantischen Heilung ist. So viel in Worten zur quantischen Wirklichkeit, die montags im Anschluss an diesen Workshop eingetreten ist.

Das ist es, Kishori! Ich habe verstanden, was die Verbindung zwischen und eben nicht die Verbindung zwischen, sondern die Verbindung und eben nicht die Verbindung, sondern Schwingung und Schwingung und Schwingung ist ... Wie eine nicht enden wollende Resonanz. Das ist kein C und kein D und keine Sonate in E-Moll, das sind Schwingungen auf verschiedenen Ebenen, je nach ihrer physikalischen Masse - ihren Strängen - und ihre Dehnbarkeit ... und das Bewusstsein eines Menschen, der sie in Schwingung versetzt, ohne genau zu wissen, wohin ihn diese Schwingungen führen werden. Wie Mozart und Chopin und alle Genies, die wie Instrumente einer unendlichen Schwingung gehorchen.

Es war eine große Freude, Dir zuzuhören: Da treffen sich Engel und Forscherin ..."

KAPITEL 6

Eigenliebe und Begleitung

Sich selbst begleiten

Unter dem Stichwort "Übergang" findet man im Lexikon auch den Begriff "Übergangsriten": *"Riten, Zeremonien, die den Aufstieg eines Individuums von einer Gruppe in eine andere bestätigen, namentlich von einer Gruppe Jugendlicher in eine Gruppe Erwachsener"*. Wenn wir einen neuen Lebensabschnitt beginnen, ob beruflich oder gesellschaftlich, müssen wir uns selbst begleiten. In unserer Gesellschaft werden Übergangsriten inzwischen vernachlässigt. Wir haben eine Art kollektiver Annahme, wonach unser Leben von einem Autopiloten gesteuert werden müsste und sich bei Turbulenzen und schwierigen Übergängen der Pilot im Cockpit einschaltet. Wenn ich vor einem Übergang stehe und das gebührend zur Kenntnis nehme und mir entsprechend Zeit lasse, zeige ich, dass ich mir selbst wohlgesonnen bin.

Wenn wir uns selbst begleiten wollen, müssen wir uns zunächst Zeit nehmen, um anzuerkennen, dass dieser Übergang wichtig ist, weil er uns in eine neue Phase unserer Entwicklung führt. Was wir erleben, ist heilig, wenn wir beschließen, dass es so ist. Und umgekehrt ist dieser Übergang eben auch banal, wenn wir das so beschließen. Von dem Moment an, da wir einen Übergang als heilig betrachten, lassen wir uns auch geduldig und aufmerksam darauf ein. Auch wenn wir mitten in der Nacht aufwachen und eine Panikattacke haben, auch wenn unsere schlimmsten Befürchtungen laut werden, können wir unsere Intention bekräftigen, dass unser Wohlbefinden mit diesen Zuständen koexistieren soll. In solchen Fällen wiederhole ich immer folgenden Satz: "Ich bin für dich da, die ganze Welt könnte sich von dir abwenden, aber ich bleibe; ich bin für dich da. Ich habe keine Angst vor deinem Schmerz." So verkünde ich dem weniger mutigen und weniger kompetenten Teil in mir, dass er den Übergang mit mir bewältigen kann!

Viele Menschen kommen, wenn sie mich aufsuchen, an ihrem Geburtstag. Der Geburtstag ist eine universell anerkannte Form des Übergangs. Diese Menschen spüren, dass für sie eine andere Phase einsetzt, aber sie wissen nicht, wie sie in diesem Prozess am besten bei sich bleiben. Je mehr sie für sich selbst da sind, desto leichter wird ihnen dieser Prozess fallen. Um sich bei einem Übergang selbst zu begleiten, muss man alle Anteile von sich, die an diesem Übergang teilhaben, nebeneinander bestehen lassen. Je weiter entwickelt eine Person ist, desto mehr ist sie in den Phasen des Übergangs bei sich. Um einen versierten Therapeuten zu erkennen, muss man nur beobachten, wie er sich bei einem Entwicklungsprozess selbst begleitet.

Damit wir besser mit unseren Emotionen umgehen können, müssen wir uns an ihre negative Ladung halten. Andernfalls könnte sich ein Vakuum bilden, das dann durch die Negativladung des kollektiven Bewusstseins oder durch eine Vorprogrammierung gefüllt würde. Statt einer solchen Ladung einfach Einlass zu gewähren, sollten wir sie lieber in unsere Absichten integrieren. Nehmen wir beispielsweise an, dass wir eines Morgens aufwachen und von Zweifeln geplagt werden. Wir können beschließen, unsere Gesundheit *mit* unseren inneren Zweifeln koexistieren zu lassen, statt in einen depressiven Zustand zu verfallen, der den ganzen Tag anhält.

Ein anderes Beispiel: Violette (Name geändert) ruft mich eines Morgens in einer Krisensituation an. Sie muss in einigen Tagen umziehen und ist wegen einer Panikattacke die ganze Nacht wach gewesen. In Momenten wie diesen muss man die Negativladung nutzen und die Angst neben einem erfolgreichen Umzug bestehen lassen.

Schlägt sie aus dieser Ladung nicht Kapital, sondern lässt sie einfach offen stehen, macht sie den Weg frei für Verletzungen aus der Vergangenheit bzw. für die Negativladungen des kollektiven Bewusstseins. Weil Violette selbstständig ist und Aufträge für ein großes Unternehmen bearbeitet, könnte sich die Sorge der Angestellten leicht in den Raum drängen, den sie offen lässt. Ich halte es für vorteilhafter, mit der eigenen Negativladung zu arbeiten und nicht mit der des Umfelds, weil das Ziel letztlich ist, dass man bei seiner Empfindung bleibt und sich mit ihr anfreundet. Wir achten also darauf, dass wir kein Vakuum entstehen lassen, in das sich eine andere Negativladung einnisten könnte, die nicht zu uns gehört. Wenn wir bei unseren Empfindungen bleiben und sie bearbeiten, können wir die Erfahrung echten Mitgefühls machen. Es ist sehr schwierig, die eigene Mitte zu finden, wenn ein Teil von uns vollkommen offen ist. Gemäß dem Quantenmodell, wonach alle Wirklichkeiten gleichzeitig existieren, müssen auch alle Wahrscheinlichkeiten koexistieren, damit die Natur mit sich im Einklang ist. Um die eigene Mitte zu finden, bei sich zu bleiben und erfolgreich zu sein, müssen alle Anteile von uns nebeneinander bestehen.

Wir sind eher in der Lage, unseren Mitmenschen zu helfen, wenn wir auch für uns selbst da sein können. In Momenten der Verletzlichkeit sind wir umso mitfühlender gegenüber anderen, je eher wir uns auch für uns selbst bereit halten. Wenn wir dem anderen helfen wollen, damit er es schafft und wir uns nützlich fühlen, bringt uns sein Leiden auch uns selbst und den Gefühlen näher, die dann in uns hochkommen. Und der andere nimmt durch unser Mitgefühl Beziehung zu sich auf. Wenn wir mit unserem Unbehagen im Reinen sind, können unsere Freunde vor uns weinen, ohne dass wir sie dazu bringen, so schnell wie möglich wieder aufzuhören. Wir sind dann in der Lage, ihnen bei ihrem Übergang entgegenzukommen, statt ihnen Hindernisse in den Weg zu legen.

Eines Tages kam eine Freundin unserer Familie zum Abendessen, die kurz darauf zum ersten Mal ins Ausland reisen sollte. Während des Essens spürte sie, wie heftige Gefühle in ihr hochstiegen. Sie brach in Tränen aus und beschrieb ihre Angst, im Ausland anzukommen und sich dort so verloren zu fühlen wie eine Insel mitten im Ozean. Unsere Freundin gestattete sich, die ganze Bandbreite ihrer Emotionen herauszulassen, weil wir durch keinerlei emotionale Zensur polarisiert waren. "Weine ruhig", sagten wir zu ihr. "Du nimmst zum ersten Mal das Flugzeug und bist mehrere Wochen lang weg. Du hast ein Recht darauf, Angst zu haben. Lieber zeigst du sie jetzt und lässt sie neben deiner Freude bestehen, als dass du sie ignorierst."

Sobald wir einen Aspekt unserer menschlichen Erfahrung erkennen - Angst, Langeweile oder Wut -, und beschließen, ihn mit unserem übrigen Leben koexistieren zu lassen, statt zu versuchen, ihn loszuwerden, verliert er seinen Problemcharakter, und wir trachten eben nicht mehr danach, uns seiner schnellstmöglich zu entledigen. Wenn diese Emotion durch einen bestimmten Vorfall ausgelöst wird, nehmen wir sie in unser Leben auf, so dass Letzteres im Fluss bleibt. Beim Quantenschema geht es immer um Materie in Bewegung, die sich laufend unter irgendeinem Einfluss verändert. Unser Leben auf Erden weckt naturgemäß verschiedene Gefühle in uns. Warum also nicht bei ihnen bleiben und sie ausleben?

PROTOKOLL NR. 30

Die Eigenliebe am Nullpunkt

Nachdem wir nun veranlasst haben, dass unsere verschiedenen Inkarnationen koexistieren, und eine Beziehung zu den parallelen Welten hergestellt haben, lade ich Sie ein, den Kreis mit dem Protokoll über die Selbstliebe zu schließen. Ich hätte es auch genauso gut an den Anfang dieses Buches stellen können, weil es nämlich von grundlegender Bedeutung ist. Es ist das endgültige Rezept, um all unsere Inkarnationen koexistieren zu lassen und zur zentralen Seele zurückzukehren, um selbstsicher Bestellungen zu erteilen, neue Entscheidungen zu treffen usw.

Vor ein paar Jahren, als ich begann, mich mit der neuen Phase der essenziellen Entwicklung zu beschäftigen, wurde mir klar, dass dazu all unsere Körperzellen in der Frequenz der Selbstliebe schwingen müssen. Und wir müssen keine Helden sein, um dahin zu kommen. Wir können anordnen, uns dafür entscheiden oder beschließen, uns so zu lieben, wie wir sind und alle Aspekte unserer Person mit einzuschließen, die uns missfallen. Wir können uns natürlich im Spiegel ansehen und alles kritisieren, was uns mehr oder weniger perfekt erscheint, aber wir können auch die folgende Übung machen: Nehmen Sie sich die Zeit, alles, was Ihnen an Ihrem Körper nicht gefällt, genau anzuschauen. Immer wenn Ihr Blick auf eine Stelle fällt, die Sie stört, sprechen Sie die Intention aus, diese Stelle zu lieben, *auch wenn* Sie sie hässlich usw. finden. Nach einigen Wochen werden Sie eine andere Beziehung zu Ihrem Körper haben.

Einige meiner Schüler, die sich ihre Entwicklung sehr zu Herzen nehmen, verlangen sich selbst so viel ab, dass ich mich manchmal frage, in welche Richtung sie sich tatsächlich entwickeln. Ich neige selbst dazu, mich zu kritisieren. Wir haben alle einen inneren Tadel in uns, der seit ewigen Zeiten von Generation zu Generation weitergegeben wird. Durch Kritik und Misstrauen aber werden wir nicht dahin kommen, uns ganz und gar zu lieben, sondern indem wir alles annehmen, was uns ausmacht, und uns selbst bei dem begleiten, was wir erleben. Selbstkritik ist eine stark polarisierte Erfahrung. Wir glauben, perfekt sein zu müssen, damit man uns liebt. Wir kennen keine bedingungslose Liebe. Wie kann man den anderen wertfrei begegnen, wenn man sich selbst gegenüber so streng ist? Ich habe die Beobachtung gemacht, dass wir, wenn wir die anderen kritisieren, ihnen in Wirklichkeit vorwerfen, dass sie nicht vollkommen bei sich sind. Wir machen ihnen mangelnde Selbstliebe zum Vorwurf, und darin zeigt sich unsere eigene mangelnde Selbstliebe. Das Protokoll Nr. 30 lädt uns ein, uns selbst bedingungslos anzunehmen. Einen schöneren Beweis für Mitgefühl gibt es nicht.

Die neue Phase der Entwicklung der Essenz und der Liebe

Das Phänomen der neuen Phase der Entwicklung ist eine energetische Manifestation der Liebe. Wenn man sich selbst bedingungslos liebt und alle guten und schlechten Seiten mit einbezieht, schwingen die Zellen schneller und die Energie der Photonen nimmt zu, wodurch diese mehr Licht erzeugen. Um in die neue Phase der Entwicklung einzutreten, muss man fähig sein, alle Anteile von sich selbst anzunehmen, weil dieses Licht alle Aspekte unseres Seins erhellt! Wir müssen also alles, was uns ausmacht, am Nullpunkt annehmen. Wir müssen unsere gefälligen Seiten genauso lieben wie unsere dunklen, auch wenn uns diese stören. Wir müssen bei uns sein und den Raum der Verzweiflung, der Wut, der Angst, der Enttäuschung und der Verwirrung, die diese höhere Frequenz möglicherweise in uns auslöst, leben. Wenn wir uns selbst gegenüber unduldsam sind und mit uns unzufrieden, ist Mitgefühl ganz ohne Zweifel der beste Weg. Auch wenn wir wegen der Aktivierung dieser Frequenz desorientiert sind, nehmen wir uns wohlwollend an. In solchen Momenten spreche ich folgendes Mantra vor mich hin: "Ich bin für dich da, die ganze Welt und alle Universen könnten sich von dir abwenden, ich bin für dich da. Ich bin für dich da." Um wirklich authentisch zu sein, müssen wir nicht perfekt sein, sondern nur wertfrei.

Alle Religionen predigen die Selbstliebe. Wenn es einen Universalcode gibt, dann diesen. Wenn wir es nicht gewohnt sind, uns selbst zu begleiten, werden wir die veränderte planetarische Frequenz und alle damit verbundenen Symptome schlecht vertragen (s. Einführung zu Protokoll Nr. 15 in *Die 13. Helix*). Wir werden unser Unbehagen in Selbsthass und Selbstkritik verwandeln. Wenn wir so polarisiert sind, werden wir Rückschritte machen statt Fortschritte. Idealerweise begleiten und lieben wir uns selbst.

Persönliches Wachstum ist nicht das Ende der menschlichen Erfahrung, sondern der Anfang der Koexistenz aller latent vorhandenen Möglichkeiten. Auch Menschen, die sehr weitentwickelt sind, erleben manchmal Rückschritte, und wenn diese urplötzlich erfolgen, können sie sie manchmal nicht erkennen und bleiben nicht bei sich, trotz ihres Unbehagens. In solchen Momenten großer Unsicherheit stelle ich mir vor, dass dieser Übergang ein Raum ist, und ich nehme jedes Teilchen in dieser Umgebung an, ob positiv, negativ, schnell oder langsam. Ich gestatte dem Unbehagen, neben dem Wohlbehagen zu bestehen. Ich atme tief in mein Unbehagen hinein und warte. Seit ich das Protokoll der Selbstliebe in meiner DNA installiert habe, ist mir aufgefallen, dass ich in solchen Momenten besser im Fluss bin. Ich reagiere schneller auf sie und wende sämtliche Protokolle an, die mir in dem Zustand Erleichterung verschaffen könnten. Ich entwickle die Kunst, mir selbst mit Wohlwollen zu begegnen, allmählich zur Meisterschaft, und ich lade Sie ein, es mir mithilfe des nachstehenden Protokolls gleichzutun.

PROTOKOLL ZUR NEUPROGRAMMIERUNG NR. 30

Die Liebe am Nullpunkt

Erster Teil des Protokolls

Der erste Teil dient dazu, den Gegenstand des Protokolls und die Angaben zu identifizieren, die in die Neuprogrammierung einzubeziehen sind.

Es kann einem beispielsweise schwerfallen, sich zu lieben, wenn man krank ist.

1. Teil – VORBEREITUNG

Vor Beginn der Abfrage spricht man die Absicht laut aus: ***Ich beschließe, am Nullpunkt zu sein, auch wenn ich nicht weiß, wie.*** Mithilfe der Kinesiologie (oder jeder anderen Testmethode) die Antwort ermitteln. Die so erhaltenen Angaben werden entsprechend der Intention automatisch von der angeborenen Körperintelligenz und dem Bewusstsein des Gen-Codes aufgenommen.

1. BESTIMMEN, ob es möglich ist, in der DNA ein Programm der Eigenliebe am Nullpunkt zu installieren,
   A. ganz allgemein ODER
   B. im Hinblick auf eine bestimmte Situation, die in diese Sitzung einzuschreiben ist.
   Wenn JA, BESTIMMEN, um welche Situation es sich handelt.

Es gibt viele Gründe, warum man hier als Antwort ein NEIN erhält. Man muss nicht nach Erklärungen suchen, sondern nur die Tatsache als solche akzeptieren.

2. BESTIMMEN, ob es für die Entwicklung der zu behandelnden Person sinnvoll ist, diese Neuprogrammierung jetzt vorzunehmen.
   Wenn NEIN,
   A. diese Neuprogrammierung nicht vornehmen.
   B. BESTIMMEN, wie viel Zeit (Tage, Wochen, Monate) vergehen soll, bevor man erneut bestimmt, ob diese Neuprogrammierung vorgenommen werden kann.

Möglicherweise ist das Programm in der uncodierten DNA installiert und an keiner bestimmten Stelle festgeschrieben.

Wenn JA, BESTIMMEN, ob das Programm an einer bestimmten Stelle festgeschrieben werden muss.
Wenn JA,
A. BESTIMMEN, in welchem Chromosom (1 bis 46 ...) und welchem Gen (1 bis 5000+) das neue Programm installiert werden soll und
B. BESTIMMEN, wie viele Tripletts (1 bis 30000+) dieses Programm umfasst.
Wenn NEIN, WEITER zum nächsten Punkt.

Der ursprüngliche DNA-Plan ist das Schema, das jeder genetischen Mutation vorausging. Wenn diese Information dort unterschwellig immer noch vorhanden ist, wird sie automatisch in die Neuprogrammierung eingeschlossen.

3. BESTIMMEN, ob dieses Programm bereits im ursprünglichen DNA-Plan enthalten war.
   Wenn JA,
   A. BESTIMMEN, ob es sich hier reproduzieren lässt.
   B. BESTIMMEN, ob man eine Brücke installieren soll.

Es geht um ein Thema oder ein anderes Programm, das jenes, das wir installieren wollen, neutralisieren könnte.

4. BESTIMMEN, ob es ein schädliches Programm und/oder Thema gibt, das in Resonanz (Echo) oder Dualität (Polarität) steht und mit dem neuen Programm interferieren könnte.
   Jedes Wort des letzten Satzes TESTEN.

Die Speicher der alten Programme könnten mit dem neuen Programm interferieren.

5. BESTIMMEN, ob an eines oder mehrere alte Programme Speicher angeschlossen sind, welche die Integration dieses neuen Programms in die DNA verhindern könnten. Wenn JA, wie viele solcher Speicher gibt es?

6. BESTIMMEN, ob die Zellen und die Empfangsstellen der Zellen die energetische Amplitude aus der Selbstliebe am Nullpunkt empfangen können.

Diese Angabe wird automatisch in die Neuprogrammierung eingeschlossen.

7. ERMITTELN, ob das Mitochondrium die Energie aus der Selbstliebe am Nullpunkt transmutieren kann.

8. ERMITTELN, ob der Körper durch die Liebe am Nullpunkt neu mobilisiert werden kann.

9. ERMITTELN, ob die Zellspeicher der mangelnden Liebe auf den Nullpunkt gesetzt werden können.

Wenn Sie ermitteln müssen, welche genau, lesen Sie in der Liste der Systeme in Anhang VII bzw. in der Liste der Körperstellen in Abschnitt 16 von Anhang III nach.

10. ERMITTELN, ob die Person über den nötigen Gen-Code verfügt, um an einer anderen Stelle der Wesensmatrix einen Quantensprung zu vollziehen und die Entscheidung für Liebe am Nullpunkt mit der für Selbstkritik und/oder mangelnde Liebe koexistieren zu lassen.

11. ERMITTELN, ob man die Frequenz der Liebe am Nullpunkt an den Stellen installieren kann, die das emotionale Gedächtnis für Selbstkritik und mangelnde Liebe bewahren, um sie auf den Nullpunkt zu setzen.

12. ERMITTELN, ob die RNA die Energie der Selbstliebe am Nullpunkt über alle Systeme und in allen Körperstellen verbreiten kann.

Wenn NEIN, BESTIMMEN, in welchem bzw. welchen.

13. BESTIMMEN, ob die Frequenz der Selbstliebe am Nullpunkt wieder mit den innersekretorischen Drüsen harmonieren kann.

14. BESTIMMEN, ob die Systeme in der Lage sind, die Rückstände der Selbstkritik und der mangelnden Liebe auszuscheiden.

Diese Angabe wird automatisch in die Neuprogrammierung eingeschlossen.

15. BESTIMMEN, ob die Person über den Gen-Code verfügt, um sich selbst am Nullpunkt zu lieben.

Um die anderen Emotionen zu ermitteln, lesen Sie in Anhang IV nach.

16. ERMITTELN, ob Panik, Selbstablehnung oder jede andere Emotion der Selbstkritik und der mangelnden Liebe auf den Nullpunkt gesetzt werden muss.

Diese Angabe wird automatisch in die Neuprogrammierung eingeschlossen.

17. ERMITTELN, ob die Person den Nutzen der Liebe am Nullpunkt in ihrem Alltag genießen kann.

Testen Sie jedes einzelne Element (A bis T). Die hier ermittelten Angaben dienen dem Aufbau des neuen Programms. Sie werden automatisch in die Neuprogrammierung eingeschrieben.

18. ERMITTELN, ob die Person, wenn sie sich selbst am Nullpunkt liebt, zu Nachstehendem in der Lage ist:
    A. geliebt werden
    B. eine eigene Identität haben
    C. selbstsicher sein
    D. in Sicherheit sein
    E. zufrieden sein
    F. das Recht haben, auf sich selbst zu achten
    G. das Recht haben, Zeit mit sich selbst zu verbringen, ohne dabei leistungsorientiert zu sein

H. mit anderen koexistieren
I. wohlwollend mit sich selbst umgehen
J. stolz auf sich sein
K. sich ihre Macht zurückholen
L. nein sagen
M. Verbündete haben
N. einer Gruppe, Familie, Beziehung oder Sonstigem anzugehören
O. gesund sein
P. sich selbst heilen
Q. Mitgefühl sich selbst gegenüber haben
R. mit ihren Entscheidungen in Frieden sein
S. das Recht haben, Zeit allein zu verbringen, ohne für andere verfügbar zu sein
T. sonstige Emotion im Zusammenhang mit sich selbst (s. Anhang IV)

Diese Angabe wird automatisch in die Neuprogrammierung eingeschlossen.

19. ERMITTELN, ob die Person über den Gen-Code verfügt, um sich innerlich im guten Gefühl der Liebe am Nullpunkt zu entspannen.

Selbstkritik ist äußerst belastend für den Organismus und sorgt für Stress.

20. ERMITTELN, ob die Person sich trotz der Kritik von außen, trotz Selbstkritik und mangelnder Liebe innerlich im guten Gefühl der Liebe am Nullpunkt entspannen kann.

21. ERMITTELN, ob der Stress aufgrund der Selbstkritik und der mangelnden Liebe auf den Nullpunkt gesetzt werden muss.

22. ERMITTELN, ob die Miasmen, die durch Selbstkritik und/oder mangelnde Liebe aktiviert wurden, auf den Nullpunkt gesetzt werden müssen.

23. ERMITTELN, ob die Geschwindigkeit der Frequenz der Liebe am Nullpunkt Einfluss auf die Schwingung folgender Elemente hat:
    A. der Photonen
    B. der Zellen
    C. der energetischen Körper (emotional und/oder mental und/oder spirituell und/oder sonstige)
    D. Sonstiges (s. Anhang III)

Diese Angabe wird automatisch in die Neuprogrammierung eingeschlossen.

24. ERMITTELN, ob die Person ihre berufliche oder sonstige Stellung aufgrund mangelnder Liebe am Nullpunkt aufgegeben hat.

    Wenn JA, wie oft? ERMITTELN, ob sie sie sich wieder aneignen kann.

25. ERMITTELN, ob die Person, wenn sie im Zustand der Liebe am Nullpunkt ist, weiß, dass alles, was existiert, Teil ihrer selbst ist.

Testen Sie jedes einzelne Element (A bis H). Die hier ermittelten Angaben dienen dem Aufbau des neuen Programms. Sie werden automatisch in die Neuprogrammierung eingeschrieben.

26. ERMITTELN, ob die Person, wenn sie im Zustand der Liebe am Nullpunkt ist, weiß, dass sie zu Nachstehendem in der Lage ist:
    A. all ihre Emotionen akzeptieren.
    B. all ihre Überzeugungen akzeptieren.
    C. all ihre Zellen lieben.
    D. ihr Karma auf den Nullpunkt setzen.
    E. sich alle Erfahrungen der Vergangenheit verzeihen.
    F. ganz sie selbst sein.
    G. sich selbst lieben, auch wenn sie die Frequenz ändert.
    H. Sonstiges (s. Anhang III)

27. ERMITTELN, ob die Person weiß, dass die Liebe am Nullpunkt ein wesentliches Element auf dem Weg zu einer neuen Phase der essenziellen Entwicklung ist.

Die Liste der mentalen Annahmen steht in Anhang V, die der Emotionen in Anhang IV.

28. ERMITTELN, ob die Person einen Schock und/oder eine Verletzung emotionaler und/oder mentaler Art erlitten hat, der bzw. die das Programm der Liebe am Nullpunkt blockieren könnte.

Zunächst muss die unter dem vorherigen Punkt erwähnte Verletzung ermittelt werden.
Das Protokoll Nr. 11 steht in Die 13. Helix. *Wenn Sie es installieren müssen, gehen Sie nur den ersten Teil durch, und installieren Sie beide Protokolle (11 und 30) gleichzeitig im zweiten Teil.*

29. ERMITTELN, ob die Person die negative Magnetkraft dieses Schocks oder dieser Verletzung nutzen kann.

    Wenn NEIN, ERMITTELN, ob der erste Teil von Protokoll 11 installiert werden muss.

Das Protokoll zum fehlerhaften Gen steht in Die 13. Helix. *Wenn Sie es installieren müssen, gehen Sie nur den ersten Teil durch, und installieren Sie beide Protokolle (4 und 30) gleichzeitig im zweiten Teil.*

30. ERMITTELN, ob die Person ein fehlerhaftes Gen besitzt, das Selbstkritik befördert.

    Wenn JA, muss der erste Teil von Protokoll Nr. 4 installiert werden? In dem Fall das fehlerhafte Gen durch das der Liebe ersetzen.

31. ERMITTELN, ob die Person eine Emotion hat, die sie im Selbsthass polarisiert, und ob man den ersten Teil von Protokoll Nr. 11 installieren muss, um diese Emotion einzuschließen.

Die Liste der Emotionen steht in Anhang IV.

Wenn JA, ERMITTELN, um welche Emotion es sich handelt (s. Anhang III).

Möglicherweise mussten Sie vor seiner Installation weitere Angaben in das Programm aufnehmen. Wenn Sie Angaben aus anderen Protokollen aufnehmen müssen, testen Sie, um herauszufinden, welche(s) Protokoll(e) dafür infrage kommt bzw. kommen und welche Punkte dieser Protokolle in die Neuprogrammierung mit einzubeziehen sind.

32. BESTIMMEN, ob es nötig ist, vor der Installation des Programms noch weitere Angaben darin aufzunehmen.
    Wenn JA,
    A. TESTEN, wie viele Angaben aufzunehmen sind;
    B. in Anhang III NACHLESEN und die Anweisungen BEFOLGEN, um zu ermitteln, welche Angaben aufzunehmen sind;
    C. ZURÜCK zum Protokoll und WEITER zum nächsten Punkt.

Zweiter Teil des Protokolls

2. Teil – INSTALLATION DER NEUPROGRAMMIERUNG

Die Installation der Neuprogrammierung berücksichtigt sämtliche Angaben, die im ersten Teil gefunden wurden.

1. SPRICH: *Ich ordne an, dass sich dieses neue Programm für alle Leben und Dimensionen im Kern der Hauptzelle der Zirbeldrüse ansiedelt.*

Während man die Anweisung vor sich hinspricht, wird jedes der aufgezählten Elemente in die Neuprogrammierung einbezogen. Im Tonfall eines Gebets oder der Hypnose sprechen.

2. SPRICH: *Ich ordne an, dass dieses Programm, ausgehend von der Zirbeldrüse,*
   A. *die innersekretorischen Drüsen;*
   B. *das Gehirn, das Herz, die Milz, das Nervensystem und die Peptide;*
   C. *die Zellen, die intra- und extrazelluläre Flüssigkeit, die Atome und die quantischen Elemente (Quarks, Myonen und Fäden etc.);*
   D. *alle Helices, alle Chakren, alle energetischen Körper und die Seele;*
   E. *eine andere Stelle durchläuft* (s. Anhang III).

Um zu erfahren, welche Stelle genau, Abschnitt 16 in Anhang III lesen.

3. SPRICH: *Ich ordne der RNA an, sich wieder zu vernetzen und dieses neue Programm zu unterstützen.*

Der ursprüngliche DNA-Plan ist das Schema, das jeder genetischen Mutation vorausging.

4. SPRICH: *Ich ordne den Tripletts an, wieder ihren Platz in der Ordnung des vollkommenen, ursprünglichen Programms einzunehmen, auch wenn es zu Umkehrungen des Codes gekommen sein sollte.*

5. SPRICH: *Ich ordne der Geschwindigkeit der Photonen und der Spiralstruktur der DNA an, sich anzupassen.*

6. SPRICH: *Ich ordne die Erneuerung der Verbindungen im callösen Körper entsprechend dem ursprünglichen Plan an.*

Zur Definition von Telomer und Telomerase siehe Anhang I.

7. SPRICH: *Ich ordne die vollkommene Unversehrtheit von Telomer und Telomerase an.*

Die Liste der Systeme befindet sich in Anhang VII.

8. SPRICH: *Ich ordne an, dass die Rückstände alter Programme auf den Nullpunkt gesetzt und/oder über die geeigneten Systeme ausgeschieden werden.*

9. SPRICH: *Ich ordne an, dass dieses neue Programm versiegelt ist.*

Zur Definition der Merkaba siehe Anhang I.

10. SPRICH: *Ich ordne an, dass die Merkaba versiegelt ist.*

11. SPRICH: *Ich ordne an, dass DNA und RNA durch keinerlei Strahlung beeinträchtigt werden.*

12. SPRICH: *Ich ordne an, dass dieses neue Programm sich hier und jetzt bis auf Widerruf vollständig im verlängerten Rückenmark ansiedelt.*

13. SPRICH: *Ich ordne an, dass diese Neuprogrammierung rundherum toleriert wird, vollständig erfolgt und am Nullpunkt ansetzt.*

ZENTRALER PUNKT der Neuprogrammierung

14. SPRICH: *Ich ordne an, dass sich die Kraft, die Harmonie und die Richtigkeit dieser Neuprogrammierung in der DNA ansiedeln und sie vollständig aktiviert wird.*

Dritter Teil des Protokolls

Möglicherweise verlangt das Programm weitere Angaben für die korrekte Codierung der Installation.

3. Teil – ABSCHLUSS DES PROTOKOLLS

15. BESTIMMEN, ob es für die Wirksamkeit, Verträglichkeit und Integration der Neuprogrammierung nötig ist, weitere Angaben einzuschließen.
    WENN JA,
    A. ERMITTELN, wie viele Angaben eingeschlossen werden müssen;
    B. in Anhang III NACHLESEN und die Anweisungen BEFOLGEN, um zu ermitteln, welche Angaben einzuschließen sind;
    C. ZURÜCK zum Protokoll und WEITER zu Nr. 16.

Das Protokoll wird abgeschlossen.

16. SPRICH: *Ich ordne an, dass diese Neuprogrammierung gemäß dem ursprünglichen Plan in der Frequenz der Liebe toleriert und integriert wird, auch wenn die Helices in der Vergangenheit deaktiviert waren.*

Das Protokoll wird endgültig bestätigt.

17. SPRICH: *Ich ordne an, dass diese Erneuerung bis auf Widerruf durch (Name der zu behandelnden Person) vollständig und versiegelt ist.*

KAPITEL 7

Heilungsprozess und praktische Anwendungen

Heilungsprozess

Heilungen sind am ehesten dann von Dauer, wenn sie aus einer Reihe von Entscheidungen hervorgehen. Heilung ist eine Reise, die in mehreren Etappen verläuft. Idealerweise vollzieht sich die Rückkehr zur Gesundheit schrittweise von einer Entscheidung zur nächsten. Dazu das Beispiel einer meiner Bekannten, die an einer interstitiellen Zystitis litt und nach und nach ihre persönliche Stärke zurückgewann. Bei der komplexen und sehr schmerzhaften Erkrankung, die für ständige Anspannung sorgt, besteht keine Aussicht auf Heilung. Dieses neuroinflammatorische Leiden ist vergleichbar mit einer chronischen Blasenentzündung. Die Betroffene war fast auf sämtliche Nahrungsmittel allergisch, hielt es im Sitzen nicht lange aus und und litt unter unerträglichen Schmerzen. Bei ihrer Arbeit musste sie aber mehrere Stunden täglich vor dem Computer sitzen, worunter sie zunehmend litt. Zudem hatte ihr Lebensgefährte eine Herztransplantation hinter sich.

Nach und nach erholte sie sich, trotz der düsteren Prognosen. Mit Unterstützung eines multidisziplinären Teams traf sie Monat für Monat neue Entscheidungen und stellte die alten eine nach der anderen auf den Prüfstand, auch wenn sie noch auf ihre Kindheit oder vorherige Generationen zurückgingen.

Diese enorme Veränderung setzte ein mit einem ersten kleinen Schritt. Heute lebt sie nicht mehr mit einem kranken Mann zusammen, hat einen anderen Beruf ergriffen und ernährt sich viel abwechslungsreicher. Ihre berufliche Neuentscheidung hat sie im Einklang mit ihrem tieferen Wesen getroffen und dabei auch ihre Kreativität berücksichtigt; ihre Belastungen haben sich so merklich verringert. Sie besucht mehrmals die Woche einen Tanzkurs und malt regelmäßig. Da ihre Symptome sich mit jedem Monat abschwächen und es ihr viel besser geht, hofft sie, immer mehr Zeit fürs Schreiben erübrigen zu können und eines Tages ihre Gedichte und Romane zu veröffentlichen.

Diese Heilung hat nichts Heroisches. Jede einzelne Phase dieses Prozesses ist eine Manifestation der Absichten, die diese Person zum Ausdruck gebracht hat, selbst in den Momenten, in denen die Verzweiflung am größten war. Den Heilungsverlauf wollte ich deshalb zur Sprache bringen, damit wir die Menschen, die uns aufsuchen, bei diesem Prozess angemessen begleiten können. Wir wollen ihnen Zeit geben, damit sie die verschiedenen Phasen der Rückkehr zur Gesundheit gut verstehen und verarbeiten können.

Praktische Anwendungen

Die Bücher über die DNA-Neuprogrammierung können auf zweierlei Weise benutzt werden. Sie können ein alchemistisches Werkzeug für den Leser sein, der sämtliche Protokolle in seiner DNA installieren und dank der Neuprogrammierung seines eigenen Gen-Codes einen neuen Weg beschreiten will. Für denjenigen, der es braucht, können sie auch wie ein Therapeutikum wirken.

Nachstehend wird erläutert, wie die einzelnen Protokolle und Konzepte dieses Buches in bestimmten Situationen im therapeutischen Kontext angewendet werden. Für jeden einzelnen Fall installieren wir die zur Behandlung des Problems nötige Anzahl von Protokollen.

Als ich dieses Beispiel in einem Seminar präsentiert habe, hat mich einer der Teilnehmer gefragt, ob die Person angesichts der Anzahl der zu installierenden Protokolle, die auf die Schwere des Problems schließen ließ, überhaupt noch eine Chance hätte. Ich antwortete ihm, mein Verhältnis zu meiner Gesundheit hätte sich ab dem Moment verändert, da ich begonnen hätte, mit der interstitiellen Leere zu arbeiten. Statt das Problem von außen zu lösen, gehe ich es jetzt von innen an. Auch wenn ich zehn Protokolle brauche, um eine bestimmte Situation zu korrigieren, bin ich mittlerweile davon überzeugt, dass es mir durch diesen Prozess besser gelingt, mich selbst kennenzulernen und alles, was ich bin, koexistieren zu lassen. Je besser ich mich kenne, desto mehr liebe ich mich und desto besser fühle ich mich. Je mehr ich mich liebe, desto eher bin ich in der Lage, meinen Körper neu zu mobilisieren und angemessene Entscheidungen zu treffen, die meine Vitalität stärken. Meine Entscheidungen kommen von innen, ohne Anstrengung, und unterliegen nicht theoretischen Prinzipien. Möglicherweise fehlt einer Person das genetische Programm, um diesem Prozess zu folgen. Normalerweise handelt es sich dabei vom Typ her um Menschen, die sehr schnell zu Ergebnissen kommen wollen und sich darüber beklagen, dass die Veränderungen in ihnen zu langsam vonstattengehen. Einem Sprichwort zufolge ist der Weg das Ziel; man muss also den Weg, den man zurücklegt, schätzen können, bevor man überhaupt zum Ziel gelangt. In einem Fall wie diesem würde ich zunächst ein Programm installieren, das es dieser Person ermöglicht, ihren Heilungsprozess einzuleiten (Protokoll Nr. 6, *Die 13. Helix*).

PROTOKOLL NR. 31

Praktische Anwendungen

Beispiel Nr. 1 – Verwendung eines Protokolls oder mehrerer Protokolle in therapeutischem Kontext

Nehmen wir das Beispiel eines Mannes um die vierzig, der unter Herzbeschwerden leidet. Wir schlagen zunächst im **Inhalt** beider

Bücher nach, um zu beschließen, wie man am besten vorgeht. Durch Testung ermitteln wir Protokoll Nr. 31 - Beispiel 1, das zeigt, wie man in einem bestimmten Fall mehr als ein Protokoll verwendet.

Wir erhalten so den Hinweis darauf, dass wir im Fall des eingangs erwähnten Mannes mehrere Protokolle installieren müssen, sieben, um genau zu sein. In einem weiteren Schritt müssen wir ermitteln, um welche Protokolle es sich handelt. Nur in den seltensten Fällen kann man eine so große Anzahl von Protokollen im Laufe einer einzigen Sitzung installieren. Wir ermitteln also, welche Protokolle in der ersten und welche jeweils in den nachfolgenden Sitzungen zu installieren sind.

Wenn man in einer Sitzung mehr als ein Protokoll bearbeiten muss, geht man zunächst den ersten Teil jedes Protokolls durch. Dann installiert man alle Programme gleichzeitig, indem man ein einziges Mal die Anordnungen aus dem zweiten Teil des Protokolls - der Installierung - vor sich hinspricht.

PROTOKOLL ZUR NEUPROGRAMMIERUNG NR. 31

Beispiel Nr. 1 – Verwendung eines Protokolls oder mehrerer Protokolle in therapeutischem Kontext

Nehmen wir das Beispiel eines häufig auftretenden Ekzems, das sich nach einer beruflichen Veränderung wieder einmal zeigt.

1. Teil – VORBEREITUNG

Vor Beginn der Abfrage spricht man die Absicht laut aus: ***Ich beschließe, am Nullpunkt zu sein, auch wenn ich nicht weiß, wie.*** Mithilfe der Kinesiologie (oder jeder anderen Testmethode) die Antwort ermitteln. Die so erhaltenen Angaben werden entsprechend der Intention automatisch von der angeborenen Körperintelligenz und dem Bewusstsein des Gen-Codes aufgenommen.

1. **BESTIMMEN, welche(s) Protokoll(e) Sie benötigen (die Liste der Protokolle findet sich im Inhalt der Bände I und II).**

Achtung: Die ermittelten Antworten tauchen nicht unbedingt in numerischer Reihenfolge auf.
Beispiel:
Protokoll Nr. 19: Neue quantische Entscheidung – Gesundheit
Protokoll Nr. 11: Integration der Negativpolarität (der Besorgnis)
Protokoll Nr. 16: Programm zur endgültigen Bestätigung (zur Versiegelung in Bezug auf die Sorgen des Ehepartners)
Protokoll Nr. 21: Die effiziente Bestellung am Nullpunkt

2. **BESTIMMEN, welche(s) Protokoll(e) Sie in dieser ersten Sitzung installieren können.**

Wenn Sie in einer Sitzung mehr als ein Protokoll installieren müssen, gehen Sie zunächst den ersten Teil jedes Protokolls durch. Wenn dies bei jedem Protokoll erfolgt ist, **installieren Sie alle Programme gleichzeitig**, indem Sie die Anordnungen aus dem zweiten und dritten Teil des Protokolls vor sich hinsprechen.

BESTIMMEN, welche(s) Protokoll(e) Sie in der zweiten Sitzung installieren sollen. In manchen Fällen können Sie sämtliche Protokolle in einer Sitzung durchgehen, in anderen müssen Sie schrittweise vorgehen.

2. Teil – INSTALLIERUNG DER NEUPROGRAMMIERUNG

Analog zu den vorigen Protokollen.

3. Teil – ABSCHLUSS DES PROTOKOLLS

Analog zu den vorigen Protokollen.

Beispiel Nr. 2 – Quantische Visite von Gehirn und Körper

Bei dieser Übung bedienen wir uns der mentalen Vorstellungskraft und der Kinesiologie, um das Innere von Gehirn und Körper zu untersuchen. Auf diese Technik bin ich bei gemeinsamen Studien mit dem amerikanischen Armeekommandanten gestoßen, den ich im Protokoll über das effiziente Bestellen (Nr. 21) erwähnt habe. Sie wird auch "psychische Heilung" genannt, und vielleicht sind Sie mit ihr ja bereits vertraut. Sie besteht darin, dass man den Zustand des Körpers von der Psyche her beobachtet und auf der Schwingungsebene instand setzt. Wenn der Therapeut oder die Therapeutin beispielsweise dunkle Flecken auf der Lunge der zu behandelnden Person entdeckt, verwendet er oder sie einen Staubsauger, um sie zu entfernen, oder ein imaginäres Seifenfläschchen oder Ähnliches.

Bei der Demonstration, bei der ich zugegen war, hat der Therapeut das Gehirn untersucht, ausgehend von Hypothalamus über Hirnanhangs- und Zirbeldrüse bis hin zu den beiden Gehirnhälften, und ist dann zu den einzelnen Körperorganen übergegangen. Schließlich hat er die grauen Zonen mittels einer imaginären Schlauchspritze mit einer leuchtenden Flüssigkeit besprenkelt und zuletzt die Regenerierung des Gewebes bzw. die Auflösung der Tumore angeordnet.

Wir müssen keine Fachleute sein, um diese Art von Übung durchzuführen. Wenn Sie Ihre DNA mithilfe von Protokoll Nr. 21 bereits neu programmiert und seine Wirkung beobachtet haben, schlage ich Ihnen folgendes Experiment vor.

Keine Sorge, Sie benötigen keine Röntgenaufnahme, um Ihren inneren Zustand oder den einer anderen Person zu analysieren. In Beispiel Nr. 2 habe ich eine entsprechende Verfahrensweise ausgearbeitet. Bedienen Sie sich der Kinesiologie oder eines anderen Schwingungsinstruments, und testen Sie die Phasen wie in den Protokollen. Wenn Sie im Körper eine Schwachstelle entdecken, müssen Sie lediglich die Anweisungen befolgen.

Bevor Sie zu testen beginnen, fragen Sie, ob Sie zunächst andere Protokolle durchführen müssen. Wenn das der Fall ist, gehen Sie zu Beispiel Nr. 1.

Statt in der Krankheit polarisiert zu sein, werden Sie künftig die *Essenz* und die *Eigenliebe* am Nullpunkt aktivieren.

PROTOKOLL ZUR NEUPROGRAMMIERUNG NR. 31

Beispiel Nr. 2 – Quantische Visite von Gehirn und Körper

DIES IST KEINE DIAGNOSE,
SONDERN EINE SCHWINGUNGSBESTIMMUNG

1. Teil – VORBEREITUNG

Vor Beginn der Abfrage spricht man die Absicht laut aus: ***Ich beschließe, am Nullpunkt zu sein, auch wenn ich nicht weiß, wie.*** Mithilfe der Kinesiologie (oder jeder anderen Testmethode) die Antwort ermitteln. Die so erhaltenen Angaben werden entsprechend der Intention automatisch von der angeborenen Körperintelligenz und dem Bewusstsein des Gen-Codes aufgenommen.

SPRICH: *Ich beschließe, die Essenz und die Liebe zu aktivieren, indem ich selbst in meiner Essenz und in der Eigenliebe bin und sie am Nullpunkt wirken lasse.*

SICH DER PERSON NÄHERN und dabei ihr Energiefeld respektieren, wie eine Blase (oder Matrix), die nur Sie beide umhüllt. Die Hände über den Kopf der Person halten, ohne sie unbedingt zu berühren.

2. Teil – VERFAHREN

ERMITTELN, zu welchem Anteil die folgenden Teile unversehrt sind. Wenn der Prozentsatz unter 100 Prozent liegt, für jeden einzelnen Punkt Teil 3 DURCHGEHEN:

A. Hypothalamus (in der Mitte des Gehirns)
B. Hirnanhangsdrüse (6. Chakra)
C. Zirbeldrüse (7. Chakra)
D. die Verbindung zwischen Hypothalamus und Zirbeldrüse
E. die Verbindung zwischen Hypothalamus und Hirnanhangsdrüse
F. die rechte Gehirnhälfte (emotionales Zentrum)
G. die linke Gehirnhälfte

H. der restliche Körper (an Schwachstellen innehalten).
Den Körper von oben nach unten durchgehen. Bei Zweifeln Anhang III konsultieren und die Stellen testen (Abschnitt 16). Für jede positiv getestete Stelle Teil 3 durchgehen.

I. Sonstige

3. Teil – WIRKEN LASSEN

NICHTS TUN – DIE ESSENZ UND DIE LIEBE WIRKEN LASSEN, KEINEN KONTAKT ZUM KÖRPERINNERN DER PERSON HERSTELLEN

Lassen Sie Ihre Hände über dem Kopf der Person bzw. über anderen Körperstellen, und tun Sie nichts; gehen Sie gedanklich nicht ins Körperinnere der Person; bleiben Sie ruhig bei sich mit Ihrer Essenz und der Eigenliebe. Wenn Sie in Ihrer Essenz und in der Liebe sind, werden Sie zu einem Katalysator, der die Essenz und die Liebe bei anderen weckt, denn nur sie vermögen zu heilen.

Wenn Sie spüren, dass es beendet ist, testen Sie, ob die Person am Nullpunkt in ihrer Essenz und in der Liebe bleiben kann. Wenn NEIN, fragen Sie, ob Sie ein bzw. mehrere Protokolle durchführen müssen, damit sie am Nullpunkt in ihrer Essenz und in der Liebe bleiben kann.

Sie müssen kein Held, keine Heldin und kein militärischer Befehlshaber sein, um anzuordnen, dass Sie am Nullpunkt in Ihrer Essenz und in der Liebe sind. Manchmal werden Sie keinerlei Zweifel verspüren, und manchmal werden Sie sich nicht ganz sicher sein. Ihre Anordnung ist wirksamer, wenn sie Ihre Zweifel einschließt.

Stellen Sie sich vor, dass Ihre Anordnung, in Ihrer Essenz und in der Liebe am Nullpunkt zu sein, pfeilschnell ans Ziel gelangt. Machen Sie sich keine Gedanken über das Ergebnis. Was zählt, ist, dass Sie Kontakt zu der Schwachstelle aufgenommen und eine Bestellung am Nullpunkt aufgegeben haben.

Statt in der Krankheit polarisiert zu sein, werden Sie künftig die *Essenz* und die *Eigenliebe* am Nullpunkt aktivieren.

Beispiel Nr. 3
Reaktivierung des tieferen Wesens und der Eigenliebe

So wie die Genforscher immer mehr davon überzeugt sind, dass wir künftig "genetische" Medikamente werden einnehmen können, sehe ich auch die Möglichkeit, unsere Gesundheit ausgehend von der DNA neu zu harmonisieren. Auf der seelischen Ebene habe ich gesehen, dass ich, wenn ich das Protokoll zur Veränderung der Schwingung der interstitiellen Leere auf eine bestimmte Situation anwende, bewirken kann, dass ein alter Konflikt in einer neuen Frequenz schwingt. Ich habe mir die verschiedensten Dinge ausgedacht, um die interstitielle Leere zu nutzen. Durch die Kinesiologie kann ich beispielsweise Kontakt zu einem Organ oder einer bestimmen Drüse aufnehmen und fragen, ob ich die Essenz dieser Person neu aktivieren soll, damit sie in der interstitiellen Leere dieses Organs schwingt und dieses sich dadurch regeneriert.

Um die Essenz in der interstitiellen Leere einer ermittelten Körperstelle reaktivieren zu können, muss man zunächst mit ihm in Kontakt treten. Wie in Protokoll Nr. 27 erwähnt, können wir uns von der Technik der Geobiologen inspirieren lassen, die sich die Zeit nehmen, um mit der Essenz des Baumes Kontakt aufzunehmen. Das gelingt ihnen, indem sie sich mehrere Meter vom Baum entfernt platzieren und sich diesem Baum dann langsam nähern, bis er ihnen das Signal gibt, dass sie in sein Energiefeld eingedrungen sind.

Haben sie das Energiefeld des Baumes erreicht, warten sie auf ein weiteres Signal, das ihnen anzeigt, dass sie bis zum nächsten energetischen Körper des Baumes weitergehen können. So bewegen sie sich von einem energetischen Körper des Baumes zum nächsten, bis sie seinen physischen Körper erreichen.

Nachdem wir den physischen Körper der Person erreicht haben, stellen wir uns bildlich vor, dass dieses Organ, zum Beispiel das Herz, ein ungefülltes Gefäß ist, das aber die Essenz des Menschen enthält. Wir könnten uns auch vorstellen, dass die Materie ein heiliges Gefäß ist, das diese Leere umschließt.

Während wir das Programm installieren, "müssen" wir in unserer Essenz bleiben und gleichzeitig in Kontakt zur interstitiellen Leere der anderen Person treten. Wir müssen uns nicht in ihre interstitielle Leere begeben. Wir bleiben ganz einfach verfügbar. Dadurch können wir die Frequenz installieren, die die Person benötigt, ohne dass wir dadurch in irgendeiner Weise beeinflusst würden. Wir können uns leichter vom Ergebnis abgrenzen, weil ihre Essenz, die in ihrer interstitiellen Leere schwingt, unsere Essenz nicht erreichen kann. Das Gesetz der Übertragung bleibt ohne Wirkung auf uns.

PROTOKOLL ZUR NEUPROGRAMMIERUNG NR. 31

Beispiel Nr. 3 – Reaktivierung des tieferen Wesens und der Eigenliebe

1. Teil – VORBEREITUNG

Vor Beginn der Abfrage spricht man die Absicht laut aus: ***Ich beschließe, am Nullpunkt zu sein, auch wenn ich nicht weiß, wie.*** Mithilfe der Kinesiologie (oder jeder anderen Testmethode) die Antwort ermitteln. Die so erhaltenen Angaben werden entsprechend der Intention automatisch von der angeborenen Körperintelligenz und dem Bewusstsein des Gen-Codes aufgenommen.

2. Teil – VERFAHREN

1. Bevor Sie mit dem Verfahren beginnen, stellen Sie sicher, dass Sie alle für die Person sinnvollen Programme installiert haben.

2. Stellen Sie ferner sicher, dass Sie am Nullpunkt sind und Zugang zu der Fähigkeit haben, durch die Sie die *Essenz* (Nr. 27) und die *Liebe* am Nullpunkt (Nr. 30) neu aktivieren können.

3. ERMITTELN, ob Sie das Protokoll der maximal wirksamen Anordnung (Nr. 21) an sich selbst (dem Neuprogrammierer) durchführen müssen, um *anzuordnen, dass die Essenz und die Liebe am Nullpunkt wirken.*

4. Um Erlaubnis bitten, dass Sie sich der Person (der Pflanze, dem Tier, dem Kristall oder dem Stein) nähern und Ihre Intention verkünden dürfen, ein Kraftfeld für Sie beide zu erzeugen, in dem Sie lediglich Ihre *Essenz* und die *Liebe* aktivieren, während Sie in Ihrem Innern bleiben. Wenn dies erfolgt ist, werden Sie dieses Feld beeinflussen können, ohne etwas zu tun oder zu erzwingen.

5. Sich schrittweise der zu behandelnden Person nähern und eine Grundmatrix erzeugen, die Sie beide einschließt:

A. Durch Testen ermitteln, wo sich der erste energetische Körper befindet.
B. Durch Testen ermitteln, ob Sie zum nächsten vordringen können.
C. Stehenbleiben und durch Testen ermitteln, wann Sie zum nächsten vordringen können, bis Sie nicht mehr weiter vordringen können und den physischen oder einen anderen energetischen Körper erreicht haben.

6. Sich vor die Person (die Pflanze, das Tier, den Kristall oder den Stein) stellen und anordnen, dass Sie in Ihrer *Essenz* und in der *Liebe* sind und dass sie in Ihrer interstitiellen Leere am Nullpunkt schwingen können, auch wenn Sie Ängste oder Zweifel haben.

7. Ihre *Essenz* und die *Eigenliebe* wirken lassen, ohne die Absicht zu haben, das Problem des anderen zu lösen oder ihn zu retten. Indem Ihre *Essenz* und die *Liebe* in die Sie beide umgebende Matrix abstrahlen, wird die Information zur Aktivierung der Essenz und der Liebe übertragen.

8. Ziehen Sie sich zurück, wenn Sie spüren, dass der Austausch beendet ist, indem Sie sicherstellen, dass Ihrerseits keine weiteren Interventionen erfolgen, die übertrieben wären und zu verstehen geben würden, dass die *Essenz* und die *Liebe* für die Heilung nicht ausreichend wären.

Bei meiner Arbeit mit dem interstitiellen Raum habe ich in meinem Innern Resonanzkörper verspürt, die in anderen Frequenzen schwingen können als meine physische Realität. Viele meiner Schüler und ich selbst vernachlässigen die Reinigungskuren, um uns von innen her zu regenerieren, indem wir die interstitielle Leere neu aktivieren und mit unserer Essenz syntonisieren, damit sie auf unseren physischen Körper einwirkt. Das heißt nicht, dass wir Nahrungsergänzungsmittel, Diäten oder Bewegung als unnötig erachten, weil am Nullpunkt alles nebeneinader besteht. Aber wenn wir damit beginnen, unsere interstitielle

Leere mit unserer Essenz zu syntonisieren, wird alles, was wir mit Blick auf unsere Heilung unternehmen, dadurch exponentiell verstärkt.

Schüler, die mit diesem Protokoll sowie der wirksamen Anordnung gearbeitet haben, haben an sich durchaus spektakuläre Ergebnisse wahrgenommen, wie zum Beispiel das Verschwinden ihrer grauen Haare, die nach und nach wieder ihre ursprüngliche Farbe angenommen haben. Die dunklen Ansätze unter dem grauen Haar waren in der Tat erstaunlich ... Andere haben, ohne eine Diät zu machen, abgenommen.

Schlusswort

Am Ende des vorliegenden Buches möchte ich noch daran erinnern, dass die quantischen Konzepte so neu gar nicht sind. Denken wir nur an Frank Capras Film *It's a Wonderful Life*, der 1948 mit fünf Oscars ausgezeichnet wurde und den viele sich bis heute regelmäßig an Weihnachten ansehen. Darin geht es um die Geschichte eines Mannes, der, als er sich gerade das Leben nehmen will, einem Engel begegnet, der ihm zeigt, was in seiner Heimatstadt alles passiert wäre, wenn er nie zur Welt gekommen wäre. Die Wirklichkeit, die uns dann präsentiert wird, unterscheidet sich von Grund auf von der, die der Mann erlebt und mitgeprägt hat, auch wenn das Dorf dasselbe ist. Es ist, als wäre er mit einem Mal in eine Welt vorgedrungen, die parallel zur seinen existiert und in der ein anderes Theaterstück gegeben wird, wenn auch zur selben Zeit und im selben Dekor.

Bevor ich schließe, möchte ich unbedingt noch darauf hinweisen, dass ich keine Expertin für multiple Welten bin. Nachdem ich mich mit diversen quantischen Programmen vertraut gemacht habe, habe ich sie in meinem Gen-Code programmiert. Seither hat sich meine Weltsicht erweitert, und ich mache mir immer stärker bewusst, dass ich neue Verknüpfungen herstellen kann. Ich bin bereits neugierig darauf, welche Verknüpfungen Sie in Ihren jeweiligen Wirklichkeiten entdecken und manifestieren werden. Ich stelle mir eine bessere Welt vor, auf der Grundlage der Koexistenz unserer individuellen Frequenzen und außerhalb des Gesetzes der Übertragung, in der wir neue Paradigmen am Nullpunkt schaffen können.

Ich lade alle Leserinnen und Leser ein, mit den Protokollen in diesem Buch und denen in *Die 13. Helix* zu arbeiten, um Neues, Bereicherndes auszuwählen und neue Entscheidungen zu treffen. Künftig stehen uns dafür auch die Wissenschaft und die Metaphysik zur Seite. Nichts spricht dagegen, dass wir unsere neuen Instrumente auch anwenden, weil unsere DNA flexibel ist und sich programmieren lässt. Wenn wir die neuen wissenschaftlichen Erkenntnisse auf die menschliche Biologie und den Gen-Code anwenden, geben wir dem Leben und der Materie eine andere Richtung. Wenn wir erst viele sind, die das quantische Modell verstehen und ihren Gen-Code nach den entsprechenden Prinzipien neu programmieren, können wir unseren Planeten auf einen Weg bringen, der latent bereits vorhanden ist. Dank unserer Entscheidungsfreiheit werden wir eine neue Welt erschaffen, die auf unseren Präferenzen und unserer einzigartigen Essenz beruht.

Die derzeitige internationale Lage entspricht nur einer von zahlreichen quantischen Möglichkeiten, und sie wird dominiert von den "Falken" oder den Kriegstreibern. Es liegt an uns, andere quantische Entscheidungen zu treffen, weil in parallelen Welten mehrere Wirklichkeiten der Welt existieren. Wenn viele von uns eine Welt wählen, in der Konflikte am Nullpunkt gelöst werden und in der alle Völker in gegenseitigem Respekt koexistieren, tragen wir zu einer neuen Weltordnung bei. Statt die Welt zu verändern oder ihren derzeitigen Zustand verbessern zu wollen, können wir eine neue, friedlichere Möglichkeit mit ihr koexistieren lassen.

Dadurch, dass ich nun die magnetische Ladung meiner Emotionen speichere, fällt mir auf, dass meine Anordnungen immer wirksamer werden. Wenn ich jetzt eine Präferenz formuliere, auch wenn sie von einem Zweifel begleitet wird oder aus einer alten Vorprogrammierung hervorgeht, komme ich sehr schnell zu einem Ergebnis. Es war eine harte Schule, aber es gibt eine Konstante in meinem Leben. In welcher Situation ich auch bin, ich spüre immer mehr die positive Wirkung meiner Wahrnehmung. Ich beobachte die Welt und mein Leben, und ich weiß um die parallelen Welten, die gleichzeitig existieren. Dank dieser anderen Sicht auf die Dinge habe ich meine Lebensumstände im Griff und kann neue Situationen herbeiführen. Angesichts des Gefühls der Machtlosigkeit, von dem das kollektive Bewusstsein im Hinblick auf die soziale- und die Weltlage geprägt ist, entscheide ich mich künftig dafür, meine Essenz durch meine persönlichen Entscheidungen wertzuschätzen. Durch die Art meiner Entscheidungen erziele ich Resonanz bei den Menschen in meinem Umfeld, die ihrerseits auch mich mitziehen. Rings um mich ertönt eine Art Refrain: "Intention funktioniert!" Immer mehr Menschen sind von der Wirklichkeit der multiplen Universen überzeugt.

In der Welt, in der ich leben möchte, beobachte ich tiefgreifende Veränderungen innerhalb der Familie, im Freundeskreis wie auch bei meinen Schülern. Wenn Sie Zweifel daran haben, dass Sie diese Erfahrungen erleben können, ermitteln auch Sie durch entsprechende Tests, ob Sie das nötige Programm dafür haben. Ist dies nicht der Fall, installieren Sie es ganz einfach mithilfe von Protokoll Nr. 6 in *Die 13. Helix.* Wenn Sie sich nicht imstande fühlen, diese Vision in ihrer Welt zu konkretisieren, ermitteln Sie, ohne zu zögern, welche(s) Protokoll(e) Sie installieren müssen, um Abhilfe zu schaffen. Mit anderen Worten: Wenn Sie das Gefühl haben, der Herausforderung nicht gewachsen zu sein, oder glauben, diese Erfahrung sei einer spirituellen oder metaphysischen Elite vorbehalten, lassen Sie sich eines Besseren belehren! Endlich verfügen wir über die nötigen Instrumente, um neue Programme in unserem Gen-Code zu installieren, und endlich ist die Stunde gekommen, da wir unsere Programme selbst in der Hand haben, dank der Kraft der Intention am Nullpunkt.

Ich möchte mit dem Zeugnis von Hélène schließen, die die Seminare zu *Die 13. Helix* und *Die Quantenvision der 13. Helix* besucht hat.

2003 war ich Seminarteilnehmerin ... Und in dem Seminar über Die 13. Helix, *das in Joliette stattfand, habe ich unter Tränen meine Wiedergeburt erlebt - bevor ich dann, wie jedes Neugeborene, immer weiter gewachsen bin. Über meine persönliche Weiterentwicklung seit dem Nachfolgeseminar zu* Die Quantenvision der 13. Helix *in Bromont möchte ich kurz berichten.*
An die Schauspielerin und Synchronsprecherin Hélène erinnern Sie sich vielleicht. Tja, und mittlerweile ist aus der Schauspielerin eine "Erzählerin" geworden. Jetzt steht sie auf der Bühne, wo für sie vor

zwanzig Jahren zuletzt der Vorhang gefallen war, wegen starker Ängste. In ihren kühnsten Träumen hätte sie sich nicht vorstellen können, dass sie wieder vor Publikum auftreten würde, geschlagene zwei Stunden, gemeinsam mit zwei engen Freundinnen und mit ihren eigenen Geschichten (darunter auch die ihrer Heilung unter der Überschrift Die Waschfrauen. *Der Clou des Abends, wie alle meinten ... So viel zum Eigenlob am Nullpunkt!).*

Von dieser spektakulären Heilung vor Jahresende wollte ich Ihnen berichten, einer Heilung, die für mich tausendmal wichtiger war als die Heilung von der Hepatitis. Nebenbei bemerkt haben die letzten Tests ergeben, dass meine Leberwerte sinken und sich annähernd normalisieren. Es ist nur noch eine Frage von Monaten (ich habe den Test mit dem kleinen Finger gemacht). Ich kann es kaum erwarten, auch hier "Mission erfüllt" zu sagen! Daran arbeite ich jede Woche mit meiner Freundin Colette, die ich im Seminar in Joliette kennengelernt habe. Danke für diese Seminare, die Sie so gut gelaunt, glaubwürdig und unkompliziert geleitet haben. Ich kann Ihnen gar nicht sagen, wie viel ich Ihnen verdanke. Das wollte ich Sie wenigstens wissen lassen ...

Hélène L., die Wiedergeborene

Anhang I

GLOSSAR

CHROMOSOM: Ein Chromosom ist eine Kombination aus einer unterschiedlichen Anzahl von Genen. Aktuellen Forschungen zufolge kann ein einziges Chromosom über 5000 Gene enthalten. Die menschliche DNA besteht aus 46 Chromosomen oder »Chromosomenfäden«.

FRAGMENTE: Immer wenn wir zu viel Stress haben oder etwas abspalten, droht uns in einer Art psychischem Unfall der Verlust eines Teils unseres Wesens (oder Ichs), was auch als »Ich-Fragmentierung« bezeichnet wird. Einige Autoren gehen davon aus, dass diese fragmentierten Teile des Menschen ein Eigenleben führen; andere gehen sogar so weit zu behaupten, sie seien die Ursache für die Überbevölkerung.
Wie dem auch sei: Fest steht, dass wir uns diese Fragmente unseres Wesens, die nicht mehr Teil der bewussten eigenen Wirklichkeit sind, umso besser wieder aneignen können, je besser wir unsere verloren gegangenen Helices reintegrieren.
Die Wiederaneignung der eigenen Fragmente ist laut einigen Quellen, auf die ich im Internet gestoßen bin, auch ein Weg, um den Aufstieg möglich zu machen. Eine der wirkungsvollsten und angenehmsten Methoden, die eigene Entwicklung zu beschleunigen, besteht meiner Beobachtung nach auch darin, alle Fragmente in den Wortlaut unserer Intentionen einzuschließen, so dass auch sie von der Neuprogrammierung profitieren.

GEN: Das Gen ist Teil des Chromosoms (siehe dort). Es besteht aus einer Reihe von Tripletts (siehe dort) und ist ein »Code« oder »Programm«, durch das die Erbeigenschaften festgelegt werden. Wissenschaftlern zufolge umfasst das menschliche Genom zwischen 90- und 100.000 Gene, im Durchschnitt also rund 5000 Gene pro Chromosom, wobei bestimmte Chromosomen deutlich mehr und andere deutlich weniger enthalten.

HOLOGRAFISCHE VERZERRUNG: Holografische Verzerrungen oder Situationen sind eine falsche oder »virtuelle« Wirklichkeit, die der konkreten dreidimensionalen Wirklichkeit zum Verwechseln ähnlich ist. Es sind kreierte, erfundene Ereignisse, die sich auf der Schwingungsebene in unser Leben eingenistet haben und die Illusion von Wirklichkeit erzeugen. Allerdings unterscheidet sich ihr Energiefeld von dem der Wirklichkeit, da es Schwingungen von unglaublicher Geschwindigkeit erzeugt. Dadurch kann man diese Verzerrungen entweder mit Hilfe der Kinesiologie oder durch eine andere intuitive Methode ausfindig machen. Ein sensibler Mensch hat bei diesem Phänomen den Eindruck, das etwas »nicht mit rechten Dingen zugeht«. Irgendetwas stimmt nicht, auch wenn sich nur schwer feststellen lässt, was genau. Das liegt daran, dass die Schwingungshelices der DNA schlecht ansprechen, sobald holografische Verzerrungen auftreten.

MERKABA: Rings um unseren Körper sind drei Kraftfelder mit präziser geometrischer Form übereinandergelagert: Das physische, das geistige und das emotionale Feld. Dreht man diese Felder und verbindet auf diese Weise Mentales und Emotionales mit dem physischen Körper, so bewegt sich das geistige Feld links und das emotionale Feld rechts herum, während das körperliche Feld unbewegt bleibt. Dreht man die Felder auf besondere Weise bei ganz präziser Geschwindigkeit, kann eine Sphäre erscheinen.

MIASMEN: Ein Miasma ist ein energetischer Mangel oder eine energetische Lücke, die uns anfälliger für bestimmte Pathologien oder psychische Ungleichgewichte macht. Obwohl sie der Schwingungsebene zuzuordnen sind, können sich Miasmen unter bestimmten Voraussetzungen auch körperlich auf der Ebene der Zellen und Moleküle manifestieren. Diese energetischen Signale können uns in Form leichter Schwächezustände oder auch schwerwiegenderer, größerer Veränderungen oder Mutationen in Mitleidenschaft ziehen.

Zumindest zeitweise müssen die Person und das Umfeld des Miasmas energetisch kompatibel sein, damit überhaupt eine Verbindung zustande kommt. Das kann etwa bei einem (positiven oder negativen) Schock der Fall sein. Der Schock öffnet eine Pforte, durch die sich das Miasma Eintritt verschafft, um sich dann als kleinere, abgespaltene Realität in uns anzusiedeln. Um sich gegen den Eindringling zu schützen, schafft der Körper eine energetische Pufferzone rings um das Miasma. Derart abgekapselt kann dieser sowohl energetisch als auch molekular sehr lange überdauern – genauer gesagt so lange, bis ein auslösendes Element auftaucht. Er behindert die Person auch nur insofern, als er ihr die Vitalkraft, die zur Aufrechterhaltung des Schutzwalls benötigt wird, vorenthält. Das Miasma gehört zur Molekularstruktur der Person und ist über die uncodierte DNA auch genetisch auf nachfolgende Generationen übertragbar. Wird die Energie eines Miasma durch ein auslösendes Element freigesetzt, können gesundheitliche Probleme auftreten. Man geht auch davon aus, dass die Hauptursache für bestimmte Allergien nicht in der Umwelt oder im Immunsystem liegt, sondern vielmehr in der Aktivierung eines bis dahin schlummernden Miasmas. In solchen Fällen kann man die Allergie nur eindämmen, indem man das Miasma selbst behandelt.

TELOMER: Der Telomer ist Teil der Chromosomenstruktur. Es handelt sich um ein Protein, das am Ende der Chromosomenfäden der DNA eingelagert ist und diese schützt. Einfacher ausgedrückt: Er ist das Endstück jedes Chromosoms.
Die Beeinträchtigung des Telomers führt zum Zelltod, während seine Aufrechterhaltung für normale Zellen lebensverlängernd ist. Bei der Zellteilung kann der Telomer verloren gehen oder beschädigt werden. Das kann zu Anomalien bei der Zellvermehrung führen oder die Zellteilung komplett unterbinden. Wenn der Telomer beschädigt ist, geht Genmaterial verloren. Diese Verkümmerung des Genmaterials ist die Ursache für Krankheiten und den Alterungsprozess.

TELOMERASE: Die Telomerase ist ein Enzym und gewissermaßen das »Bindemittel« des Telomer (siehe dort).

TRIPLETT: Tripletts sind die Bausteine des Gens (siehe dort). Grundbestandteil der DNA sind die vier Basen Adenin (A), Thymin (T), Guanin (G) und Cytosin (C), die immer paarweise zusammengehen, und zwar auf ganz spezifische Weise: AT oder TA, GC oder CG. Diese Paare bilden wiederum Dreierkombinationen, die man als Triplett bezeichnet, zum Beispiel: »AT CG GC«.
Insgesamt gibt es für diese Tripletts 64 verschiedene Kombinationsmöglichkeiten. Beim Menschen hat man weltweit jedoch nie mehr als 20 aktive Kombinationen ausfindig gemacht, zu denen drei weitere Kombinationen kommen, die als »Auslöser« oder »Schalter« für den Code fungieren. Das bedeutet, dass 41 von den 64 möglichen Tripletts nicht aktiviert sind.
Ein Gen (Programm oder Gen-Code) kann aus nur zwei oder auch aus einer Vielzahl von Tripletts bestehen. So haben Experten im Toronto Hospital beispielsweise ein Gen entdeckt (vermutlich das für die Hirnstruktur), das möglicherweise 100.000 Tripletts und mehr enthält.

Anhang II

KINESIOLOGIE

Zwei kinesiologische Fingertestverfahren

Der Begriff Kinesiologie stammt aus dem Griechischen und bedeutet »Lehre von der Bewegung«. Die traditionelle Kinesiologie untersucht die Bewegung der Muskeln und den Muskelwiderstand in Verbindung mit der körpereigenen Dynamik.

Im Zusammenhang mit der Neuprogrammierung ermöglicht es Ihnen die kinesiologische Testung des Muskelwiderstands, die Antwort oder Botschaft des Körpers wahrzunehmen und zu deuten. Man kann daher auch von einem wirklich demokratischen Verfahren sprechen, weil nicht der Therapeut aus seiner dominanten Position heraus entscheidet, was zu tun ist, sondern vielmehr die körpereigene Intelligenz dank eines Frage-Antwort-Systems die Richtung vorgibt.

Bei einem kinesiologischen Test geht es nicht darum, die Stärke des Muskelwiderstands zu messen, sondern zu beobachten, wie er sich verändert. So wird beim klassischen Zuckertest zunächst der natürliche Muskelwiderstand ermittelt, indem der Therapeut den Arm nach unten drückt, der Person ein Stück Zucker auflegt und dann am selben Arm erneut den Muskelwiderstand misst. Wirkt der Zucker negativ auf die Person (was in neun von zehn Fällen so ist), nimmt der Widerstand beträchtlich ab und der Arm sinkt (oder fällt regelrecht). Im umgekehrten Fall bleibt der Widerstand gleich. Die Ursache ist nicht Ermüdung, denn wiederholt man den Test, nachdem man das Zuckerstück entfernt hat, ist der Widerstand wieder da.

Es gibt zahlreiche kinesiologische Testmethoden, von denen wir in diesem Anhang zwei vorstellen. Dabei empfehlen wir die erste von beiden als die praktischere, weil nur eine Hand benötigt wird. Möglicherweise müssen Sie eine Weile üben, bevor Sie aussagekräftige Antworten erhalten.

Grundprinzip

Unabhängig von der Methode, die man anwendet, bleibt das Grundprinzip stets gleich:

1. Man stellt eine Frage, die mit Ja oder Nein zu beantworten ist, und misst den Widerstand.
2. **Nimmt der Widerstand ab, so wird dies als JA gedeutet, bleibt er dagegen gleich oder nimmt zu, so entspricht dies einem NEIN.**
   Nachstehend also die beiden Methoden. Im Anschluss wird erläutert, wie man mit Hilfe des kinesiologischen Tests beispielsweise eine Zahl ermittelt.

Methode 1 – Zwei Finger

Bei dieser Methode misst man den Muskelwiderstand, indem man Mittel- und Zeigefinger aufeinanderlegt. Der Mittelfinger drückt nach unten, als wollte er den Zeigefinger beugen; der hält dagegen.

1. Eine Frage stellen.
2. Mit dem Mittelfinger auf den Zeigefinger drücken.
3. Wenn der Zeigefinger nachgibt (was man normalerweise in dem Gelenk nahe der Handfläche spürt), so lautet die Antwort JA. Wird er dagegen nicht gebeugt, lautet die Antwort NEIN.
   Wenn Sie keine eindeutigen Antworten erhalten, müssen Sie Ihren Fingern vielleicht »beibringen« (oder vorschreiben), dass nachlassende Spannung als JA und die Aufrechterhaltung (oder Zunahme) der Spannung als NEIN gedeutet wird.

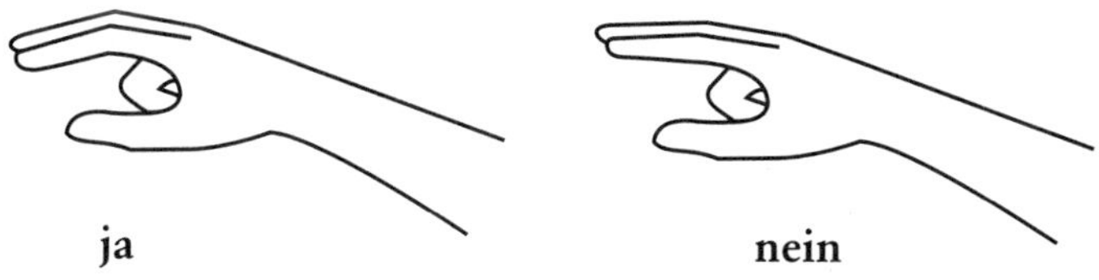

Methode 2 – Der Kreis

Bei dieser Methode bildet man mit dem Daumen und dem kleinen Finger einer Hand einen Kreis, indem man sie fest aufeinanderdrückt. Der Test besteht darin, dass man den Kreis zu durchbrechen versucht, indem man mit dem Zeigefinger und Daumen der anderen Hand die Finger auseinanderdrückt. Wenn der Kreis durchbrochen ist (die Spannung also abgenommen hat), lautet die Antwort JA. Wenn der Kreis geschlossen bleibt (die Spannung also aufrechterhalten bleibt), lautet die Antwort NEIN.

Die Finger, die den Kreis bilden:

A. Für Rechtshänder:
Die linke Hand hochheben und die Spitze des linken Daumens auf die Spitze des linken kleinen Fingers legen.

B. Für Linkshänder:
Die rechte Hand hochheben und die Spitze des rechten Daumens auf die Spitze des rechten kleinen Fingers legen.

Wichtig ist, dass der Druck der Finger, die den Kreis bilden, während des Tests gleichmäßig bleibt. Man darf nur so viel Druck ausüben, dass die Finger wach und verbunden sind, und man überlässt es den Fingern, ob sie Widerstand leisten oder nachgeben.

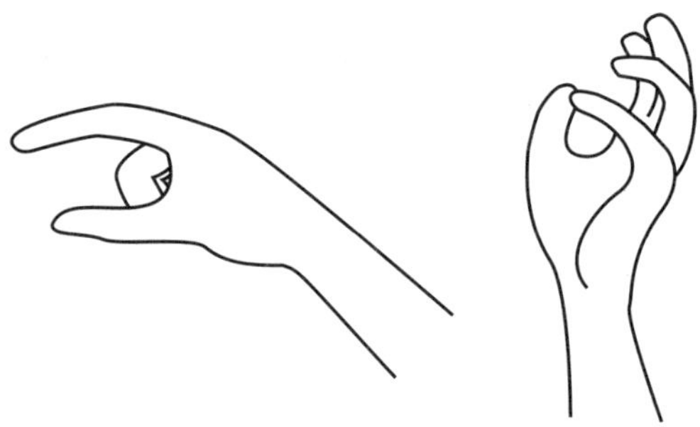

Die Testfinger:

Um den Kreis zu testen, legt man Daumen und Zeigefinger der anderen Hand zusammen, führt sie in den Kreis und versucht, sie zu spreizen, so dass der Kreis durchbrochen wird.

Für den Test ist es wichtig, dass der Druck der spreizenden Finger genauso stark ist wie derjenige der beiden Finger, die den Kreis bilden. Deren Druck muss gleichmäßig sein; man darf die Finger nicht um jeden Preis zusammenpressen – schließlich will man den Muskelwiderstand messen, nicht die Muskelkraft.

Anschließend verfährt man wie folgt:

1. Die Frage stellen.
2. Mit den Testfingern (Zeigefinger und Daumen) den Kreis zu durchbrechen versuchen.
3. Wenn der Kreis durchbrochen ist, die den Kreis bildenden Finger sich also wie eine Pinzette öffnen, lautet die Antwort JA. Bleiben die Finger fest miteinander verbunden, lautet die Antwort NEIN.

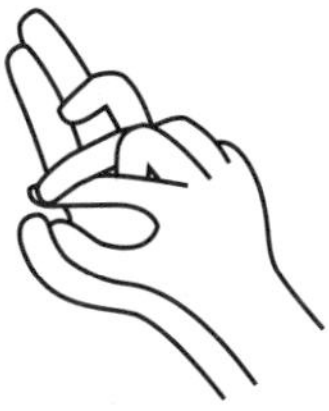

geöffnet

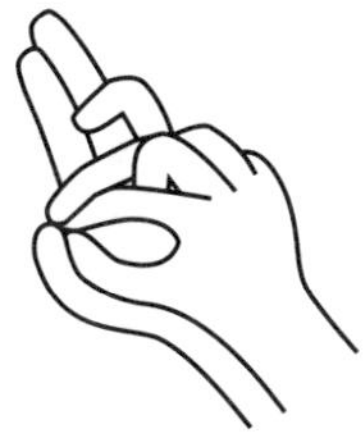

geschlossen

Sonstige Antworten

In manchen Fällen muss man eine Anzahl ERMITTELN (z. B. wie viele Tripletts oder Fragmente usw.). Um die Antwort mithilfe eines kinesiologischen Tests zu bestimmen, muss man einfache Fragen stellen, die mit Ja oder Nein zu beantworten sind. Will man also eine Zahl ermitteln (wie viele?), stellt man eine Reihe von Fragen, um zunächst eine Größenordnung zu erhalten und sich der Antwort dann schrittweise anzunähern. Nachstehend ein Beispiel:

Ursprüngliche Frage: Wie viele Tripletts hat dieses Programm?
Folgende Fragen stellen:

1. Umfasst die Anzahl der Tripletts 1 Ziffer? *NEIN*
2. Umfasst die Anzahl der Tripletts 2 Ziffern? *NEIN*
3. Umfasst die Anzahl der Tripletts 3 Ziffern? *JA*

(Damit wissen wir, dass die gesuchte Zahl zwischen 100 und 999 liegt.)

4. Liegt die Anzahl der Tripletts bei 500 oder darüber? *NEIN*

(Es handelt sich also um eine Zahl zwischen 100 und 499.)

5. Lautet die erste Ziffer der Zahl 1? *NEIN*
6. Lautet die erste Ziffer der Zahl 2? *JA*

Die erste Ziffer ist die 2.

7. Ist die zweite Ziffer 5 oder größer? *JA*

(Damit erübrigen sich Fragen nach den Ziffern 0-4)

8. Lautet die zweite Ziffer 5? *NEIN*
9. Lautet die zweite Ziffer 6? *NEIN*
10. Lautet die zweite Ziffer 7? *NEIN*
11. Lautet die zweite Ziffer 8? *JA*

Die zweite Ziffer ist die 8.

12. Ist die dritte Ziffer 5 oder größer? *NEIN*
13. Lautet die dritte Ziffer 0? *NEIN*
14. Lautet die dritte Ziffer 1? *JA*

Die dritte Ziffer ist die 1.

Antwort: 281 Tripletts.

Man kann auch andere Antworten ermitteln, indem man die ursprüngliche Frage in eine Reihe von Fragen zerlegt, die mit Ja oder Nein beantwortet werden. Dazu noch ein weiteres Beispiel:

Ursprüngliche Frage: *Muss man eine Farbe installieren (Antwort JA)? Wenn ja, welche? Zur Beantwortung dieser Frage erstellt man eine Liste mit Farben:*

Frage	***Farbliste***	***Antwort***
Ist es ...	*Weiß*	*NEIN*
Ist es ...	*Schwarz*	*NEIN*
Ist es ...	*Rot*	*NEIN*
Ist es ...	*Blau*	*NEIN*
Ist es ...	*Grün*	*NEIN*
Ist es ...	*Orange*	*NEIN*
Ist es ...	*Rosa*	*NEIN*
Ist es ...	*Türkis*	*NEIN*
Ist es ...	*Smaragd*	*JA*
Ist es ...	*Violett*	*NEIN*
Ist es ...	*Gelb*	*NEIN*
	usw.	

Antwort: Smaragd

Man kann sich auch nacheinander auf jede einzelne Farbe konzentrieren, indem man fragt: »Handelt es sich um diese Farbe?«, bis man als Antwort ein JA erhält.

Auch wenn es auf dem Papier langwierig und mühsam erscheint, einen solchen Fragenkatalog abzuarbeiten, so geht es mit ein wenig Übung in Wirklichkeit sehr schnell.

Nachstehend noch eine Liste mit Farben, die Sie eventuell verwenden können:

Blau	Braun	Fuchsia
Gelb	Gold	Granat
Grün	Infrarot	Kupfer
Lachs	Ocker	Orange
Perlmutt	Purpur	Rosa
Safran	Sand	Schwarz
Silber	Smaragd	Türkis
Ultraviolett	Violett	Weiß

Anhang III

MÖGLICHE BLOCKADEN

Dieser Anhang ist eine Art Datenbank, die die Suche nach fehlenden Angaben zur Vervollständigung der Protokolle erleichtert. Die gesuchten Angaben ermitteln Sie, indem Sie testen.

Methode:

1. Als Erstes die Frage stellen: »Wie viele Angaben aus diesem Anhang benötige ich?«
2. Ermitteln, in welchem/welchen Abschnitt/en sich diese Angaben befinden, indem man die Überschrift jedes Abschnitts oder die entsprechende Nummer (1 bis 22) testet. In jedem Abschnitt, der mit JA getestet wurde, wiederum die spezifischen Angaben testen, nach denen man sucht.

Beispiel: Angenommen, die Antwort auf Nummer 1 lautet: 4 Angaben. Daraufhin testet man die Überschriften der 22 Abschnitte – mit folgendem Ergebnis:

1	*= NEIN*	
2	*= JA*	*entsprechend im Anhang V nach der mentalen Überzeugung suchen, dann zurück zu Anhang III und Test fortsetzen;*
3 und 4	*= NEIN*	
5	*= JA*	*beim Testen der Angaben aus Abschnitt 5 lautet die Antwort »Virus«;*
6, 7 und 8	*= NEIN*	
9	*= JA*	*beim Testen der Angaben aus Abschnitt 9 lautet die Antwort »Lymphe«;*
17	*= JA*	*der Test ergibt »Erde, Bauchspeicheldrüse«.*

1. **Emotionen:** siehe Anhang IV
2. **Mentale Überzeugungen:** siehe Anhang V
3. **Spirituelles**
   1. Interferenz – Kräfte der Dunkelheit
   2. Chakra – ERMITTELN, welches (1 bis 13) und ob es zu weit offen oder zu weit geschlossen ist

3. vergangenes Leben
4. Astrologie/Numerologie
5. energetische Körper – ERMITTELN, welcher (1 bis 13), ob eine Anpassung vorgenommen werden soll, ob es ein Loch in der Aura gibt oder Sonstiges
6. nicht im eigenen Körper
7. Träume
8. stellarisch
9. galaktisch
10. Änderung der Frequenz
11. Thema der zentralen Seele
12. Sonstiges

4. **Allergien**
5. **Infektionen**
    1. Virus
    2. Grippe und Erkältung
    3. Chlamydien
    4. Rickettsien
    5. Mykoplasmen
    6. Bakterien
    7. Pilze
    8. Parasiten
6. **Freie Radikale** (Toxine)
    1. pathologische Rückstände
    2. Impfungen
    3. Drogen
    4. Schwermetalle
    5. Medikamente
    6. Strahlungen
    7. chemische Substanzen
7. **Stoffwechsel**
    1. Assimilation – ERMITTELN, zu welchem Prozentsatz sie erfolgt ist.
    2. Elimination/Drainage – ERMITTELN, zu welchem Prozentsatz sie erfolgt ist.
    3. Verdauung – ERMITTELN, zu welchem Prozentsatz sie erfolgt ist.
    4. Säure-Basen-Ausgleich – ERMITTELN, ob zu säurehaltig oder zu alkalisch.
    5. Unausgeglichener Blutzucker
    6. Missverhältnis Körperfettanteil
    7. Proteine

8. Unausgeglichener Hormonhaushalt
   1. Hirnanhangsdrüse
   2. Zirbeldrüse
   3. Hypothalamus/Thalamus
   4. Schilddrüse
   5. Thymus
   6. Bauchspeicheldrüse
   7. Nebennieren
   8. Eierstöcke/Hoden

9. Kreislauf
   1. Blut
   2. Lymphe
   3. Nervenimpuls
   4. Akupunktur

10. Strukturelles Problem
   1. Wirbelsäule
   2. Skelett
   3. Organ
   4. Muskeln
   5. Bänder
   6. Faszien
   7. Nerven
   8. DNA
   9. Gelenke
   10. Sonstiges

11. Zähne

12. Chromosomenreparatur – siehe Protokoll Nr. 8.

13. Farbtherapie – ERMITTELN, welche Farbe die Person benötigt.

14. Energieblockade/*Kundalini, Shushumna* usw. – siehe Anhang IV.

15. Genetische Einflüsse
   1. präkonzeptionell, während der Schwangerschaft, intrauterin
   2. generationenübergreifend
   3. miasmatisch
   4. Sonstige

16. Stellen im Körper – Die verschiedenen Stellen im Körper wurden in der chinesischen Medizin entsprechend den fünf Elementen fünf Gruppen zugeordnet. Testen Sie zunächst also, unter welchem Element die gesuchte Angabe zu finden ist, bevor Sie dann testen, um welches Organ es sich handelt.
   1. Element FEUER
      1. Herz/Kreislauf

   2. Endokrine Drüsen
   3. Dünndarm
2. Element ERDE
   1. Milz
   2. Bauchspeicheldrüse
   3. Magen/Mund
   4. Nervensystem
3. Element METALL
   1. Lungen/Nase und Nebenhöhlen
   2. Bindegewebe
   3. Kolon
   4. Haut
4. Element WASSER
   1. Nieren
   2. Blase/Harnröhre
   3. Lymphe/intra- oder extrazelluläre Flüssigkeit
   4. Reproduktionsorgane
   5. Ohren
5. Element HOLZ
   1. Leber
   2. Gallenblase
   3. Wirbelsäule und Gelenke
   4. Augen
6. Systeme (Nieren-, Lungensystem usw.), s. Anhang VII
7. Muskeln
8. Gehirn und Nervensystem
9. Meridiane

17. **Spezifische Voraussetzungen** – Eine spezifische Voraussetzung ist ein körperlicher Zustand wie eine verstopfte Leber, ein Blutgerinnsel, eine Verwachsung, ein durchlässiger Dünndarm usw. Um herauszufinden, um welche Stelle im Körper es sich handelt, gehen Sie zurück zum letzten Abschnitt.
18. **Schock** – ERMITTELN, in welchem Alter, mit welchen Begleitpersonen und unter welchen Umständen.
19. **Die vier Körper:** physisch, emotional, mental, spirtuell
20. **Anderes Protokoll:** s. Inhaltsverzeichnis in Band I und II
21. **Andere Angaben aus den Büchern** *Essence, Ancrage, Convergence* (bislang nur in französischer und englischer Sprache erschienen)
22. **Sonstiges**

Anhang IV

LISTE DER EMOTIONEN

Handelt es sich bei der ermittelten Antwort in diesem Anhang um eine nicht näher definierte »Emotion« (zum Beispiel »Emotion in Bezug auf die Familie«), muss man in der Liste weitersuchen, um die genaue Emotion zu ermitteln.

1. abgesetzt worden sein
2. abhauen/fliehen
3. Ablenkung (z. B. von einem Körperteil ablenken)
4. Abtreibung
5. adoptiert sein
6. Aggressivität
7. albern
8. alle (denken ... oder sind ... usw.)
9. alle/die Welt usw.
10. allein sein
11. allergisch auf eine Emotion
12. allergisch auf Eltern/Kinder wegen ihrer Schikanen oder Ansprüche
13. allergisch auf Verantwortung reagieren
14. allergisch oder immun gegenüber den eigenen Emotionen
15. alles ist gegen einen
16. alles verloren haben
17. als ein anderer gelten
18. als Kind nicht akzeptiert worden sein
19. als tot gelten

1. Alter (sein Alter nennen und ermitteln, ob es stimmt)
2. andere auf Abwege führen
3. angeblich ... sein
4. angriffslustig
5. Angst
6. Angst davor, dass die Kinder auf Abwege geraten
7. Angst davor, eine Krankheit könne wieder auftreten
8. Angst vor dem Unbekannten
9. Angst vor Konsequenzen
10. Angst, anderen wehzutun
11. Angst, etwas anzunehmen
12. Angst, etwas aufs Spiel zu setzen
13. Angst, finanziell/in der Liebe/schulisch/beruflich/gesellschaftlich usw. zu scheitern
14. Angst, seine Kinder schlecht zu erziehen
15. Angst, von jemandem abhängig zu sein
16. Angst/phobische Angst, sich wohl zu fühlen

1. ankommen/sich absetzen
2. Anpassungsfähigkeit
3. anständig
4. Arbeit
5. Arbeitsstelle/Arbeitgeber
6. Arzt/Therapeut
7. auf dem Rückzug
8. aufgebracht
9. Aufregung
10. Aura/Nervensystem
11. Ausdruck: das eigene Leben zum Ausdruck bringen
12. Ausdruck: Emotionen und Meinungen ausdrücken = Emotionen
13. Ausdruck: künstlerischer ≈ oder jede Art von Kreativität = Ängstlichkeit und Störungen des Nervensystems
14. ausgehungert (seelisch oder emotional)
15. ausgeschlossen worden sein
16. ausklügeln
17. Außenseiter
18. Autoimmunität des Immunsystems aufgrund eines Gefühls
19. autoritär
20. Autorität: Angst vor ≈; ≈ vermeiden; ≈ brauchen, Kränkung durch ≈; ≈ ausüben wollen
21. Autosuggestion
22. Ängste (Schilddrüse): körperlich
23. ängstlich; gerät vor Angst auf Abwege
24. äußerst angespannt sein

1. Bammel haben
2. bedauernswert
3. bedrückt sein
4. Bedürfnis danach, jemanden lieb zu haben
5. Bedürfnis danach, von jemandem lieb gehabt zu werden
6. Bedürfnis danach, zu verzeihen
7. Bedürfnis nach Gedächtnisverlust
8. Bedürfnis nach mehr Aufmerksamkeit
9. bedürftig sein
10. beeinflusst durch andere
11. befriedigt
12. Befürchtung
13. Begeisterung
14. beherrscht von der Angst; von der Erinnerung; von Sonstigem
15. bekannt sein für ...
16. beklagen
17. Belastung aufgrund einer Fehlinterpretation (z. B. Liebe = Manipulation)
18. Belastung durch den Gedanken an den eigenen Tod
19. Belastung durch den Tod eines anderen
20. Belastung und Nichtwahrnehmung
21. Belohnung
23. belügen
24. bemuttern (bemuttern müssen oder bemuttert werden wollen)
25. bemuttern (nicht genügend bemuttert worden sein)
26. beruflich versorgt sein

1. beschützt werden wollen
2. besitzergreifend
3. besondere Gelegenheit
4. Bestimmung
5. bestraft werden
6. beunruhigt
7. Bewegung oder Hin und Her, das Erinnerungen wachruft
8. Beziehungen
9. Beziehungen: Liebes≈; freundschaftliche; berufliche; gesellschaftliche usw.
10. bis zum Überdruss wiederholen
11. bodenlos/nie
12. böse/heimtückisch
13. Bruder
14. Bulimie

15. Cousin/Cousine

16. darauf programmieren, dass man die Kinder annimmt
17. darüber reden = Emotion
18. das eigene Weinen nicht zulassen
19. das Gefühl haben, bei jemandem Schulden zu haben
20. das Gesicht verlieren
21. Degeneration des Nervensystems aufgrund von Emotionen
22. degeneriertes Immunsystem aufgrund einer Emotion
23. demaskiert
24. den Glauben verlieren
25. den Tod von jemandem herbeisehnen

1. Denkweise – genetisch?
2. Depression
3. Depression (grundlos)
4. Depression (suizidal)
5. Depression: aufgrund von Erschöpfung; genetisch bedingt; wegen Liebeskummer
6. Der Körper hält sich für einen Mann/eine Frau.
7. desillusioniert
8. diabolisch
9. die Beherrschung verlieren
10. die Bewertung einer Situation
11. die eigene Intention
12. Die Körpersprache von jemandem wird falsch gedeutet.
13. Die Leute interessieren sich nicht für mich./Ich fühle mich vernachlässigt.
14. Dieb
15. diktatorisch
16. diskreditiert
17. dumm
18. durch ein Gelübde gebunden (möglicherweise ein Eheversprechen)
19. durcheinander
20. dünn/dick
21. dürftiges Vorbild
22. düstere Gedanken

23. Ego
24. Ego: übermäßiges ≈
25. Egoist/kleiner »Chef«
26. Ehe
27. Eifersucht

1. ein reines Gewissen haben
2. ein Siegertyp sein
3. ein Verbrechen begangen haben
4. ein wertvoller Mensch sein
5. eine Emotion nicht ausschalten können
6. eine Meinung/Haltung haben
7. eine negative Emotion wird benutzt
8. eine schlechte Figur abgegeben haben
9. einem anderen die Emotionen abnehmen
10. einen Irrtum begangen haben
11. einen Teil seiner selbst zerstören
12. eines anderen Absicht
13. einfach so/ohne Gefühlsregung
14. eingeschränkt sein
15. eingeschüchtert
16. Emotion eines anderen (wessen Emotion? Und welche?)
17. Emotion in Bezug auf die eigene Person
18. Emotion in Bezug auf die Familie
19. Emotion in Bezug auf Beziehungen
20. Emotion in Bezug auf die Muskeln
21. Emotion in einem Abschnitt der Wirbelsäule
22. Emotion: eingekapselte ≈: die entsprechende Emotion und den entsprechenden Ort finden (Anhang III)
23. Emotion: kombinierte ≈
23. Emotion: oberflächliche ≈
24. Emotion: unterdrückte ≈

1. Emotion: verborgene ≈ (welche?)
2. emotional immer gleich antworten
3. emotional schwach sein
4. emotional stark sein
5. emotionale Abhängigkeit
6. emotionale Desensibilisierung
7. Emotionen: durch Miasmen/ erblich bedingt
8. Empathie angesichts einer Situation, die wir bereinigen würden, wenn wir es denn könnten
9. Empathie: spirituell/mental/ emotional/körperlich
10. entehren: jemanden ≈
11. entehrt
12. enterbt/mittellos
13. Entmutigung
14. Entscheidung: keine Wahl haben; die falsche Entscheidung treffen; sich nicht entscheiden können
15. Entschuldigung/Symptome = Entschuldigung
16. Entsetzen
17. enttäuscht
18. erbarmungslos
19. erbost
20. Erfolg (nicht auf ≈ programmiert)
21. Erfüllung
22. Erhaltung
23. Erhellung
24. erlauben
25. Erleuchtung
26. erniedrigt
27. Erniedrigung (bewusst)
28. ernüchtert/enttäuscht

1. Erscheinung: Angst vor einer guten ≈; will nicht positiv auffallen; will, dass ein bestimmter Körperteil nicht auffällt und sorgt deshalb dafür, keine allzu gute ≈ abzugeben; Angst vor Neid, der Verrat bedeuten würde, wenn ich eine gute ≈ abgeben würde
2. Erschöpfung: emotional/spirituell/geistig
3. Erschöpfung: geistig-emotional
4. erschüttert
5. Erwachsener/Programm, um akzeptiert zu werden
6. Erwartungen
7. Erwartungen an sich selbst
8. Erwartungen anderer an einen selbst
9. erzwungene Liebesbeziehungen
10. Essstörung: Bulimie; Anorexie
11. etwas bereuen müssen
12. etwas nicht finden können
13. etwas nicht tun können
14. etwas vorenthalten bekommen

15. falsch
16. falsche Persönlichkeit
17. falsche Richtung im Leben
18. falsche Wahrnehmung
19. falscher Prophet
20. familiär
21. Familie reagiert sich an einem ab
22. Fantasie
23. Fantasie: sexuelle oder Liebesfantasie

1. Fähigkeit, etwas an den Mann zu bringen
2. fehlender Zwilling (intrauterin)
3. Fehlinterpretation
4. Feindseligkeit
5. finanzielle Sicherheit mit Blick auf die Zukunft
6. flüchtig/verborgen
7. Freiheit
8. Freude/sich amüsieren
9. Freunde
10. Freundschaft
11. Frieden
12. Frustration
13. Frustration: sexuell
14. Frustration: spirituell

15. geben, aber nicht annehmen
16. gebrochener Körper
17. gebunden sein
18. Gedächtnis
19. Gefallen an Aufmerksamkeit aufgrund von Gewalt, Missbrauch, Angriff, Widersprüchlichkeit, Leiden usw.
20. Gefangenschaft
21. gefoltert oder gefoltert werden müssen
22. Gehirnwäsche
23. gekränkt sein
24. Geld
25. Gelegenheit
26. geliebt werden wollen
27. Gelübde (evtl. Ehegelübde)
28. Gelübde gebrochen (Ehegelübde)

1. geohrfeigt
2. Geringschätzung, die einen rasend macht
3. gesegnete Zukunft
4. gestohlen
5. gestörte psychische Wahrnehmung
6. Gesundheitsprobleme
7. getadelt werden
8. Gewalt
9. Gewissen
10. Gewissensbisse (den Bogen überspannt haben)
11. gibt physisch zu viel Unterstützung, so dass er anderen Übel abnimmt
12. Glaube
13. Glaube oder Programmierung, man werde sich wehtun lassen Glaube, etwas sei irreparabel
14. Glück
15. Gott
16. Großvater/Großmutter
17. gut sein

18. Haare
19. Haarfarbe: blond, braun, kastanienbraun usw.
20. handeln (entsprechend den Überzeugungen)
21. handelt (stellvertretend für jemand anderen/ersatzweise)
22. handeln (in einer Funktion)
23. Harmonie
24. Hass: Selbsthass; ≈ auf andere; auf jemanden im Besonderen

1. hätscheln/Wert darauf legen, zu ≈
2. Heilung/Gesundheit
3. Heilung: nicht gesund werden; die Gesundung nicht akzeptieren; allergisch auf die Heilung sein; gesund werden ist Stress; keine Gewöhnung an die Heilung; gesund werden = Emotion
4. Hemmung
5. herrisch
6. herumjonglieren in Bezug auf etwas, was man tut oder denkt
7. Histamine oder allergische Reaktion beim Gedanken an etwas
8. Scham
9. Hoffnung
10. Hunger
11. Hyperaktivität
12. hypochondrisch
13. Hysterie
14. hysterisch

15. Ich Armer/Arme!
16. Ich sehe nicht./Ich kann es nicht mehr hören./Ich kann nicht mehr sagen, dass ich noch einmal … haben/ausprobieren werde.
17. Idiot
18. ignoriert
19. im Leben den falschen Weg, die falsche Richtung einschlagen
20. Imagination
21. in der Defensive
22. in die Irre führen/lügen
23. in schlechter Gesellschaft sein

1. inkompetent
2. innerer Vorwurf
3. inneres Kind
4. instabil
5. Integrität
6. Inzest: geistig, emotional, sexuell
7. Irrtum des Lebens

8. jemand anderer sein wollen
9. jemand reagiert sich an einem ab
10. jemanden gehen lassen, an dem man hängt
11. jemanden nicht brauchen
12. jemanden schrecklich vermissen

13. Kampf
14. Karriere
15. Karriere/Beruf
16. kaum oder wenig geliebt
17. kein innerer Frieden
18. kein Recht auf etwas haben oder nicht zu seinem ≈ kommen; kein Recht zu leben
19. kein Selbstvertrauen haben und sich deshalb gegen etwas zur Wehr setzen, was schlecht für einen ist
20. keine Arbeit haben
21. keine Emotionen haben
22. keine Entschlossenheit besitzen
23. keine Freiheit haben
24. keine gesegnete Zukunft
25. keine guten Beziehungen zu den eigenen Kindern aufgebaut haben
26. keine oder eine gestörte Selbstwahrnehmung haben

1. keine positive Emotion in sich verspüren
2. keine Stimme haben
3. keine Wahrnehmung für Gefühle
4. keine Wünsche haben
5. keine Ziele haben
6. keine Zukunft
7. keinen Anspruch auf eine gedeihliche/finanziell gesicherte/glückliche Zukunft haben
8. keinen Anspruch auf Liebe haben
9. keinen familiären Segen bekommen haben
10. keinen Wert haben
11. klein/groß
12. kommt ... sehr zugute
13. Kommunikation
14. Kommunikation (sexuell)
15. Kommunikation in der Ehe
16. Kompensation und Emotionen
17. konfiszieren
18. Konflikt mit einer Aussage
19. Konflikt mit menschlichen Idealen
20. Konflikt mit moralischen Normen
21. konfus
22. Konspiration
23. Kontrolle
24. Kontrolle: andere kontrollieren/von anderen kontrolliert werden/ kontrollierend
25. körperliche Krankheit
26. krank
27. kreieren
28. kreieren: die eigene finanzielle oder sonstige Zukunft (wenn ja, welche?)

1. kriminell
2. Kummer im Zusammenhang mit der Vergangenheit
3. künftiges Leid

4. Leben
5. Leben und Emotion
6. Lebensweise
7. Leiden in der Kindheit
8. Liebe (erkaltet); wenn man mit jemandem zusammengelebt hat, der immer am Rand eines Nervenzusammenbruchs stand, zu dem es aber nie kam
9. Liebe = ermitteln, welche Emotion
10. Liebe, die nicht auf Gegenseitigkeit beruht
11. Liebe: Selbstliebe, Nächstenliebe
12. Liebeskummer (wie oft)
13. Lust
14. Lustlosigkeit
15. Lüge

16. Macho
17. Man hat mir vorgegaukelt, dass ...
18. man selbst
19. man selbst/natürlich sein
20. mangelnde Akzeptanz
21. mangelnde Ambition
22. mangelnde Erfahrung
23. mangelnde Körpernähe
24. mangelnde Körpernähe in der Kindheit
25. mangelnde Libido
26. mangelnde menschliche Wärme

1. mangelnde Ordnung
2. mangelnde Sensibilität
3. mangelnde Sympathie/mangelndes Mitgefühl
4. mangelnder Frieden auf der Ebene des emotionalen Körpers
5. mangelnder Respekt
6. manipulatorisch
7. manipulierbar
8. manipuliert werden oder den Wunsch danach haben
9. manisch-depressiv
10. Meditation
11. mehrere Personen
12. Meinung
13. Melancholie
14. menschlich erniedrigt/verletzt
15. Minderwertigkeitskomplex
16. missbilligend
17. Missbrauch (körperlich)
18. Missbrauch (seelisch)
19. Missbrauch (sexuell: Belästigungen/Nachstellungen)
20. missbraucht
21. missmutig
22. Misstrauen
23. mit gutem Beispiel vorangehen
24. mit jemand anderem verbunden
25. Mitgefühl
26. Motivation: eigentliche/uneigentliche ≈
27. Mut
28. müde sein wegen ...
29. Mühe mit etwas haben
30. mysteriös/übernatürlich

1. Nachsicht gegenüber sich selbst
2. nachtragend
3. nachtragend sein
4. Nahrung/Süßes verschlingen wollen
5. Name einer Person
6. Narzissmus
7. Nervosität
8. nervös/kann sich nicht entspannen
9. nett sein
10. neue Umgebung
11. nicht akzeptiert
12. nicht an Gott glauben
13. nicht anders/besonders sein wollen
14. nicht anerkannt werden
15. nichts auf die Beine gestellt bekommen/talentlos
16. nicht begehrt werden
17. nicht darüber reden dürfen
18. nicht das Recht haben, etwas zu sagen oder zu wiederholen
19. nicht das Recht haben, sich wohl zu fühlen
20. nicht gesegnet
21. nicht haben können, was man gern hätte
22. nicht heimisch
23. nicht komplementär
24. nicht normal sein wollen
25. nicht spüren, dass man ein Recht auf Liebe hat
26. nicht vorbei
27. nicht wertgeschätzt werden
28. nicht wissen, für was/wen man sich entscheiden soll
29. nicht wissen, was man will

1. nicht wissen, wo man hin will/leben will
2. nichts entdecken
3. Notwehr/Notwehrimpuls
4. Nörgler/Rechthaber
5. null Emotionen haben

6. Obsession
7. offen sein für ...
8. offensiv in der Öffentlichkeit
9. öffentlich
10. ohne Gewissensbisse
11. ohne Hoffnung
12. ohne Unterstützung
13. ohnmächtig werden
14. Onkel/Tante
15. Opfer
16. Opfer der Symptome anderer, von deren Krankheiten, Emotionen oder Erbeigenschaften
17. Opfer und Emotion
18. Organisation

19. Paarprobleme
20. Panik – Konfusion
21. Paranoia: allgemein; bezüglich einer Person; bezüglich einer Sache
22. passiv-aggressiv
23. perfektionistisch
24. persönliche Hilfe
25. pessimistisch
26. Phantom
27. Phobie in Bezug auf Schmerzen; Krankenhaus usw.

1. Phobie und Emotion
2. Phobie, ein Ass oder wichtig zu sein
3. Phobien
4. pleite gehen
5. positiver Gedanke verbirgt Emotion
6. Positivität (ins Gegenteil verkehrt oder negativ)
7. posttraumatisches Syndrom
8. Problem – das eigene oder das eines anderen
9. Programm, das gelöscht wurde
10. programmiert sein
11. Projektion
12. Psychose

13. Rache an sich selbst
14. Rätseln über die Niedertracht von …
15. reagieren (z. B. auf den Stress anderer)
16. Rebellion
17. Reichtum
18. Respekt (einen Satz mit diesem Wort bilden)
19. Ressentiment
20. retrospektive Szene (Flashback)
21. Revanche (Hass)
22. Ruhm oder Ansehen aufgrund von Märtyrertum
23. ruinieren
24. Rückblick (Flashback)

25. sabotieren
26. Scheidung
27. Scheinschwangerschaft
28. scheitern (Unfähigkeit zu gefallen, ineffizient)

1. scheitern als Mutter/Vater/ Schwester/Bruder/Ehepartner/Chef/usw.
2. scheitern vor Gott
3. scheitern: beruflich/gesellschaftlich/familiär
4. schizophren
5. Schlaflosigkeit
6. Schläge bezogen haben (körperlich oder mental)
7. schlecht sein
8. schlechter Sex
9. schlechtmachen
10. Schmerz: emotional, körperlich, seelisch, mental
11. Schock
12. Schock (geistig)
13. Schock aufgrund von emotionaler Heilung
14. Schönheit (die eigene) = Emotion
15. Schulden gegenüber jemandem
16. schuldig
17. Schutz
18. Schutzschild
19. schüchtern – Angst vor Erfolg
20. Schwäche
21. Schwester
22. Schwierigkeit
23. seine Mitte gefunden haben/ fokussiert sein
24. seinen eigenen Worten nicht trauen
25. seiner Familie Schaden zugefügt haben
26. Selbstablehnung
27. Selbstachtung
28. Selbstbestrafung

1. Selbstkritik
2. Selbstvergessenheit
3. Selbstverleugnung
4. Selbstwahrnehmung
5. Selbstzerstörung/Selbstmord
6. Sex haben = Emotion
7. sexuelles Trauma (Vergewaltigung)
8. sich abgelehnt fühlen
9. sich allein auf der Welt fühlen
10. sich als gebrochener Mensch fühlen
11. sich an eine vergessene Strafe erinnern
12. sich angegriffen fühlen
13. sich arm fühlen oder arm sein
14. sich ausgestoßen fühlen
15. sich bedroht fühlen
16. sich beherrschen
17. sich benutzt fühlen
18. sich darauf programmieren, jung zu sterben
19. sich die Schuld geben
20. sich dominiert/kontrolliert fühlen
21. sich entscheiden
22. sich erholen/Heilung
23. sich erinnern – sich nicht erinnern wollen
24. sich erniedrigen
25. sich etwas bewusst machen
26. sich für die Ursache von … halten
27. sich gehören
28. sich herausnehmen: sich zu verletzen; zu scheitern usw.
29. sich kritisiert fühlen

1. sich kümmern um …; Angst, dass sich niemand um einen kümmert; bedingungslos geliebt werden müssen: stark sein = keine Zuwendung mehr bekommen; Angst vor dem Gefühl, jemand anderer kümmere sich um einen; Angst davor, auf Abwege zu geraten, weil man das Bedürfnis hat, von jemand anderem ernährt zu werden
2. sich leer fühlen
3. sich mit Blick auf die Zukunft als kreativ empfinden
4. sich nicht geborgen fühlen
5. sich nicht gestatten: gesund zu werden; geliebt zu werden usw.
6. sich nicht gewachsen fühlen
7. sich nichts aus etwas machen
8. sich nutzlos fühlen
9. sich selbst nicht gehören
10. sich verändern/sich verändert haben
11. sich verraten fühlen
12. sich von der Welt abgeschnitten fühlen
13. sich von … getrennt fühlen
14. sich zurückziehen/weggehen
15. sich … unterlegen fühlen
16. sitzt zwischen zwei Stühlen
17. skeptisch
18. so tun, als ob
19. Sohn/Tochter
20. sollte nicht
21. Sonstiges
22. Sorge
23. spirituelle Konfusion

1. spüren, dass einem kein Respekt entgegengebracht wird
2. spüren, dass uns jemand braucht
3. Standpunkt
4. starrsinnig
5. Statur
6. ständig dieselben Gedanken wälzen
7. ständig wiederkehrende Gedanken
8. Stärke
9. steht für eine Emotion, ohne sie nach außen zu tragen; kann auch für die Emotion anderer oder die einer Gesellschaft stehen
10. steht für eine Emotion/einen Glauben
11. sterben wollen
12. stolz auf sich sein
13. streng/unnachgiebig
14. Stress + Emotion
15. Stress aufgrund von Angst
16. Stress durch eine Phobie
17. Stress in der Hirn-Rückenmarks-Flüssigkeit
18. Stress in Verbindung mit den Nerven
19. Stress von außen/eigener ≈
20. Stress von jemandem, der sich im Leben durchschlagen muss
21. Stress: Angst vor ≈; Stressphobie; an ≈ gewöhnt sein
22. Stress: ererbt; intrauterin; Geburtsstress; ≈ in der Schwangerschaft; Miasma (herausfinden, seit wie vielen Generationen); auf der Ebene der Chromosomen
23. Stress: fähig/unfähig sein, den Stress wieder loszuwerden

1. Student sein/lernen
2. Sucht (Drogen usw.)
3. Sündenbock
4. Sympathie
5. Symptome, Emotion
6. System der inneren Überzeugungen und Emotion
7. System der Wertvorstellungen und Emotion

8. tadeln
9. Talent
10. Tod: Angst vor dem ≈; Angst vor dem ≈ eines anderen Menschen; Angst davor, dass etwas abstirbt (Beziehung usw.)
11. Tollwutphobie
12. tödlich/tot
13. Tragödie
14. Trauer wegen eines Todesfalls
15. traurig
16. Tränen
17. Träume

18. um sich zu schützen (überlebenswichtig)
19. Umstände
20. umziehen
21. unangemessen
22. unangreifbar
23. unausgewogene Auslegung
24. unbedingt alle Energie auf ein Problem verwenden
25. unbedingt Anerkennung haben wollen
26. unbedingt ausbrechen müssen

1. unbedingt betreut werden wollen
2. unbedingt Dinge in Ordnung bringen müssen
3. unbedingt etwas beweisen müssen
4. unbedingt etwas müssen/brauchen
5. unbedingt Freiheit brauchen
6. unbedingt geliebt werden wollen
7. unbedingt Kinder haben wollen
8. unbedingt leiden müssen
9. unbedingt Liebe brauchen/lieben wollen
10. unbedingt mehr Vergnügen brauchen
11. unbedingt sich ändern müssen/sich ändern
12. unbedingt sich bestrafen müssen
13. unbedingt Unterstützung brauchen
14. unbedingt von Gott bestraft werden wollen
15. unbedingt von jemand anderem bestraft werden müssen
16. unbedingt Zuneigung brauchen
17. unbesiegt
18. unbewusst
19. undurchsichtig
20. uneingestanden (Verbrechen)
21. unentschlossen
22. unerreichbar
23. unfähig herauszufinden, welchen Weg man einschlagen soll
24. unfähig zu wachsen
25. unfähig zum Wettbewerb
26. unfähig, Bindungen herzustellen

1. unfähig, etwas Gutes an seinem Leben zu lassen
2. unfähig
3. unfähig, Freude zu empfinden/sich zu amüsieren
4. unfähig, etwas erneut zu versuchen
5. unfreundlich
6. ungebunden/frei
7. ungehorsam sein
8. unglücklich
9. unehrlich
10. unmittelbar bevorstehend/bedrohlich
11. unmöglich
12. unnütz
13. unreif
14. unrein/ekelhaft
15. unsicher
16. Unsicherheit/sich nicht geborgen fühlen
17. unsichtbar in den Augen anderer
18. Unterdrückung
19. unterschätzt werden
20. untreu
21. untröstlich sein
22. unverantwortlich
23. unversöhnlich
24. unvollständige Beziehung zur Mutter/zum Vater
25. Unwahrheit: an eine ≈ glauben
26. Unwahrheiten in Bezug auf die eigene Person glauben
27. unwürdig
28. unbezähmbar

1. unzufrieden
2. unzufrieden mit sich
3. Unzufriedenheit
4. überleben
5. Überlebenskampf oder nur schwer mit dem Geld auskommen
6. Überschneidungen familiärer Natur/Ehe unter Verwandten zweiten Grades
7. Überschneidungen: testen, mit wem? (Ich bin verletzbar durch ...; ich bin spirituell verbunden mit ...)
8. übertriebene Bescheidenheit

9. Vater oder Mutter abwesend
10. Vater/Mutter
11. Vaterschaft/Mutterschaft
12. Verachtung
13. verantwortlich sein für
14. Verantwortung, weil man Familie hat
15. Veränderung
16. verärgert
17. verbannt
18. Verbindung, Emotionen und Symptome (z. B. Essen = Kritik)
19. Verbitterung
20. Verdächtigungen
21. Vereinnahmung
22. verfälschen
23. verfolgt
24. Verfolgung
25. vergeben: sich selbst; anderen; Gott; seiner Familie usw.
26. vergessen
27. Vergewaltigung/Trauma

1. Vergewaltigung: physisch; psychisch; in der Ehe; jede Grenzüberschreitung im Privat- und Intimleben
2. Vergiftung/Sucht
3. Verhalten und Emotion = wirkt wie eine Infektion
4. verlassen
5. Verlassensein
6. verlegen
7. verletzlich
8. Verletzung: seelisch, mental, emotional
9. Verleumder/Denunziant
10. verloren
11. Verlust: das Leben verloren haben
12. Verlust: den Lebenswillen verloren haben
13. Verlust: die Lebenslust verloren haben
14. Verlust: Kontrollverlust
15. vermeiden: ein Thema, eine Emotion
16. vernachlässigen
17. vernachlässigt worden sein
18. verpasstes Leben
19. Verpflichtung
20. Verpflichtung, langfristig
21. verraten/verlassen werden
22. verrückt
23. verschlossen
24. versteckte Wut
25. versteckte Wut kann dazu führen, dass man ständig geringfügig wütend ist, um nicht die Kontrolle zu verlieren

1. versteckte Wut, mit Hass gepaart
2. verstört
3. Verteidigung: keinerlei Schutz oder ≈
4. Vertrauen haben zu ...
5. verziehen
6. verzweifelt
7. Vetternwirtschaft bei jemand anderem
8. Visualisierung: unfähig zur ≈; exzessive ≈
9. Vollmond und Emotion
10. von anderen abhängig sein, um sich wohl zu fühlen
11. von der Familie verstoßen
12. von jemandem abhängig sein zur Stärkung des eigenen Selbstwertgefühls
13. Vorahnung
14. Vorbild sein

15. Wahrheit
16. weggehen
17. Weiblichkeit/Männlichkeit = Emotion
18. Weisheit
19. Welche Emotion brauche ich, um dieses Problem zu lösen?
20. Wenn es jemand anderer wäre, welche Emotion würde vorherrschen?
21. Wenn es mir gutgeht, kann ich vergessen.
22. Wert der eigenen Person: allergisch auf den ≈; den ≈ nicht erkennen (kann erlernt werden)
23. Wettstreit

1. Widerstand gegen das Gesundwerden
2. Widerstand, etwas zu tun – und sich helfen zu lassen
3. will sagen, dass der Körper nicht gesunden kann; kann nur überleben; möglicherweise in Bezug auf jede Genesung oder jede positive Emotion wegen der Angst vor dem Scheitern
4. Wille anderer
5. Wille eines anderen
6. Wo gehöre ich hin?
7. Worte
8. Wunsch nach einem negativen Symptom oder etwas anderem Negativen
9. Wunsch, ein bedeutender/guter Mensch zu sein
10. Wunsch, kontrolliert zu werden
11. Wut
12. Wut, umgewandelt in eine Emotion
13. Wut/unterdrückter Hass
14. zentrale/wichtigste Emotion und Emotionen

15. Zentrales Nervensystem und Phobie
16. Zentrales Nervensystem – Speicher + Emotion
17. zerstört
18. zerstritten sein mit jemandem
19. Ziel
20. zu viele/zu wenig intime Beziehungen
21. zu wissen, man ist ... (+ Emotion)

1. zuerst an andere denken, dann erst an sich
2. Zufriedenheit
3. Zuhause
4. Zukunftspläne schmieden
5. Zuneigung, die nicht sein darf
6. zur eigenen Weiblichkeit/Männlichkeit stehen
7. zurückgehalten werden
8. zurückgewiesen werden
9. Zweifel
10. Zweifel an der eigenen Person aufkommen lassen
11. Zweifel: innerer ≈ wegen etwas, das außerhalb der eigenen Person liegt
12. Zweifel: Selbstzweifel
13. zweifelt
14. zweifelt an Gott
15. zwischen zwei Fronten stehen: Menschen, Situationen
16. zyklische Wiederkehr
17. Zusammenbruch: des Verdauungssystems; des physischen Körpers; des Beckens; familiär/ererbt; intrauterin; postnatal; Leber/Schilddrüse; der Aura; der eines anderen

Anhang V

EMOTIONEN UND AFFIRMATIONEN (INTENTIONEN) FÜR DEN MENTALEN ASPEKT

Verletzung/Angriffspunkt	neue Struktur
1. Angst	*Ich bin in Sicherheit.*
2. Verletzungen	*Ich bin frei.*
3. Rache	*Ich habe meinen Frieden geschlossen.*
4. sich nicht annehmen	*Ich nehme mich an.*
5. Wut	*Ich achte auf mich und andere.*
6. Reibungspunkt – Familie	*Ich werde gemocht und geliebt.*
7. Ablehnung	*Ich bin vollkommen.*
8. sexuelle Schuldgefühle	*Ich bin Liebe und Sexualität.*
9. Machtverlust	*Die Welt und ich selbst sind in Sicherheit.*
10. orientierungslos	*Ich komme problemlos im Leben voran.*
11. Selbsthass	*Ich bin erfüllt von Freude und Liebe zu mir selbst.*
12. das Schuldgefühl nicht ziehen lassen	*Ich lasse die Vergangenheit ziehen, ich bin frei, ich verzeihe mir.*
13. kein Vertrauen haben	*Ich habe Vertrauen in das Leben, ich bin geborgen.*
14. Urteil	*Meine Gefühle sind normal und bergen keine Gefahr in sich.*
15. Engstirnigkeit	*Ich bin aufgeschlossen.*
16. unterdrücken	*Ich nehme mein Leben in die Hand.*
17. Leichtsinn	*Ich finde meine Mitte.*
18. Anspannung	*Ich habe Vertrauen in das Leben, ich bin geborgen.*
19. Ängstlichkeit	*Ich nehme die Freude in mir auf.*
20. Freudlosigkeit	*Ich habe neue, freudige Gedanken.*
21. Widerstand	*Ich gebe mich dem Fluss des Lebens hin.*
22. Defätismus	*Ich beschließe, mein Leben jetzt zu leben, auch wenn ich in der Vergangenheit Fehler begangen habe.*
23. Sturheit	*Mein Leben ändert sich von Grund auf.*

1.	Glucke/Übermutter	*Ich habe die Freiheit, ich selbst zu sein.*
2.	Überbehütetsein	*Ich kann gefahrlos wachsen.*
3.	Scheitern	*Ich tue immer das Angemessene.*
4.	Ressentiment	*Ich lasse die Vergangenheit ziehen.*
5.	Kummer	*Ich erfülle meine Welt mit Freude.*
6.	Hass	*Ich verzeihe mir alle Erfahrungen in der Vergangenheit.*
7.	Gefühl des Eingesperrtseins	*Ich bewege mich mühelos durch Raum und Zeit.*
8.	Schmerz aus der Kindheit	*Ich verzeihe allen.*
9.	Gefühl des Alleinseins	*Ich bin geborgen, alles ist gut.*
10.	Überempfindlichkeit	*Ich bin immer in Sicherheit und geborgen.*
11.	keine Luft zum Atmen	*Es fällt mir leicht, mich zu zeigen.*
12.	traurig	*In meinem Körper und meinem Kopf ist nichts als Freude.*
13.	isoliert	*Ich bin vor allem ganz.*
14.	Sorge	*Ich will freudig loslassen.*
15.	Verbitterung	*Das Leben ist sanft, und ich bin es auch.*
16.	Unsicherheit	*Ich liebe mich und stehe zu mir.*
17.	Schwere	*Für alles, was ich tue, gibt es den nötigen Raum und die nötige Zeit.*
18.	Enttäuschung	*Ich erhöre mich selbst.*
19.	Niedergeschlagenheit	*Mein Leben ist mühelos und freudvoll.*
20.	Reue	*Da, wo ich stehe, bin ich mit allem im Reinen.*
21.	Frustration	*Ich verändere jede Art von Kritik.*
22.	Scham	*Jede Erfahrung bringt nur Gutes.*
23.	ehrlos	*Ich bin flexibel und anpassungsfähig.*
24.	Rechtfertigung	*Ich suche nach Liebe und finde sie überall.*
25.	Depression	*Ich liebe das Leben über alles.*
26.	Neid	*Es ist genug für alle da.*
27.	Unentschlossenheit	*Meine Entscheidungen sind immer genau richtig für mich.*
28.	sich grämen	*Ich bin wunderbar und komme gut mit mir klar.*
29.	überkritisch	*Alles geschieht zu meinem Wohl.*
30.	Unsicherheit	*Ich habe die Freiheit, für mich zu sprechen.*
31.	sich angegriffen fühlen	*Ich werde beschützt und bin immer geborgen.*

1. ohne Beistand	*Das Leben nimmt all meine Gedanken hin.*
2. Unbeweglichkeit	*Ich bin neuen Ideen gegenüber aufgeschlossen.*
3. verzagt	*Ich weiß, dass das Leben mir gewogen ist.*
4. stur	*Andere Standpunkte zu überdenken, gibt einem Sicherheit.*
5. Obsessionen	*Ich vertraue dem Prozess des Lebens.*
6. Zweifel	*Es fällt mir leicht, mich zu entscheiden.*
7. Erniedrigung	*Ich überwinde all meine Grenzen.*
8. Egoismus	*Ich erschaffe eine sichere Welt, in der man gut leben kann.*
9. Verfolgung	*Ich sehe das Ewige und Freudige im Leben.*
10. Verzicht	*Ich empfinde Freude an allem, was ich bin.*
11. Konfusion	*Mein Geist ist entspannt und friedvoll.*
12. Verärgerung	*Alles ist friedlich.*
13. Niederlage	*Ich beschließe, erfolgreich im Leben zu sein.*
14. Sorgen	*Ich beschließe, in Bezug auf … ein gesegnetes Leben zu haben.*

Anhang VI

BLOCKADEN DER PHYSISCHEN ENERGIE

1. *SUSHUMNA* – Energieleitbahn, durch die die *Kundalini* aufsteigt; entspricht dem Rückenmark im physischen Körper.
2. *IDA und PINGALA* – subtile Energieleitbahnen links (Ida) und rechts (Pingala) der *Sushumna* (und somit dem Nervensystem des feinstofflichen Körpers zugehörig). Sie führen durch den Hinterkopf in die Nase.
3. *KUNDALINI* – latente Energie, die, wenn sie erwacht, in den Kanal der Sushumna aufsteigt. Dieses Phänomen, das man als »Aufstieg der Kundalini« bezeichnet, kann zur Erleuchtung führen.
4. *PRANA* – feinstoffliches Energiemolekül, das man einatmet und das die feinstofflichen Körper nährt. Seine Funktion für die feinstofflichen Körper entspricht dem des Sauerstoffs für den physischen Körper.
5. VERBINDUNG von *IDA* und *PINGALA* – ÜBERPRÜFEN, ob eine Verbindung im Basis-Chakra besteht.
6. VITALKRAFT – Lebensenergie; das, was uns am Leben erhält.
7. BLOCKADEN IM FLUSS ZWISCHEN DERZEITIGER INKARNATION UND ZENTRALER SEELE
8. TOTES *PRANA* UND/ODER TOTE VITALKRAFT
9. VON ANDEREN GERAUBTES *PRANA* UND/ODER VON ANDEREN GERAUBTE VITALKRAFT
10. ENERGIEFÄDEN ZWISCHEN DER PERSON UND JEMAND ANDEREM:
    a) BESTIMMEN, zu wem sie bestehen;
    b) BESTIMMEN, in welchem/welchen Chakra/Chakren;
    c) BESTIMMEN, in welche Richtung sie verlaufen: vom anderen zu der Person oder umgekehrt;
    d) BESTIMMEN, ob man die Verbindung auflösen und neu herstellen/den Faden im Herzchakra auf den Nullpunkt setzen oder auflösen/den

Faden ganz auflösen soll (gilt vor allem, wenn die betreffende andere Person verstorben ist).

11. MORBIDE UND/ODER BEWEGUNGSLOSE ENERGIE
12. ORT + BLOCKIERTE UND/ODER STAGNIERENDE ENERGIE
13. VERLETZUNG – BESTIMMEN, ob geistiger, spiritueller, körperlicher, emotionaler, chemischer oder sonstiger Natur.
14. KOSMISCHE TABELLE
15. **VERGIFTUNG, TOXIZITÄT, ALLERGIEN, SCHOCK oder TÖDLICHES SYNDROM in den CHAKREN, den FEINSTOFFLICHEN KÖRPERN oder an einer anderen, nicht körperlichen Stelle.**
16. KOSMISCHE UMLAUFBAHN – BESTIMMEN, ob sie zerstört oder blockiert ist, indem man die Bahn evaluiert: vorn auf Höhe der Nieren hinunter zum Damm, den Rücken entlang hinauf bis zum Kopf und vorn wieder herunter bis zum Bauchnabel.
17. *MERKABA* – (siehe Anhang I). Rings um unseren Körper sind drei Kraftfelder übereinandergelagert: das physische, das geistige und das emotionale. Dreht man diese Felder und verbindet auf diese Weise Geistiges, Emotionen und den physischen Körper miteinander, so dreht sich das geistige Feld links und das emotionale Feld rechts herum, während sich das körperliche Feld nicht bewegt. Dreht man die Felder auf besondere Weise bei ganz präziser Geschwindigkeit, kann eine Sphäre erscheinen.
18. PATHOLOGIE DER CHAKREN (1 bis 13)
    a) Ausgliederung;
    b) pathologische Eingliederung – BESTIMMEN:
        1. ob eine Teilung erfolgt ist;
        2. ob sie an der falschen Stelle im Körper erfolgt ist;
        3. ob die Rotation in der richtigen Richtung erfolgt (z. B. gegeneinander).
    c) Richtig eingegliedert, aber veränderte Rotationsachse (vor allem das 1. Chakra)
    d) Schwingungsgrad ist nicht auf die Wesensfrequenz abgestimmt
    e) Sonstiges
19. PATHOLOGIE DER ENERGETISCHEN KÖRPER – BESTIMMEN, welcher oder welche. Es sind circa 7, mitunter auch mehr. Ferner BESTIMMEN:
    a) ob eine Dissoziation vorliegt;

b) ob es ein Loch, einen Riss oder einen (schwarzen oder grauen) Fleck gibt;
c) ob das Bewusstsein in eine andere Dimension, eine andere Wirklichkeit oder eine andere Umlaufbahn überführt wurde (Beispiel: Geisteskrankheit);
d) ob die Person in der Nichtzeit oder dem Nichtraum gefangen ist;
e) ob die Person in Zeit, Raum, Universen usw. in der Polarität gefangen ist.

20. **TON**
a) BESTIMMEN, ob ein bestimmter Ton in der Stimme der Person fehlt, wenn sie von Vergangenheit, Gegenwart oder Zukunft spricht.

Chakra	Ton	Mantra	Musik
1.	C	lam	stark/rhythmisch
2.	D	vam	leicht
3.	E	ram	Rhythmen des Feuers
4.	F	yam	neues Zeitalter
5.	G	ham	harmonisch
6.	A	ksham	Sphären
7.	H	om	Stille

b) BESTIMMEN, ob in der Stimme der Person ein Vokal fehlt, wenn sie von Vergangenheit, Gegenwart oder Zukunft spricht. Wenn JA, ERMITTELN, welcher: a, e, i, o, u.

21. **SCHAMANISCH** – BESTIMMEN:
a) ob Teile des Körpers fehlen, die verloren sind;
b) ob die Seele abgekoppelt ist;
c) ob an einem schamanischen Kraftort Verzerrungen aufgetreten sind.

22. **SCHWINGUNGSFREQUENZ IN HERTZ** (0 bis 78) – BESTIMMEN:
a) auf welcher Frequenz der Körper schwingt;
b) welches die beste Frequenz für den Körper ist.

23. **VERBINDUNG UND ANPASSUNG AN DAS ZENTRUM DER ERDE** – BESTIMMEN, zu welchem Prozentsatz die Person mit dem Zentrum der Erde verbunden ist.

24. **PLANETEN** – Merkur, Venus, Erde, Mond, Mars, Asteroide, Jupiter, Saturn, Uranus, Neptun, Pluto, Chiron, Sonstige.

25. **ZAHLENREIHEN/NUMEROLOGIE** – BESTIMMEN, welche Zahl(en).

26. **ZEITLINIE** – BESTIMMEN:
    a) die Anzahl von Zeitlinien, die die Person besetzt;
    b) wie viele Themen sich überschneiden;
    c) wie viele Schnittstellen es gibt.

27. **HOLOGRAFISCHE VERZERRUNG** – BESTIMMEN:
    a) ob sie der Person bewusst sind und ob diese in der Lage ist, sie aufzulösen oder auf den Nullpunkt zu setzen. Wenn NEIN, BESTIMMEN, warum, indem man die Anhänge III, IV, V und VI testet;
    b) ob dadurch der Zugang zum Programm der Eigenliebe blockiert wird.

28. **MUDRAS** – Handgesten, die helfen, psychische Energie zu produzieren und Prana in eine bestimmte Richtung zu lenken.
    Jede Mudra BESTIMMEN, indem man die Fingerspitzen folgendermaßen aufeinanderlegt:
    a) Daumen und Zeigefinger;
    b) Daumen und Mittelfinger;
    c) Daumen und Ringfinger;
    d) Daumen und kleiner Finger;
    e) Daumen und Zeige- und Mittelfinger.
    Bei jeder Geste BESTIMMEN, ob die Mudra zu weit geöffnet, zu sehr geschlossen oder versperrt ist.

29. **SPIRITUELLE DIMENSIONEN** (1 bis 13) – BESTIMMEN:
    a) die Verbindung;
    b) die Stabilisierung;
    c) die Anpassung.

30. **GEOMETRIE** – BESTIMMEN, ob der Körper der Person oder seine Umgebung ein besonderes geometrisches Symbol benötigt: Reiki, Spirale, Dreieck, Rechteck, Kreis, Symbol der Unendlichkeit, Symbol des Blitzes, Sphäre, Tetraeder, Hexaeder, Oktaeder, Ikosaeder, Dodekaeder, achteckiger Würfel, Rhombendodekaeder, Metatron-Würfel, Lebensbaum, Lebensblume, Lebensfrucht, ikosaedrisches Sterndodekaeder, Runensymbol, Sonstiges.

31. **SONSTIGES**

Anhang VII

LISTE DER SYSTEME

1. Genetisches Mitochondriensystem
2. Blutsystem
3. Kavernensystem
4. Emotionales System
5. Zahnsystem
6. Zelluläres Ausscheidungssystem
7. Elektromagnetisches System
8. Hautsystem
9. Parasympathisches Nervensystem
10. Genital-Urinal-System
11. Lymphsystem
12. Retikulohistiozytäres System
13. Schambeinsystem
14. Solarplexus
15. Gleichgewichtssystem
16. Verdauungssystem
17. ADP-/ATP-System (Glukose und Proteine)
18. Kutanes System
19. Entgiftungssystem
20. Zerebrovaskuläres System
21. Stoffwechselsystem
22. Atmungssystem
23. Immunsystem
24. Exterozeptives System

1. Herz-Kreislauf-System
2. Kreislauf und System
3. Plexus coeliacus
4. Magen-Darm-Verdauungssystem
5. Sensorisches System (Augen, Nase, Ohren ...)
6. Visuelles System
7. Auditives System
8. Reproduktionssystem
9. Schädelsystem
10. Psychisches System
11. Muskelsystem
12. Knochensystem
13. System der glatten Muskulatur + spezifisches System (z. B. + Verdauungssystem)
14. Zentrales Nervensystem
15. DNA-System
16. Hormonsystem
17. Nebenhöhlensystem
18. Ausscheidungssystem
19. Interstitielles System
20. Zwerchfellsystem
21. Sämtliche Systeme

Anhang VIII

LEBENSLAUF UND LEHRGÄNGE

Lebenslauf

Die gelernte Naturheilpraktikerin Kishori Aird arbeitet mit der intuitiven Medizin. Wie alle anthroposophisch ausgerichteten Therapeuten hat auch sie eine eigene Methode, um Symptome und Blockaden zu erkennen und den Strom des Lebens wiederherzustellen. Sie verwendet unter anderem die *Kinesiologie der Neuprogrammierung.*

Heute erfreut sich die intuitive Medizin viel größerer Beliebtheit als noch vor einigen Jahren. Kishori Aird blickt auf einen langen spirituellen und von alternativen Denkweisen geprägten Weg zurück. Mit 18 Jahren lebte sie in einem Aschram. Mit 20 ließ sie sich zur Krankenschwester ausbilden und wollte Hebamme werden. Mit 25 gründete sie, nachdem sie zwei weitere Jahre in einem Aschram gelebt hatte, eine Familie und ließ sich in Ottawa nieder, wo sie in der Arche von Jean Vanier arbeitete (eine internationale Organisation, die sich um geistig behinderte Menschen kümmert). 1986 kehrte sie nach Montreal zurück und absolvierte weitere Ausbildungen für die Heilung mit Kristallen und durch Hypnotherapie. Seit der "Harmonischen Konvergenz" im Jahr 1987 hat sie ihre therapeutische Ausbildung durch die Schwerpunkte Naturheilverfahren, Kinesiologie und emotionaler Ansatz vervollständigt. Sie ist in Tantra ausgebildet und Reiki-Meisterin.

1990 machte sie sich an der amerikanischen Westküste mit der Kinesiologie der Neuprogrammierung vertraut und hatte die Gelegenheit, in der Praxis eines namhaften Chiro- und Naturheilpraktikers zu arbeiten. Nach dieser praktischen Erfahrung eröffnete sie 1993 ihre eigene Praxis und begann mit der telefonischen Beratung in intuitiver Medizin.

Ab 1994 unterrichtete Kishori Aird die Kunst der intuitiven Medizin. Im Sommer 1997 startete sie mit ihren Untersuchungen zur DNA und zu den Möglichkeiten ihrer selbstbestimmten Neuprogrammierung. In der Folge entwickelte sie Neuprogrammierungstechniken, in denen die Begriffe "tieferes Wesen" und "Verankerung" eine zentrale Rolle spielen; diese Techniken lehrt sie heute.

Nachdem 2005 ihr *Buch Essence (Essenz)* erschien, hat sie ihre Praxis geschlossen und widmet sich seither dem Schreiben und Unterrichten. Dabei konzentriert sie sich auf die Neuprogrammierung der DNA, die Erforschung der Wesensessenz und den Prozess der Erweiterung und Verankerung des individualisierten Ganzen. Ihr nichtsektiererischer Ansatz einer Visionärin und Mystikerin findet seine Umsetzung im Coaching für Konvergenz am Nullpunkt.

Lehrgänge

Zum Inhalt ihrer Bücher *Die 13. Helix, Die Quantenvision der 13. Helix, Essence* und *Ancrage* (die beiden letztgenannten Bücher sind bislang nur in französischer bzw. englischer Sprache erschienen) bietet Kishori Aird auch Ausbildungen an, in denen die beschriebenen Protokolle und Übungen erläutert werden. Es wird auch erklärt, wie man neue Verbindungen herstellt und wie die Neuprogrammierung durch die Kraft der Intention am Nullpunkt funktioniert. Die Lehrgänge bestehen aus einem theoretischen (25 Prozent) und einem praktischen Teil (75 Prozent), der von Kishori Aird und ihren Assistenten geleitet wird.

Zeitweise wurde ins Auge gefasst, den Aufbau der Lehrgänge zu vereinfachen. Die Teilnehmer der ersten vier Lehrgänge sprachen sich jedoch dafür aus, die bestehende Form beizubehalten, da vor allem im Hinblick auf Nullpunkt und Wesensessenz eine entscheidende Weiterentwicklung vom Anfang bis zum Ende zu beobachten ist. Man muss den Lehrgang zu *Die 13. Helix* und *Die Quantenvision der 13. Helix* absolviert haben, bevor man an den übrigen (*Essence* und *Ancrage*) teilnimmt. Für die Teilnahme empfehlen wir vorab die Lektüre des jeweiligen Bandes.

Bei den Lehrgängen wechseln einführende und schwingungstherapeutische Einheiten einander ab. Entscheidend ist nicht so sehr der Inhalt wie die persönliche Erfahrung, die jeder Einzelne macht. Auch von einem zweiten Besuch eines Lehrgangs konnten Teilnehmer noch erheblich profitieren.

Im Laufe der Jahre zeigt sich der Nutzen dieses graduellen, ganzheitlichen Prozesses, den jeder Teilnehmer in anderer Weise erlebt und individuell ausgestaltet.

Wir betrachten diese Lehrgänge als einführenden Weg, der innerhalb unseres Erbguts etwas anstößt, und nicht als rein theoretisches Seminar. Deshalb unterrichten wir auch nicht in Städten, sondern auf dem Land.

Information ist Schwingung. Um sicherzugehen, dass der Inhalt der Bücher nicht auf unmerkliche Weise modifiziert wird, nehmen Sie Kontakt mit uns auf, wenn Sie einen Lehrgang zur DNA-Neuprogrammierung besuchen wollen, der vom Institut Kishori zertifiziert ist. Der einzige autorisierte Ausbilder für den Inhalt der Bücher ist derzeit Kishoris Mann Bruno Simard.

Für nähere Informationen zu den Lehrgängen:

Institut Kishori
C.P. 252
Magog (Québec) JIX 3W8
Tel.: 819 868-1284
Internet: www.kishori.org
E-Mail: info@kishori.org

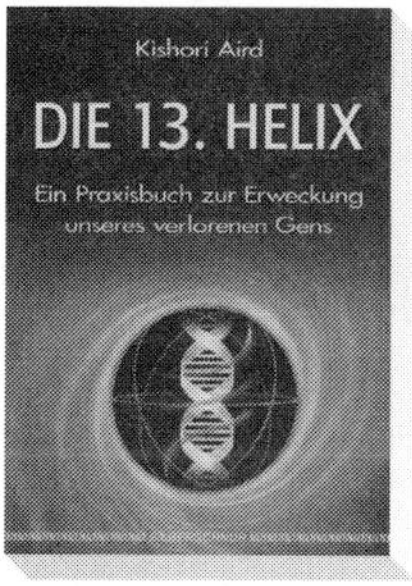

328 Seiten, broschiert
ISBN 978-3-89845-290-8
€ [D] 18,90

Kishori Aird

Die 13. Helix

Ein Praxisbuch zur Erweckung unseres verlorenen Gens

Wenn Sie bisher geglaubt haben, die Möglichkeit, den genetischen Code zu beeinflussen, wäre allein der Wissenschaft vorbehalten, dann irren Sie sich:
Wussten Sie, dass

- die DNA über ein schwingendes, elektromagnetisches Feld verfügt, das auf unsere Gedanken und Gefühle reagiert?
- die DNA nicht nur zwei, sondern vielmehr 13 Stränge aufweist, die alle aktiviert und genutzt werden können?

Sie lernen, wie Sie selbst Ihren genetischen Code so verändern können, dass Sie lang ersehnte Ziele wie Gesundheit, Jugendlichkeit, innere Balance oder auch Selbstvertrauen mühelos erreichen.

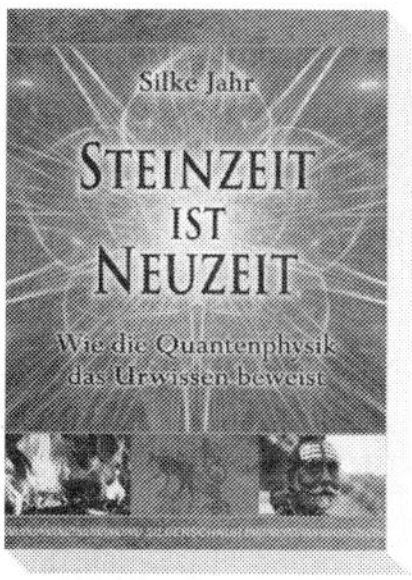

256 Seiten, broschiert
ISBN 978-3-89845-301-1
€ [D] 16,90

Silke Jahr

Steinzeit ist Neuzeit

Wie die Quantenphysik das Urwissen beweist

Was hat der Steinzeitmensch in der Quantenphysik zu suchen?
Ein Blick auf ursprüngliche Kulturen zeigt, dass diese Menschen in einer anderen Geisteswelt leben; sie nehmen die Welt anders und umfassender wahr als die meisten Menschen unserer westlichen Zivilisation. Sie sind durchdrungen von der Einheit allen Seins ...
Ein Buch, das eine Brücke zwischen zwei Weltbildern schlägt:

- Die Einheit der Welt in der Quantenphysik
- Existieren Zeit und Raum überhaupt?
- Können Schamanen fliegen?

Durchbrechen Sie Ihre üblichen Denkmuster, und erweitern Sie Ihre Grenzen ...

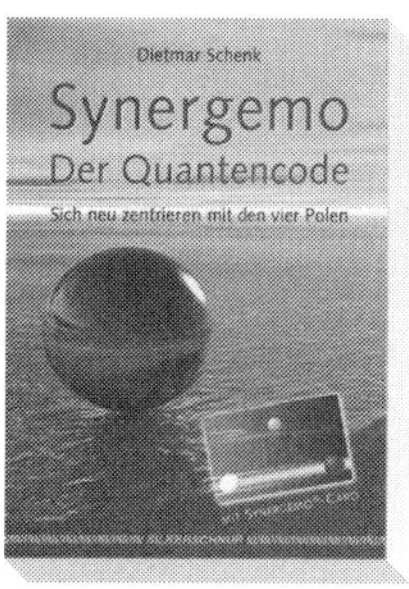

160 Seiten, broschiert, inkl.
Synergemo®-Card
ISBN 978-3-89845-309-7
€ [D] 16,90

Dietmar Schenk

Synergemo – Der Quantencode

Sich neu zentrieren mit den vier Polen

Im Mittelpunkt der Synergemo-Methode steht eine Energie, die der Autor den Vierpol nennt, und diese Energie – so alt wie das Universum – macht tatsächlich die ganzheitliche Betrachtung sowie Behandlung aller Leiden möglich.
Nach der Lektüre dieses Buches werden Sie nicht nur ein anderes Verständnis für die destruktiven Auswirkungen von schlechten Gedanken und Gefühlen entwickelt haben, sondern auch jene in Synergemo neu definierte Energie und deren Auswirkungen selbst erleben können. Hierzu liegt dem Buch eine Energiekarte bei – Ihre Eintrittskarte zum Quantenuniversum.

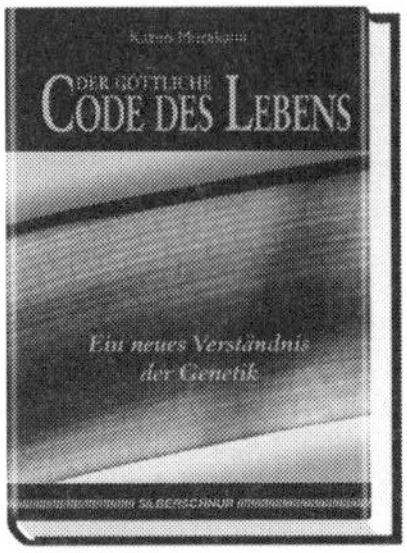

152 Seiten, gebunden
ISBN 978-3-89845-226-7
€ [D] 14,90

Kazuo Murakami

Der göttliche Code des Lebens

Ein neues Verständnis der Genetik

Dieses in viele Sprachen übersetzte Buch ist einer der besten Beiträge zur Frage der Interaktion zwischen Genen, Umwelt und Bewusstsein. Der japanische Biowissenschaftler Murakami geht der Frage nach, ob positive Gefühle Gene aktivieren können oder, anders ausgedrückt, ob der Geist etwas mit dem körperlichen Wohlbefinden zu tun hat. Glück, Freude, Inspiration oder Dankbarkeit können nützliche Gene aktivieren - das ist das Ergebnis der Forschungen dieses Genetikers, der seine Erkenntnisse in diesem Buch in klarer und allgemeinverständlicher Form darlegt - und so endlich der weit verbreiteten These, das Schicksal sei bereits im Genom festgelegt, eine deutliche Absage erteilt.

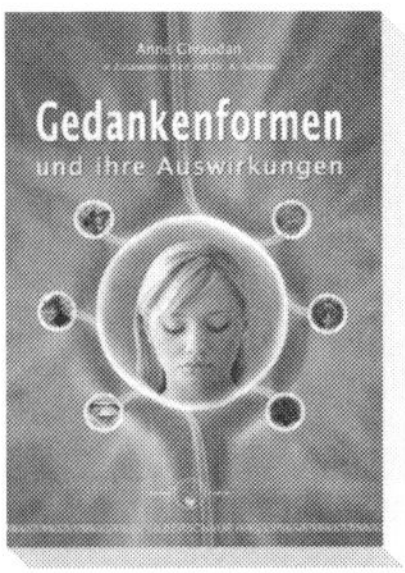

208 Seiten, mit 8 farbigen Seiten, broschiert
ISBN 978-3-89845-237-3
€ [D] 14,90

Anne Givaudan & Dr. Antoine Achram

Gedankenformen und ihre Auswirkungen

Eines der revolutionärsten Bücher zum Thema Gedankenkraft! Die Autorin macht eindringlich klar, wie eine Gedankenform funktioniert, wie sie entsteht und wie sie wirkt, insbesondere aber, wie wir ihren Einfluss auf uns mindern können.
Gedankenformen können uns ersticken oder uns dynamisieren - sie erkennen und sich ihrer Rolle bewusst zu werden, das ist der erste Schritt zu einer wahren »Transformation«; diesen Schritt nun erleichtert dieses Buch mit seinen umfassenden und doch verständlichen Erläuterungen.

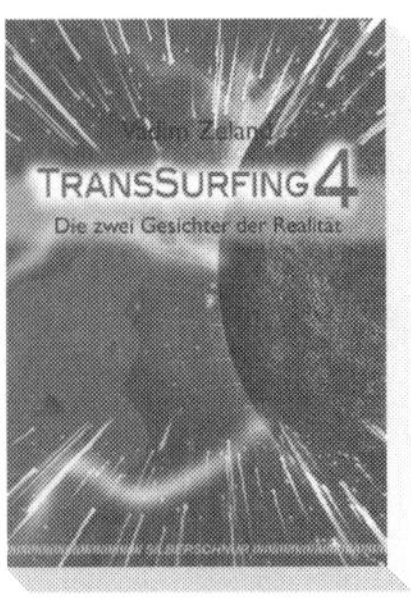

192 Seiten, broschiert
ISBN 978-3-89845-285-4
€ [D] 14,90

Vadim Zeland

Transsurfing 4

Die zwei Gesichter der Realität

In unserem Leben nehmen die Dinge meist einfach ihren Lauf. Aber aus dieser scheinbar aussichtslosen Lage gibt es einen Ausweg: Die zwei Gesichter der Realität.
In diesem Sinne gleicht die Welt tatsächlich einem gigantischen dualen Spiegel. Auf dessen einer Seite befindet sich das materielle Universum, und zu dessen anderer Seite erstreckt sich der metaphysische Variantenraum. Dort ist alles aufgezeichnet, was war, was ist und was sein wird; von dort kommen zu uns Träume, Hellsicht, intuitives Wissen und Erleuchtung. Vom Spiegel bezaubert halten wir allerdings das Spiegelbild für Realität.
Doch wir brauchen in unserem Spiegeltraum nur aufzuwachen, und ringsum wird sich Unglaubliches ereignen ...

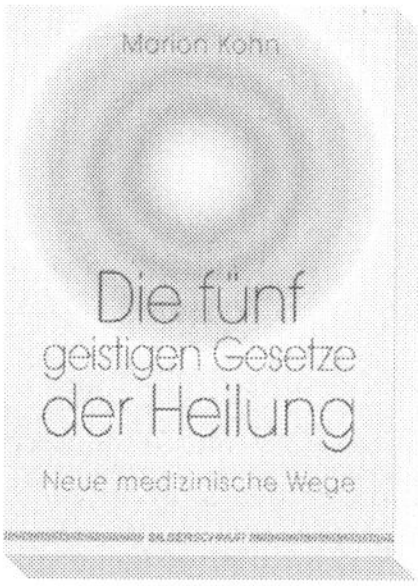

272 Seiten, Klappenbroschur
ISBN 978-3-89845-293-9
€ [D] 16,90

Marion Kohn

Die fünf geistigen Gesetze

Neue medizinische Wege

Ein revolutionärer Ansatz zu einem neuen Verständnis von Heilung! Möchten Sie wissen, warum man überhaupt »krank« wird? Möchten Sie wissen, warum man mit Krebs oder einer anderen Erkrankung reagiert, wenn man unerwartet aus der Balance gerät? Möchten Sie wissen, wie man wieder gesund werden kann, und brauchen Sie hierfür Unterstützung?
Die fünf geistigen Gesetze weisen Ihnen den Weg zu einem neuen Verständnis von Medizin.
Gönnen Sie sich Gesundheit und ein glückliches, harmonisches Leben.

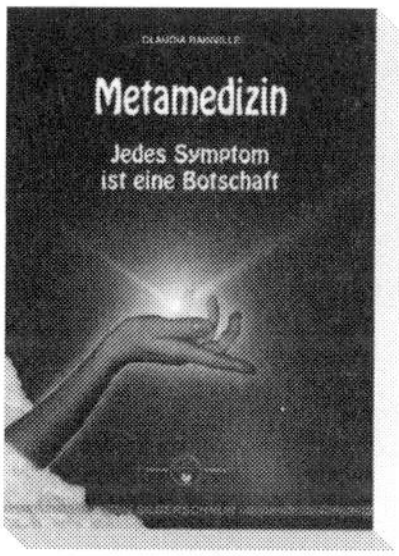

498 Seiten, broschiert
ISBN 978-3-89845-196-3
€ [D] 24,90

Claudia Rainville

Metamedizin

Jedes Symptom ist eine Botschaft

Warum bin ich krank? – Dieser Frage geht die Autorin in diesem umfangreich dokumentierten Buch nach und kommt zu dem einfachen, aber weitreichenden Schluss, dass die Symptome einer Krankheit als Botschaften des Körpers zu verstehen sind. Dank der vielen Fallbeispiele aus ihrer über zwanzigjährigen Forschungs- und Therapiearbeit liest sich dieses Buch wie eine spannende Dokumentation zum Thema Gesundheit.

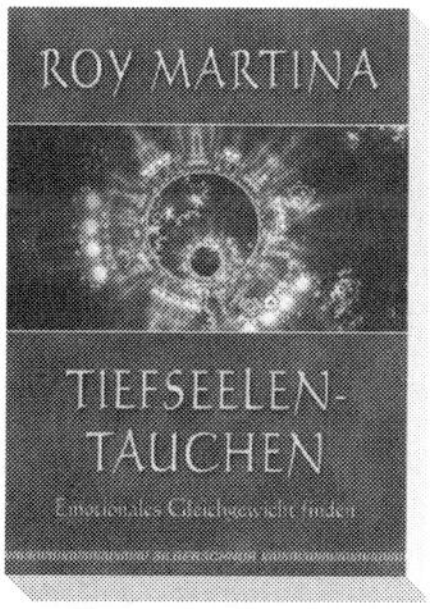

456 Seiten, broschiert,
mit Illustrationen
ISBN 978-3-89845-215-1
€ [D] 18,90

Roy Martina

Tiefseelentauchen

Emotionales Gleichgewicht finden

Roy Martina ist holistischer Arzt, Autor, Ω(Omega)-NEI-Health-Coaching-Gründer, präventiver Health Coach und Trainer. In dem Folgeband zu seinem Bestseller »Emotionale Balance« überrascht Roy Martina aufs Neue, indem er Einblick in die Reise unserer Seele bietet.
Dieses vollständige Konzept umfasst Themen wie:

- die Programmierung unseres Verstandes
- die Heilung der Seele: von der Verletzlichkeit zur inneren Kraft
- im Hier und Jetzt ist alles perfekt ...

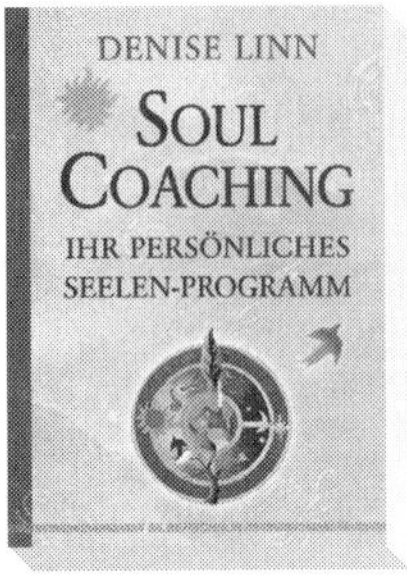

232 Seiten, broschiert
ISBN 978-3-89845-303-5
€ [D] 16,90

Denise Linn

Soul Coaching – Ihr persönliches Seelen-Programm

Wenn Sie tatsächlich imstande wären, eine Botschaft von Ihrer Seele zu vernehmen, was würde sie Ihnen mitteilen wollen?
Soul Coaching ist ein 28-Tage-Programm, das sich damit befasst, in verschiedenen Bereichen Ihres Lebens Ordnung zu schaffen und sich von mentalem, emotionalem und physischem Ballast zu befreien, um so die geheime spirituelle Botschaft der Seele zu vernehmen.
Es ist Ihr Buch, wenn Sie ein friedvolles, ausgeglichenes Leben ohne Hast und Hektik führen und sich selbst lieben sowie schätzen wollen, damit Sie die geheimen Botschaften Ihrer Seele hören können ...

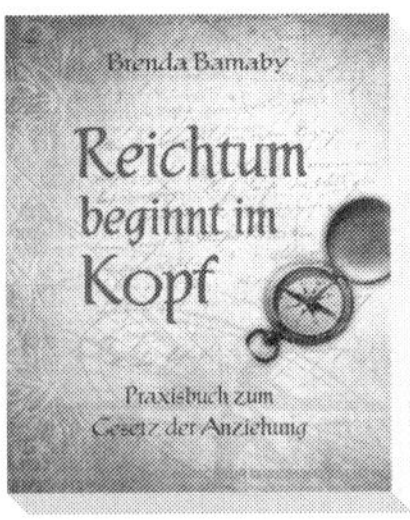

208 Seiten, durchg. farbig, Klappenbroschur
ISBN 978-3-89845-305-9
€ [D] 16,90

Brenda Barnaby

Reichtum beginnt im Kopf

Praxisbuch zum Gesetz der Anziehung

Neue Strategien zur Erfolgsoptimierung!
Das universelle Gesetz der Anziehung ist ein uraltes Geheimnis, das den Meistern der esoterischen Traditionen und Mitgliedern von Geheimgesellschaften bekannt war. Viele Jahrhunderte lang war das Wissen um dieses machtvolle Gesetz und seine praktische Umsetzung daher nur wenigen Eingeweihten zugänglich.
Abwechslungsreich und leicht verständlich führt Brenda Barnaby den Leser in die Geheimnisse ein, wie dieses Gesetz ohne große Mühe angewendet werden kann. Sie lernen, in Verbindung mit den Energien des Kosmos' zu treten und Ihre Probleme zu lösen. Das Gesetz der Anziehung wird Sie in einen Gewinner verwandeln.

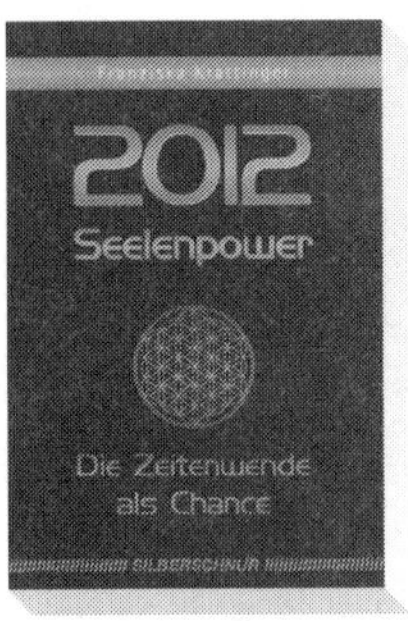

184 Seiten, Klappenbroschur
ISBN 978-3-89845-289-2
€ [D] 12,90

Franziska Krattinger

2012 – Seelenpower

Die Zeitenwende als Chance

Die Zeit scheint zu rasen, und jeder fühlt sich unter Druck gesetzt. Warum? – In der Zeit des Wandels erhöht sich die Energie deutlich, und so kommen die inneren Haltungen, Ängste und Denkweisen immer direkter zum Ausdruck.
Die unterschiedlichsten Zukunftsprognosen über das, was die Menschheit bis 2012 zu erwarten hat, erreichen uns zudem täglich. Sie können sich nun treiben lassen und alles für bare Münze nehmen, was Ihnen als »Wahrheit« präsentiert wird. Sie haben jedoch auch die Option, sich selbst einen Überblick zu verschaffen, um Ihre persönliche Wahrheit zu erkennen. Es lohnt sich!